致　谢

此书的出版得到上海市第三期本科教育高地教材建设基金的资助,特此致谢。

主编简介

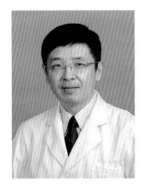

顾 岩

博士，教授、主任医师、博士研究生导师。

1986 年大学本科毕业，1999 年上海医科大学获临床医学博士学位， 2004~2005 年美国加州大学洛杉矶分校（UCLA）医学中心访问学者。现任上海交通大学医学院附属第九人民医院普外科主任、外科教研室主任，上海交通大学疝与腹壁外科疾病诊治中心主任。兼任中国医师协会外科医师分会疝和腹壁外科医师委员会（CHCS）常委、上海市医学会外科专科分会疝与腹壁外科学组副组长等多项学术性工作。为美国疝外科学会（AHS）、欧洲疝外科学会（EHS）、亚太疝外科学会（APHS）及国际内镜疝外科学会（IEHS）会员，并任包括《中华疝和腹壁外科杂志》等多家杂志的国际审稿人与常务编委、编委。承担包括国家自然科学基金在内的国家与省市级科研项目 10 余项，已发表论著 120 余篇，其中国际 SCI 论著 20 余篇。培养博士与硕士研究生 10 余名。临床上长期从事开放与内镜疝与腹壁外科疾病的诊治，特别是在复杂腹壁缺损的外科治疗、腹壁肿瘤分型与切除后修复重建、组织结构分离技术与组织瓣技术在腹壁外科的应用等方面具有丰富的经验。

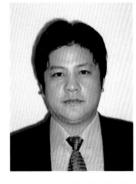

李健文

博士，教授、主任医师、硕士研究生导师。

现任上海交通大学医学院附属瑞金医院普外科主任医师，上海市微创外科临床医学中心副主任。兼任中国医师协会外科医师分会疝和腹壁外科医师委员会（CHCS）副主任委员，中华医学会外科学分会疝与腹壁外科学组（CHS）委员，上海市医学会外科专科分会疝与腹壁外科学组副组长，大中华腔镜疝外科学院院长。并任《中华外科杂志》、《中国实用外科杂志》、《临床外科杂志》、《腹腔镜外科杂志》、《中华疝和腹壁外科杂志（电子版）》等多家杂志的编委或特邀编委。

上海交通大学疝与腹壁外科疾病诊治中心

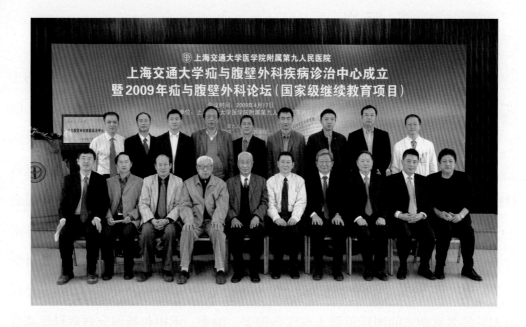

  上海交通大学疝与腹壁外科疾病诊治中心是由上海七家三级医院共同组成的专病诊治中心，成员包括上海交通大学医学院附属第九人民医院、上海交通大学医学院附属瑞金医院、上海交通大学医学院附属仁济医院、上海交通大学医学院附属新华医院、上海交通大学附属第一人民医院、上海交通大学附属第六人民医院及上海交通大学医学院附属第三人民医院。中心成立于 2009 年，是上海交通大学首批 19 家临床疾病诊治中心之一。

  本中心框架内的七家医院在疝与腹壁外科疾病的诊治方面具有较强的实力，拥有多名国内疝与腹壁外科领域的著名专家，在整体实力上达到国内先进水平，其中复杂腹壁缺损的修复、腹壁缺损的整复重建及微创腔镜外科技术都处于国内领先水平。本中心同时还是目前国内疝与腹壁外科领域的重要科研与教学基地，博士学位授予点，每年举办国家级继续教育项目及多种形式培训班，多次获得包括国家自然科学基金在内的科研项目资助，每年在国内外核心期刊发表论著 10 余篇。

实用腹壁外科学

顾　岩　李健文　主编

科学出版社

北京

内 容 简 介

本书全面反映了复杂腹壁缺损从胚胎发育到临床治疗的基础理论与临床实践,全书共分三篇二十一章,内容系统、全面、实用,重点主要放在临床治疗方面,包括临床思路和各种新技术的应用等。力求做到全面反映疝与腹壁外科领域的最新进展,做到先进性、实用性、指导性与权威性的统一。

本书可供从事疝与腹壁外科临床工作的医护人员参考使用。

图书在版编目(CIP)数据

实用腹壁外科学/ 顾岩,李健文主编.—北京:科学出版社,2014.5

ISBN 978-7-03-040493-0

Ⅰ.①实… Ⅱ.①顾…②李… Ⅲ.腹壁-外科学
Ⅳ.①R656.3

中国版本图书馆 CIP 数据核字(2014)第 081915 号

责任编辑:潘志坚
责任印制:刘 学 / 封面设计:殷 靓

科 学 出 版 社 出版
北京东黄城根北街 16 号
邮政编码:100717
http://www.sciencep.com

南京展望文化发展有限公司排版
上海锦佳印刷有限公司印刷
科学出版社发行 各地新华书店经销

*

2014 年 5 月第 一 版 开本:787×1092 1/16
2014 年 5 月第一次印刷 印张:17
字数:376 000

定价:120.00 元

《实用腹壁外科学》
编委会

名誉主编　唐健雄　龚鼎铨

主　　编　顾　岩　李健文

副 主 编　王　坚　刘颖斌　樊友本　汤　睿

编　委
（以编写章节为序）

顾　岩	上海交通大学医学院附属第九人民医院普外科
汤　睿	上海交通大学医学院附属第九人民医院普外科
徐晓波	上海交通大学医学院附属第九人民医院普外科
龚鼎铨	上海交通大学医学院附属第九人民医院普外科
徐　辉	上海交通大学医学院附属第九人民医院麻醉科
胡　敏	上海交通大学医学院附属第九人民医院普外科
宋致成	上海交通大学医学院附属第九人民医院普外科
谷　猛	上海交通大学医学院附属第九人民医院普外科
杨建军	上海交通大学医学院附属第九人民医院普外科
李健文	上海交通大学医学院附属瑞金医院普外科
陈　鑫	上海交通大学医学院附属瑞金医院普外科
樊友本	上海交通大学附属第六人民医院普外科
任　波	上海交通大学附属第六人民医院普外科
吴卫东	上海交通大学附属第一人民医院普外科
朱晨芳	上海交通大学医学院附属第九人民医院普外科
火海钟	上海交通大学医学院附属第九人民医院普外科
周林斌	上海交通大学医学院附属第九人民医院普外科
钱云良	上海交通大学医学院附属第九人民医院整复外科
王　坚	上海交通大学医学院附属仁济医院普外科
陈　涛	上海交通大学医学院附属仁济医院普外科
王昊陆	上海交通大学医学院附属仁济医院普外科
王丹茹	上海交通大学医学院附属第九人民医院普外科
董　谦	上海交通大学医学院附属新华医院普外科
刘颖斌	上海交通大学医学院附属新华医院普外科
姜波健	上海交通大学医学院附属第三人民医院普外科
陆瑞祺	上海交通大学医学院附属第三人民医院普外科
俞继卫	上海交通大学医学院附属第三人民医院普外科
戴谦诚	上海交通大学医学院附属第九人民医院普外科
刘正尼	上海交通大学医学院附属第九人民医院普外科

序 一

  该书内容新颖、翔实,全面反映了目前国内外复杂腹壁缺损的研究和治疗现状,涉及相关解剖学知识、整复重建外科技术、微创外科技术及生物材料学技术的进展等重要方面。作者多年来在该领域的基础联系实践方面富有贡献,对相关领域的现状与发展进行了归纳总结,因此是一本填补国内该领域空缺的一本好书,它有助于广大外科医师更好地了解和掌握此类疾病的处理。

  该书特色鲜明,重点放在临床处理方面,特别是在腹壁缺损的修复重建方面具有特色,内容包括了临床思路和各种新技术的应用,很多章节列举了典型病例,结合自己的临床经验以便读者能更好地理解,很有创新性。我相信它一定能够成为广大外科医师更了解这类疾病临床处理的良师益友,为复杂腹壁缺损外科技术的推广合发展提供重要的参考和指导。

林言箴

上海交通大学医学院附属瑞金医院外科

2012 年 2 月

序 二

　　该书是针对复杂腹壁缺损这一外科临床处理的棘手问题所编写的一部专著。该书从与腹壁相关的发育解剖、病理生理、临床诊断、治疗等多角度对复杂腹壁缺损这一问题进行了归纳总结,全面阐述了腹壁外科的基础与临床,其中涉及了整复外科重建技术、微创技术以及材料学方面的进展,内容新颖,是一本全面而有特点的好书。适合从普外科疝与腹壁专业医师到普外科普通医师乃至研究生在内的各级医师使用。该书也涵盖了作者多年的临床实践和临床经验,反应了该领域的最新进展,体现了作者在复杂腹壁缺损这一领域的学术造诣。相信该书将成为从事疝与腹壁外科临床工作者的重要参考著作,并对未来疝与腹壁外科的发展有所裨益。

吴肇汉

复旦大学附属中山医院外科

2012 年 6 月

前　言

　　复杂腹壁缺损包括巨大切口疝、腹壁肿瘤、腹壁感染、腹壁外伤、先天性腹壁疾病等多种临床情况所导致的腹壁缺损，表现纷繁复杂，临床处理的方法虽多，但多数效果并不理想。虽然近年来随着手术技术的进步和材料学的进展，复杂腹壁缺损的临床治疗效果有所改善，但总体而言，即使是在大型医院，对其处理仍是一个临床棘手的问题，在基层医院则更缺乏手段。近十余年腹壁缺损修复技术与理论的发展突飞猛进，但有关参考资料陈旧或缺乏，影响了相关外科医师在基础与理论方面的同步提高。

　　为了反映目前国内外复杂腹壁缺损的研究现状，以及相关解剖学知识、整复重建外科技术、微创外科技术及生物材料学技术的进展，本书结合作者多年在疝与腹壁外科领域的工作经验，对相关领域的现状与发展进行了归纳总结。全面反映了复杂腹壁缺损从胚胎发育到临床治疗的基础理论与临床实践，内容系统、全面、实用，重点是利用各种高分子材料及生物材料进行复杂腹壁缺损的修复与重建，以及包括腹腔镜技术等在内的新技术在复杂腹壁缺损中的应用。书中所采用材料主要来源于上海交通大学疝与腹壁外科疾病诊治中心的七家医院(上海交通大学医学院附属瑞金医院、上海交通大学医学院附属仁济医院、上海交通大学医学院附属新华医院、上海交通大学附属第一人民医院、上海交通大学附属第六人民医院、上海交通大学医学院附属第九人民医院、上海交通大学医学院附属第三人民医院)的临床工作经验、发表的论著以及国内外经典论著、书籍和近年来此类病情处理的重要临床报道。希望本书能成为广大外科医师了解这类疾病，并能进行规范、正确处理的良师益友，为复杂腹壁缺损外科技术的建立与推广提供参考和指导。

　　本书把与复杂腹壁缺损相关的基础理论与临床实践问题分成三篇二十一章，重点主要放在临床治疗方面，包括临床思路和各种新技术的应用等。对一些重要疾病采取附典型病例方式来进一步充实和完善，以更好地方便读者的参考与学习。力求反映疝与腹壁外科领域的最新进展，达到先进性、实用性、指导性与权威性的统一。

　　本书在编写过程中得到了科学出版社上海分社的大力支持与帮助，特致以真诚的谢意。书中难免有不足之处，敬请广大同仁斧正。

顾　岩

上海交通大学医学院附属第九人民医院普外科

2014 年 5 月

目　录

第三篇　腹　壁　缺　损

第一篇

概述与基础

第一章　复杂腹壁缺损治疗的
历史与现状

腹壁疝是普通外科的常见病和多发病,是外科基本技术教育的重要内容之一,长期以来受到外科各级医师的重视,其发展历史本身就是外科发展史的一个缩影。近代外科所取得的每一个进步无不和疝外科的发展息息相关,解剖学的进步、麻醉术、无菌术、整复外科技术、微创外科技术及生物材料学的发展都为今天的腹壁疝外科技术的建立与发展提供了重要的保障。为腹壁疝外科发展做出重要贡献的疝外科学家在外科学发展中同样占据了重要的地位。

美国的流行病学统计表明,美国腹外疝的发病率每年超过 70 万人。在我国,一项来自 2001 年上海市的健康普查发现,60 岁以下人群腹股沟疝的发病率为 1.7‰,60 岁以上人群腹股沟疝的发病率为 11.5‰。

腹壁疝及腹壁缺损治疗的发展离不开腹股沟疝治疗的进展,与腹股沟疝治疗的进步密切相关。腹股沟疝修补术是外科最古老和最常见的手术,最早有关疝的论述出现于《Egyptian Papyrus of Ebers》(公元前 1552 年)。在古希腊 Hippocrates 时期前后,人们已能够在曼陀罗草汁诱导的麻醉下实施疝手术、切开取石术和气管切开等手术,术中应用血管结扎进行止血处理。作为 Hippocrates 的热心追随者的 Celsus 将希腊和亚历山大时期的医学技术传播到了古罗马,在其关于外科处理的描述中就涉及了疝的手术治疗。其著作连同《希波克拉底文集》和 Galen(公元 131～201 年)的著作构成了古希腊罗马时期最伟大的医学遗产。但亚历山大和古希腊罗马时期医学所取得的非凡成就在欧洲中世纪的黑暗年代中几乎消失殆尽。与古希腊罗马时期亚历山大的外科医师们的精彩技艺相比,中世纪的外科手术沦为被理发师、裁缝等所操作,原始而又落后。残酷可怕的烙铁烧灼被用于腹股沟疝的治疗,手术中也不再采取任何的麻醉措施。文艺复兴时期,外科医师的职业重新得到了尊重和恢复。Ambroise Pare(1510～1590 年)开始使用血管结扎取代过去所使用的热油或烧灼的止血方法,并对疝的手术方式进行了描述。Kaspar Stromayr 是 16世纪德国的一位疝手术专家,他第一次区分了斜疝和直疝。文艺复兴后期,意大利的Antonio Scarpa(1752～1832 年)在尸体解剖的基础上,准确描述了滑疝。荷兰的 Pieter Camper(1722～1789 年)报道了 Camper 筋膜和腹股沟疝的解剖。德国的 Franz K Hesselbach(1759～1816 年)描述了 Hesselbach 三角。Astley Paston Cooper(1768～1841 年)被公认为是现代疝外科的先驱之一,他第一次描述了耻骨梳韧带和腹横筋膜,充分认识到了腹横筋膜在疝发生中的重要作用,耻骨梳韧带因此也被冠名为 Cooper 韧带。奥地利的 Georg Lotheissen(1868～1935 年)是第一个使用 Cooper 韧带进行疝修补的医师。19 世纪到 20 世纪对腹股沟疝治疗做出具有里程碑意义贡献的是 Edoardo Bassini(1844～1924 年,图 1-1)。当时外科医师对疝的治疗只是结扎了疝囊,而没有重建腹股沟的结构,术后患者经常出现早期复发,因此,患者术后还常常需要佩戴疝带。1887 年,

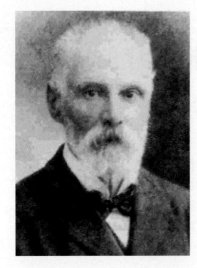

图 1-1　Edoardo Bassini

Bassini 在热亚那的意大利医学协会上首次报告了其基于腹股沟管解剖的 38 例疝修补术,1888 年在那不勒斯意大利外科学会中报告了 102 例疝修补术,1889 年出版了他的疝专著。Bassini 的工作使古老的疝手术让位于现代的疝修补术,Bassini 作为现代疝外科之父和现代疝手术创始人的地位由此确立。

自 Bassini 完成了第一例疝修补以来,人们对 Bassini 修补术又进行了很多的调整和修改。但传统有张力的疝修补术后高复发率始终为人们所关注。腹股沟疝行传统张力修补,术后复发率为 10%～15%,再次修补后复发率升至 25%～30%,总的并发症发生率在 7%～12%。由于有张力疝修补手术的高复发率和给患者带来的诸多不便,其应用已日渐减少。对疝外科发展起重要作用的另一个术式是低张力腹股沟疝修补术,即 Shouldice 手术。

1945 年,加拿大的 Shouldice 医师建立了用腹横筋膜来加强腹股沟管后壁的术式,将腹股沟疝修补术带入了低张力时代。在 Shouldice 所在的医院,腹外疝的复发率仅为 0.8%,患者可以早期下床活动,恢复快。但 Shouldice 手术只适用于腹横筋膜完整未毁损者,而且其技术要求高,只有专业疝外科医师才能胜任,因此大大限制了其推广和使用。但该术式对无张力疝手术的兴起起到了重要的推动作用。无张力腹股沟疝修补术是 20 世纪 80 年代发展起来的一种以人工生物合成材料来加强腹股沟管后壁的方法。1958 年,Usher(图 1-2)首次采用聚丙烯网片——Marlex 进行了腹股沟疝和切口疝的修补。1989 年,美国外科医师 Lichtenstein(图 1-3)提出了无张力疝修补术的新概念。他在分析了疝复发的病理生理原因后指出,传统疝修补术依靠拉拢正常情况下不相邻的组织来实现,手术产生的高张力造成局部组织缺血、胶原分解代谢增强和早期缝线断裂均是术后复发的直接原因。他认为可以通过现代合成补片的使用,使所有疝的修补达到正常的解剖层次

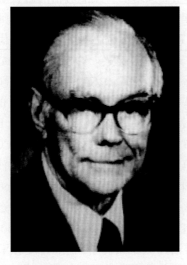

图 1-2　Francis Usher

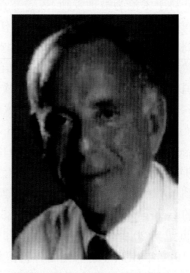

图 1-3　Irving L Lichtenstein

对合和没有缝合线张力,这种手术即为无张力疝修补术。此后,无张力疝修补术得到了迅猛的发展,式式主要包括 Lichtenstein 术(平片式无张力疝修补术)、Mesh-plug 术(疝环充填式无张力疝修补术)、GPRVS 术(巨大补片加强内脏囊术)或 Stoppa 术(小切口腹膜前疝修补术)、开放式腹膜前疝修补术和腹腔镜疝修补术等。无张力疝修补术的应用使患者复发率显著降低。到 20 世纪 90 年代中期,在国外腹股沟疝领域,有张力疝手术已让位于无张力疝手术,无张力疝修补术成为腹股沟疝修补的主要术式。

在我国,疝修补技术的发展也非常迅速。20 世纪 90 年代前后,已有一些外科医师在手术治疗老年疝、复发疝时使用了碳纤维网、涤纶片等人工合成材料。1997 年 9 月,马颂章教授在我国率先开展了疝环充填式无张力疝修补术。1998 年底,在北京首次召开了无张力疝修补的学术会议,这为我国推广无张力疝修补手术打下了坚实的基础。目前全国各省、直辖市、自治区基本都已开展了这一手术,基于补片的无张力修补技术已被我国外科医师所接受,这种情况也和国际发展的趋势相一致。

腹壁对腹腔内脏器有包裹和保护作用,腹腔内脏器的各种生理活动都有赖于腹壁的完整性。腹壁缺损是指任何原因所导致的腹壁完整性的破坏,除包括腹股沟疝外,还包括各种腹壁疝(切口疝、造口旁疝、白线疝、脐疝等)及多种其他腹壁完整性遭受破坏的疾病。腹壁感染(如梭菌性肌坏死)、腹部创伤(尤其是火器伤)、腹部手术后切口裂开或感染等均可导致腹壁缺损的发生。腹壁缺损可以在很多临床情况下见到,可继发于创伤或感染所致的病理性缺损、继发于肿瘤切除术后的治疗性缺损、继发于术后切口裂开的医源性缺损或直接为先天性缺损所致。腹壁切口疝是除腹股沟疝以外最常见的一种腹壁缺损,属于腹壁疝的一种,是发生于原腹部手术切口的疝,腹腔内组织或器官经由手术切口的潜在间隙或薄弱区域突出于体表所形成的腹壁包块。欧洲疝学会的定义为:在临床体检或影像学检查中可看到或可触及的原切口下的腹壁缺损,可伴或不伴腹壁包块。国外资料表明腹壁切口疝的发生率为 2%~11%。据 Rutkow 的调查显示,1996 年美国约进行了 97 000 例切口疝修补手术,其中,<15 岁者不到 1%,15~44 岁者占 25%,45~64 岁者占 35%,>65 岁者占 39%,而且女性患者较多,占 65%。切口疝多发生于接受腹部手术后的近期,对 337 位接受腹部大型手术患者历时 10 年的研究调查发现,37 例患者出现切口疝,其中 56%出现于术后 1 年内,35%出现于术后 5 年以后。国外资料显示,腹壁切口疝发生急性嵌顿的比例为 6%,发生疝内容物绞窄的比例为 2%。国内目前尚无大宗相关统计数据报告。

手术是腹壁切口疝治疗的主要方法,近十几年来其进展非常迅速。使用肠线直接缝合腹壁已被临床弃用,原因是缝合后切口再裂开发生率高。因为切口愈合要经历 3~4 个月,瘢痕稳定要 6 个月,而肠线在 2 周后就失去了大部分的张力。使用合成的不可吸收缝线做大块组织的连续缝合,由于省时和张力被均匀地分布,以及推荐所用缝线长度与切口长度之比为 4:1,曾被认为是较好的腹壁切口缝合方法。但是,随着研究的深入及长期随访发现,这种组织对组织的直接缝合技术同样存在较高复发率的问题,最高有超过50%复发率的报道。因此,寻找一种理想的腹壁缺损修复材料一直是外科医师孜孜不倦的追求。如同腹股沟疝一样,采用各种材料进行腹壁缺损修复是切口疝治疗的主要方式之一。从最早的银、钽丝的编结制品到不锈钢连接网的金属假体,从尼龙、碳纤维、涤纶织物到现代的聚四氟乙烯、聚丙烯单丝网以及最近的可吸收生物补片与不可吸收合成补片,用于腹壁缺损修复的材料已不下几十种,迄今对相关材料与手术技术的探索也没停止过。1948年,法国的 D. Aguaviva 和 P. Mouret 首次利用腹膜外插入尼龙补片进行了切口疝的治疗,从而尽可能地避开了对腹膜腔的骚扰。但真正的、较理想的人工补片是1959年 Usher 等报道的,他们成功地在13条狗中植入了聚丙烯补片,并随后报道了补片使用于腹壁疝患者的治疗。J. Rivers、R. Stoppa 及 G. Wantz 等在采用修复材料进行切口疝的治疗方面做出了巨大的努力,1966年首先报道了使用补片置于肌后、筋膜前的技术进行腹壁疝修复。Chevrel 在1979年提出了肌前放置补片的技术。1991年,Bauer 等统计报道在切口疝修补术中补片使用率为22.5%,而1997年已达到87.6%。目前除小的切口疝外,国内外绝大多数腹壁疝都已采用基于合成补片修补的技术。通过人工材料修复缺损,允许手术在不破坏腹壁正常解剖结构和不造成高张力的情况下进行,故术后复发率低,患者恢复正常活动所需时间短。随着材料的不断改进,手术后患者的舒适程度、手术伤口的感染、疝的复发都得到了明显的改善。这些优越性是传统方法无法企及的。

如前所述,腹壁缺损的修复是个复杂的过程,采用合成补片进行腹壁缺损修复是对腹壁进行密闭重建的重要方式。但对于一些复杂的腹壁缺损,临床上往往还需采用其他方式来进行修复和重建,以达到维持腹壁的肌张力和外形,防止腹壁疝产生的目的。所谓复杂腹壁缺损并没有明确统一的定义,一般是指临床处理难度较大的一类缺损,包括:① 巨大的腹壁缺损范围,缺损范围大于 $40\sim80\ cm^2$;② 缺损区域无完整的皮肤覆盖;③ 修复后再次复发的腹壁缺损;④ 同时合并感染或补片暴露在外的腹壁缺损;⑤ 伴有全身严重疾病,如恶性肿瘤等的腹壁缺损;⑥ 局部腹壁因放疗、激素依赖而有严重组织受损的腹壁缺损;⑦ 同时伴有肠瘘等并发症的腹壁缺损。如何正确与有效地处理这类缺损至今仍是外科医师必须面对的挑战。除人工合成材料外,对这类缺损的处理还往往包括各种自体组织移植与异体组织植入进行腹壁缺损修复。可用于腹壁缺损修复的自体组织主要是各种组织瓣,包括皮肤移植、带蒂或游离的各种肌肉瓣、肌筋膜瓣以及肌皮瓣移植等。但自体组织移植修复后往往存在缺损区抗张力强度弱,不足以抵抗腹内压,有形成术后腹壁疝的可能。如采用无血供的游离筋膜移植进行腹壁缺损修复,因其缺乏血供,难以完全成活,术后有机化吸收的可能。如采用吻合血管的肌皮瓣移植进行腹壁缺损修复确是一种较好的方法,但因需微血管吻合,操作难度高,手术复杂。此外,自体组织修复还存在组织取材有限,在供区会造成新的组织损伤的缺点,故尚难以在临床得到广泛的应用。曾研究使用的异体组织包括牛心包、异体硬脑膜、异体膈肌中心腱及其他一些异体筋膜组织等,但因其具有抗原性,常需经戊二醛等进行交联处理。但使用交联材料后受体组织反应大及相关并发症问题使其临床应用受到了显著限制。目前临床应用的异体生物材料主要以非交联的生物材料为主,包括猪小肠黏膜下基质、猪或人异体真皮等,但其本身存在抗张强度是否能够持续维持等问题,因此主要应用于严重污染或合并感染等特殊情况下的腹壁缺损修复。目前,人工合材料依然是腹壁缺损修复的主要方式。进一步开创更合理的手术方式、开发更优良的修补材料是疝与腹壁外科医师努力的方向。

当前在临床应用的合成材料主要包括聚丙烯、聚酯、聚四氟乙烯及聚偏二氟乙烯等有机高分子材料。其中聚酯补片抗张力性稍差,间断缝合易撕裂,网孔间隙约 $10\ \mu m$,细菌可在网隙内繁殖,而中性粒细胞太大不能进入,从而易引起感染。膨化聚四氟乙烯复合补片为3层结构的网状假体,其聚四氟乙烯面光滑、柔软且生物惰性强,不易与肠管发生粘连,可用于腹膜和大网膜缺损时的直接修补。但其网孔小于 10 μm,中性粒细胞短时间内难以侵入其中,同样增加了感染的可能性。聚丙烯补片具有较好的稳定性、柔韧性和较强抗张力性,易刺激纤维增生,同时中性粒细胞和抗生素可渗透其中杀灭细菌和清除坏死组织,因而近年被广泛应用于腹壁缺损的修补中。但其不宜直接与腹腔内肠管等接触,否则容易导致肠瘘等严重并发症的发生。一般认为,理想的补片要符合下列各点:① 在组织液中不发生物理性质紊乱;② 有化学惰性;③ 不引起炎症或异物反应;④ 无致癌性;⑤ 不引起变态反应和过敏;⑥ 能够对抗机械变形;⑦ 能够制成所需的形状;⑧ 可被消毒灭菌。另外,具备耐受或抗感染能力、靠腹腔内脏一侧表面具有防粘连屏障及在体内既可提供持续的修补强度、又不过分刺激生成瘢痕和形成包裹也是一个用于腹腔内腹壁缺损修复的补片所应具备的。现有的补片尚无一种能够完全满足上述条件,但我们相信随着科学技术的进步,在生物材料领域一定会有更理想的补片材料出现,以满足日益增长的临床腹壁外科的需求。

微创技术是外科发展的方向。随着腹腔镜胆囊切除术的成功,在20世纪90年代早期,人们就开始了腹腔镜腹股沟疝与腹壁疝修补术的研究。Ger 在1990年报道了腹腔镜下用金属夹关闭疝囊颈口进行腹股沟疝治疗的方式。Schultz 等报告了腹腔镜下疝囊填塞加网片修补的手术方式。Arregui 在1991年提出了经腹腔腹膜前修补术(transabdominal preperitoneal prosthetic,TAPP),Fitzgibbons 在1991年提出了使用聚丙烯网片的腹腔内网片修补术(intraperitoneal onlay mesh,IPOM)。1992年,McKernan 等提出了不切开腹膜修补腹股沟后壁的术式,这种完全经腹膜外疝修补术(totally extraperitoneal prosthetic,TEP)减少了腹腔内脏器损伤的危险。LeBlanc(图1-4)在1993年首次成功报道了腹腔镜

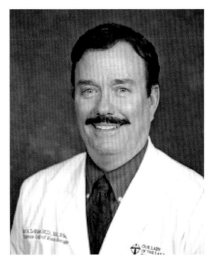

图1-4　Karl A. LeBlanc

下的切口疝修补术,由此开创了腹壁疝修补的新时代。循证医学证据表明,相对于开放手术患者,腹腔镜腹壁疝修补术具有术后疼痛轻、包括感染等在内的并发症发生率显著降低、住院时间缩短的特点,因此,目前腹腔镜腹壁疝修补术在临床正得到越来越广泛的认可和应用。但腹腔镜手术费用高,需在全麻下进行,且技术要求高,这些都影响了腹腔镜腹壁疝修补手术的广泛使用。究竟是采用腹腔镜修补术还是开放式修补术,尚存在一些争议。在我国,从国情出发,还须在有经济条件的保障下根据患者的具体情况开展,逐渐积累总结我们自己的经验,以实现更好地为患者服务的目的。

21世纪外科手术治疗的总趋势是高科技产品与腹腔镜等精细手术技术的结合,而外科医师的理念与手术技术仍是治疗的关键。腹壁缺损的治疗也是符合这一规律的,进一步开创更合理的手术方式,开发更优良的修补材料是疝与腹壁外科医师努力的方向。随着手术经验的积累和组织修补材料学的发展,将会有更理想的手术方式出现,各种复杂腹壁缺损的治疗效果将会越来越好,包括复发在内的各种术后并发症的发生将会越来越低,

腹壁缺损的治疗必将迎来更加辉煌灿烂的明天。

（顾　岩）

参 考 文 献

马颂章,李艳青.1998.疝环充填式无张力疝修补术.现代外科,4(2):47-48.

唐健雄,华蕾,张逊等.2002.成人腹股沟疝患病情况的多中心研究.外科理论与实践,7(6):421-422.

Amid PK, Lichtenstein IL. 1995. The Lichtenstein open "tension-free" mesh repair of inguinal hernias. Rozhl Chir, 74(6): 296-301.

Bauer JJ, Harris MT, Gorfine SR, et al. 2002. Rives-Stoppa procedure for repair of large incisional hernias: experience with 57 patients. Hernia, 6(3): 120-123.

Fitzgibbons RJ, Greenburg AG. 2001. Nyhus & condon's hernia, 5th Edition. Philadelphia: Lippincott William & Wilkins.

Ger R, Monroe R, Duvivier R. 1990. Management of indirect inguinal hernias by a laparoscopic closure of the neck of the sac. Am J Surg, 159(4): 370-373.

Hamer-Hodges DW, Scott NB. 1985. Replacement of an abdominal wall defect using expand PTFE sheet(Gore-Tex). J R Coll Surg Edinb, 30(1): 65-67.

LeBlanc KA, Booth WV. 1993. Laparoscopic repair of incisional abdominal hernias using expanded polytetrafluoroethylene: preliminary findings. Surg Laparosc Endosc, 3(1): 39-41.

Mathes SJ, Steinwald PM, Foster RD, et al. 2000. Complex Abdominal Wall Reconstruction: A Comparison of Flap and Mesh Closure. Ann Surg, 232(4): 586-589.

McKernan JB, LawsHL. 1993. Laparoscop ic repair of inguinal hernias using a totally extraperitoneal prosthetic approach. Surg Endosc, 7(1): 26-28.

Mudge M, Hughes LE. 1985. Incisional hernia: a 10 year prospective study of incidence and attitude. Br J Surg, 72: 70-71.

Nguyen N, Camps J, Filipi CJ, et al. 1994. Laparoscopic inguinal herniorrhaphy. Ann Chir Gynaecol, 83(2): 109-116.

Read RC, Yoder G. 1989. Recent trend s in the management of incisional herination. Arch Surg, 124: 484-488.

Rutkow IM. 1998. Epidemiologic, economic, and sociologic aspects of hernia surgery in the United States in the 1990s. Surg Clin North Am, 78: 941-951.

Schultz L, Grabec J, Peritrafitta J, et al. 1990. Laser laparoscop ic herniorrhaphy: a clinical trial preliminary results. J Laparoendosc Surg, 1(1): 41-45.

Shankaran V, Weber DJ, Reed RL, et al. 2011. A review of available prosthetics for ventral hernia repair. Ann Surg, 253(1): 16-26.

Tetik C, Arregui ME, Dulucq JL, et al. 1994. Complications and recurrences associated with laparoscopic repair of groin hernias. A multi-institutional retrospective analysis. Surg Endosc, 8(11): 1316-1322.

Usher FC, Ochsner J, Tuttle LL. 1958. Use of Marlex mesh in the repair of incisional hernias. Am Surg, 24: 969-974.

第二章　腹壁的胚胎发育与解剖

第一节　胚胎发育

　　腹壁胚胎发生过程中,在中肠闭合和体干相对缩小期间已有大部分腹壁形成,而确定性结构的形成,要到出生断脐后才最后完成。最初的腹壁是由外胚层和体壁中胚层组成的胚体壁,其中没有肌肉、神经和血管,而后在脊柱的两侧开始出现肌节,腹侧段肌节伸入胚体壁并向外侧和腹侧移行、扩展和融合,其前缘在腹壁中线对合之前分化成腹直肌。当胚胎第 7 周时(图 2-1),来自腹侧段肌节的中胚层分裂成 3 层扁平肌,最内层为腹横肌,中间层为腹内斜肌,最外层为腹外斜肌及其腱膜。腹侧段肌节的表层在背侧发育成上后锯肌和下后锯肌。当胚胎第 12 周时,来自头端和尾端的左、右腹直肌开始向脐孔靠拢并在腹中线处对合。出生断脐后,脐孔即会自然闭合,少数因闭合不全而形成脐疝,但大多数仍有闭合的可能性。

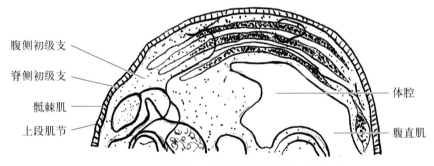

肌节的分化而形成的腹壁肌肉系统

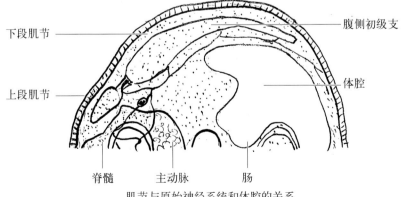

肌节与原始神经系统和体腔的关系

图 2-1　腹壁肌肉始基的建立示意图

　　胎儿前腹壁缺陷畸形是指前腹壁皮肤、肌层的异常发育所致的各种畸形，是较常见的先天性畸形，脐膨出和腹裂是最常见的前腹壁缺陷畸形，其他如体蒂异常、羊膜带综合征所致的前腹壁缺陷畸形则相对少见。

　　胚胎早期睾丸始基位于脊索两侧，在腹后壁的壁腹膜之外，逐渐向下移动。在胚胎3个月时睾丸移动到髂窝内，7个月时接近腹股沟管深环处。此前，由腹膜形成的鞘突，随着睾丸引带的行径通过腹股沟管。于出生前约1个月，左、右睾丸在深环处沿腹膜鞘突进入腹股沟管，一般出生前降入阴囊内。如果生后睾丸仍停留在腹后壁或腹股沟处，即为隐睾。正常情况下，睾丸降入阴囊后，鞘突除包绕睾丸部分形成睾丸固有鞘膜外，其他部分完全闭锁形成鞘突剩件（鞘韧带）。如果腹膜鞘突未闭，仍呈长袋状与腹膜腔相通，则可形成先天性腹股沟斜疝或交通性鞘膜积液。由于右侧睾丸下降迟于左侧，鞘突闭合的时间也较晚，故右侧斜疝多于左侧。

第二节　腹前外侧壁解剖

　　腹壁具有保护腹腔脏器、支持腹内器官、参与呼吸及躯干运动、产生腹压、维持身体平衡等作用。

　　腹壁的上界为剑胸结合、肋弓、第11肋前端、第12肋下缘至第12胸椎棘突的连线，下界为耻骨联合上缘、耻骨嵴、耻骨结节、腹股沟、髂嵴至第5腰椎棘突的连线。腹壁在两侧以腋后线为界，分为腹前外侧壁及腹后壁。

　　腹前外侧壁平坦且富有伸展性，骨骼对其限制较少，开腹后显露的范围也大，绝大部分腹部手术从腹前壁进行。因此本节主要讨论与腹壁缺损密切相关的腹前外侧壁解剖结构。

一、腹前外侧壁表面解剖

　　1. 骨性标志　　在腹前外侧壁可触摸到剑突、肋弓、髂前上棘、髂嵴、耻骨结节及耻骨联合等骨性标志。

　　2. 软组织标志　　① 脐：位于腹前正中线上，相当于第3、4腰椎之间的平面。② 白线：位于腹前壁正中线的皮下，由两侧的腹直肌鞘纤维彼此交织而成。脐以上呈带状，宽约1 cm，脐以下则因两侧腹直肌靠近而呈线状。白线处血管较少。③ 腹直肌及其腱划：发达者在正中线两侧可见到隆起的肌腹及其间的腱划。④ 半月线：其位置与腹直肌外侧缘相当，表面呈一浅沟，自耻骨结节向上达第9肋软骨下缘。⑤ 腹股沟韧带：腹前壁与大腿相互移行处的浅沟为腹股沟，其深面即是此韧带。

二、腹前外侧壁层次

　　1. 皮肤　　腹前外侧壁的皮肤薄而富有弹性，与皮下组织的连接疏松，较易于分离。除腹股沟区附近的皮肤移动性较小外，其他部位皮肤移动性均较大，可适应腹内压增大时腹部的膨胀，例如妊娠、腹水时的腹围增大。腹壁皮肤皮纹有一定的方向性，沿Langer线做切口，形成的瘢痕最小。

2. 浅筋膜　　浅筋膜(superficial fascia)由脂肪组织及疏松结缔组织构成,脂肪组织在脐部缺如,白线处也较少。脐以上部分浅筋膜只有一层,主要含脂肪组织。脐以下部分分为两层,浅层为脂肪层,富有脂肪,称 Camper 筋膜,向下与股部的脂肪层相延续;深层为富有弹性纤维的膜样组织,称 Scarpa 筋膜。两层在中线处附着于白线,其两侧向下越过腹股沟韧带,至该韧带下方约一横指处与大腿阔筋膜愈着,但在耻骨联合至耻骨结节之间的前面不附着,向下与会阴浅筋膜(Colles 筋膜)相延续,致使腹壁浅筋膜深面与会阴浅隙相通。

关闭腹部切口时,由于皮下组织的 Scarpa 筋膜有一定的韧度,因此此层缝合较为重要,应仔细对合,并注意不要与腹外斜肌腱膜相混淆。在该层与深筋膜之间有一个潜在的间隙,体液可以积聚于此。所以尿道球部断裂引起尿外渗时,尿液可由会阴浅隙向上扩散至腹壁浅筋膜深层,导致感染坏死。但液体不易蔓延到股部,原因是在腹股沟韧带下方约一横指处与大腿阔筋膜愈着,故液体不会向下方的大腿部扩散。浅筋膜内有腹壁浅动脉、浅静脉、浅淋巴管和皮神经走行。

3. 深筋膜　　腹前外侧壁的深筋膜与该处阔肌分层相适应,也分为若干层,覆盖于肌肉表面或填充于相邻的两层肌肉间,并衬于最内层肌肉的内面。一般临床计算腹壁层次时,只计算表面的腹外斜肌筋膜和最内面的腹横肌内面的腹横肌筋膜。腹外斜肌筋膜比较薄弱,往往与腹外斜肌腱膜融合在一起。其在腹股沟皮下环处向下续为精索外筋膜(external spermatic fascia),被覆于提睾肌和精索的表面。

4. 肌层　　腹前外侧壁的肌层由腹前正中线两侧的腹直肌和其外侧的三层扁肌组成。外侧扁平肌由浅入深有腹外斜肌(从外上方走向内下方)、腹内斜肌(从外下方走向内上方)和腹横肌(从后向前横行方向走行)。

腹外斜肌(obliquus externus abdominis)是三块扁肌中最大和最表浅者(图 2-2)。

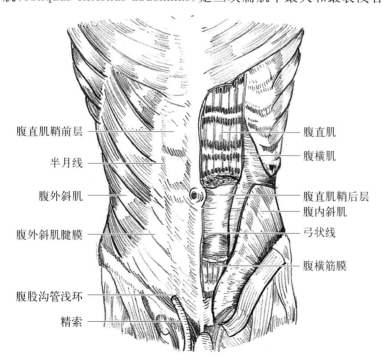

图2-2　腹前外侧壁的肌肉(浅层)

通常以 8 个肌齿起自下 8 个肋的外面及下缘,肌束向前下方斜行,在髂前上棘与脐连线附近移行为腱膜,腱膜的纤维走行与腹外斜肌相同,仍以外上方斜向内下方,构成腹股沟管的前壁,并在耻骨结节的外上方形成一个三角形裂隙,即腹股沟管浅环(皮下环),其上缘部分称为内侧(或上)脚,附着于耻骨联合,下缘部分称为外侧(或下)脚,附着于耻骨结节,浅环的底为耻骨嵴,环的外上方有脚间纤维连接两脚。外侧脚的部分纤维经精索的深面于内侧脚后方向内上反转,附着于白线,称反转韧带。正常成人腹股沟管浅环可容一食指尖。腹外斜肌腱膜经过腹直肌前面,参与腹直肌鞘前层的构成,在腹正中线上与对侧腱膜会合形成白线。腱膜的下缘卷曲增厚形成腹股沟韧带,连于髂前上棘和耻骨结节之间。该韧带内侧端的部分纤维向后外扩展附着于耻骨梳的部分,称腔隙韧带(陷窝韧带),向外侧延伸的部分,称耻骨梳韧带。两者在腹股沟疝修补术时用来加强腹股沟管壁,有着重要意义。

　　腹内斜肌(obliquus internus abdominis)肌纤维起自腹股沟韧带的外侧 1/3(图 2 - 3)、髂嵴前 2/3 及胸腰筋膜,肌束呈扇形展开,斜向内上,至腹直肌外侧缘移行为腱膜,然后分为前、后两层包裹腹直肌,参与构成腹直肌鞘,其前层与腹外斜肌腱膜合成腹直肌前鞘,后层与腹横肌腱膜合成腹直肌后鞘,腹内斜肌的前、后两层腱膜包绕腹直肌后终于白线。腹内斜肌下部肌束行向前下,越过精索(女性为子宫圆韧带)前面,延为腱膜,与腹横肌的腱膜会合形成腹股沟镰(inguinal falx)或称联合腱(conjoint tendon),止于耻骨梳。腹内斜肌的最下部发出一些细散的肌束,包绕精索和睾丸,称提睾肌,收缩时可上提睾丸。

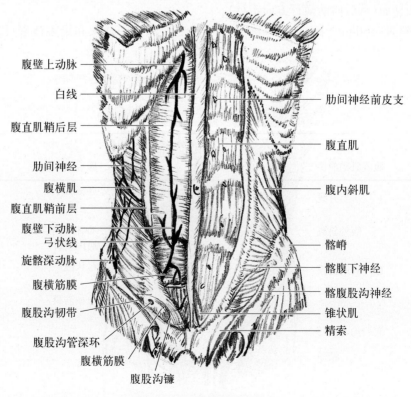

图 2 - 3　腹前外侧壁(深层)

　　腹横肌(transversus abdominis)位于腹内斜肌深面。起自下6个肋软骨的内面、胸腰筋膜、髂嵴和腹股沟韧带的外侧1/3,肌束横行向前,于腹直肌外侧缘处移行为腱膜,腱膜经过腹直肌后面参与组成腹直肌鞘后层,止于白线。腹横肌最下部分亦参与构成提睾肌和腹股沟镰。腹内斜肌与腹横肌下缘均呈弓状、先越过精索的上内侧,在内环的内侧、腹股沟管后壁的上方、腹直肌外缘,呈腱性触合,称腹股沟镰或联合腱。有时两肌仅相结合,而未成为腱性组织,称为结合肌。然后绕至腹股沟管内侧部精索的后方,止于耻骨梳韧带。当腹壁肌肉收缩时,弓状下缘即接近腹股沟韧带,这种弓状结构似有封闭腹股沟管的作用,因而腹横肌的弓状下缘在腹股沟疝修补术时也有着重要意义。腹内斜肌和腹横肌下缘的部分肌纤维,沿精索向下移行,成为菲薄的提睾肌。

　　腹直肌(rectus abdominis)位于腹前壁正中线的两侧,居于腹直肌鞘中,上宽下窄。起自耻骨嵴,肌束向上止于剑突和第5～7肋软骨前面。左、右腹直肌在正中线处靠拢,仅由白线相隔,由3～4个腱划(大部分位于脐上)将腹直肌分为4～5个肌腹。腱划结构与腹直肌鞘的前层密切愈着,剥离困难。腹直肌有支撑腹壁、弯曲脊柱的功能。

　　腹直肌鞘(sheath of rectus abdominis)由腹前外侧壁3块扁肌的腱膜构成(图2-4),包绕腹直肌。腹直肌鞘分前、后两层,前层由腹外斜肌腱膜与腹内斜肌腱膜的前层融合而成;后层由腹内斜肌腱膜的后层与腹横肌腱膜融合而成。前层与腹直肌的横行腱划融合紧密,如做腹部横行切开时,虽将腹直肌切断,因有腱划的存在,故不易回缩。腹直肌鞘后层与腹直肌腱划愈着不紧密,并在脐下4～5 cm处3块扁肌的腱膜全部转到腹直肌的前面构成腹直肌鞘的前层,使后层缺如。因此,腹直肌鞘的后层由于腱膜中断而形成一凸向上方的弧形分界线,称弓状线(arcuate line,或称半环线)。此线以下腹直肌后面与腹横筋膜相贴。

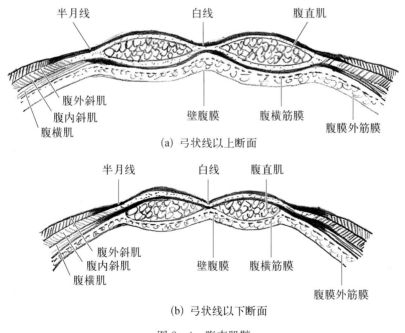

(a) 弓状线以上断面

(b) 弓状线以下断面

图2-4 腹直肌鞘

　　半月线(linea semilunaris)又名腹直肌线或Spiegelian腱膜。腹直肌鞘分为前、后两层,两层纤维在腹直肌外缘融合处,形成一半月形凸向外侧的弧形,伸展于耻骨联合外侧与第 9 肋骨下缘之间,也就是腹内斜肌腱膜分为两层分别融入腹直肌前后鞘处。该处是腹壁的又一薄弱区域,当腹横肌腱膜断裂或腹内斜肌腱膜和腹横肌腱膜断裂或腹外斜肌腱膜以及腹内斜肌腱膜和腹横肌腱膜均断裂,在腹内压增高的诱因下可发生半月线疝又称 Spiegelian 疝,为一种少见的腹壁疝,可发生在半月线的任何部位,但以发生在脐下者多见,尤其好发于半环线以下、腹壁下动脉与腹直肌外缘相交点以上的范围内。其中发生于腹壁下动脉以下 Hesselbach 三角区者称为腹股沟直疝。由于沿半月线做切口会破坏腹直肌的多根神经,故临床上一般不采用此切口。

白线(linea alba)位于腹前壁正中线上,为左、右腹直肌鞘之间的分隔,上方起自剑突,下方止于耻骨联合。由两侧的腹直肌鞘纤维彼此交织融合而成,融合处形成网状结构,较大的网眼即成为白线上的薄弱点,易导致疝的发病。脐以上的白线宽约 1 cm,中部为脐环,脐以下因两侧腹直肌相互靠近而变得较窄,多数仅 0.1 cm,呈伸长的三角形,有时两侧腹直肌可互相重叠。因而白线疝绝大多数发生于脐上。

5. 腹横筋膜　　腹横筋膜(transverse fascia)为深筋膜的最内层,是腹内筋膜衬于腹横肌深面的部分,为腹内筋膜的一部分。向上与膈下筋膜相续,后方连于髂腰筋膜和盆筋膜,向下附着于髂嵴内缘及腹股沟韧带,并在腹股沟韧带中点上方一横指处(约 2 cm)有一漏斗形裂孔,即腹环(内环),精索从中通过,腹横筋膜随之延续向下,包绕精索而形成精索内筋膜,在腹环内侧增厚而形成凹间韧带(interfoveolar ligament)。腹横筋膜在上腹部较薄弱,向下逐渐增厚。近腹股沟韧带、腹直肌外侧缘和腹直肌鞘后层及弓状线以下的部分较密,故在上腹部切口缝合时常连同腹直肌鞘后层一起缝合。现代疝病外科理论认为腹横筋膜实际上是由前、后两层组成。前层与腹横肌腱膜紧密相关,在精索穿出处形成内环,在内环口下缘增厚形成髂耻束。腹横筋膜后层则位于前层和腹膜之间,不易与腹膜分开,有时并不完整。临床所使用的腹膜前间隙实际上是指在两层腹横筋膜之间的潜在间隙,里面含脂肪和疏松结缔组织,腹壁下血管在此间隙内走行。腹横筋膜某一部位存有缺损或裂口是导致疝形成的重要原因之一,如常见的腹股沟斜疝、腹股沟直疝、股疝和切口疝等发病几乎均与之有关,因此,腹横筋膜的修复在疝修补术中具有重要的作用与意义。

6. 腹膜下筋膜　　腹膜下筋膜(subperitoneal fascia)为充填于腹膜壁层和腹横筋膜之间的结缔组织,肥胖者此层内含有大量的脂肪组织,上腹部较薄弱,向下脂肪组织渐增多,将腹横筋膜与壁腹膜分隔开,形成潜在的间隙,称腹膜下间隙,其向后方与腹膜后隙、向下与盆部的腹膜下间隙相延续,当炎症时可互相蔓延。临床上也可通过此间隙对某些脏器行腹膜外手术,如膀胱、输尿管及子宫等手术。

7. 壁层腹膜　　壁层腹膜(parietal peritoneum)即腹膜壁层,为腹前外侧壁的最内层,是一层薄而致密的结缔组织,向下移行于盆腔腹膜,向后与腹膜后间隙的疏松结缔组织相续,切开此层即为腹膜腔。壁层腹膜移动性大,腹腔内脏器组织经腹壁缺损或薄弱处突出时,壁腹膜可形成袋状结构,即为疝囊。

壁层腹膜有躯体神经分布,故反应敏锐,疼痛定位准确。当腹膜炎时,刺激壁层腹膜可引起剧痛,并反射性地引起腹肌强直,形成腹膜炎典型体征——板状腹。缝合腹部切口时,腹膜虽然提供的张力并不大,但其对防止腹腔感染有重要作用。

三、腹前外侧壁的血管

腹前外侧壁的血管、神经、淋巴管、淋巴结分为浅组和深组。浅组位于浅筋膜浅层,在Camper筋膜、Scarpa筋膜层间通行,深组走行于腹内斜肌和腹横筋膜之间。

1. **浅动脉**　　腹侧壁有5对来自两侧肋间后动脉、肋下动脉和4对腰动脉的小分支;腹前壁正中线附近有来自腹壁上动脉和腹壁下动脉的分支;脐以下有起自股动脉的腹壁浅动脉(superficial epigastric artery),它越过腹股沟韧带中、内1/3交界处,走向脐部;在腹壁浅动脉的外侧,有起自股动脉、走向髂嵴的旋髂浅动脉(superficial iliac circumflex artery)(图2-5)。由于这些浅动脉走行于浅筋膜的浅、深层之间,故在此部切取带血管蒂的皮瓣时,宜保留足够的浅筋膜组织。

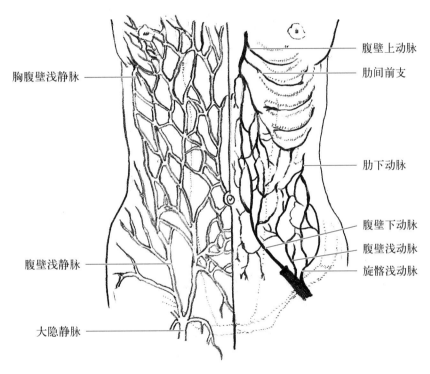

图2-5　腹前外侧壁的血管

2. **浅静脉**　　腹前外侧壁的浅静脉很丰富,彼此联结成网,尤以脐区为显著。脐以上的浅静脉经腹外侧部的胸腹壁静脉汇入胸外侧静脉,再汇入同侧腋静脉。脐以下的浅静脉经腹壁浅静脉和旋髂浅静脉汇入大隐静脉(great saphenous vein),回流于同侧股静脉(femoral vein),从而沟通了上、下腔静脉系统的血液。脐区的浅静脉与深部的腹壁上、下静脉之间有吻合,还与门静脉(portal vein)的属支——附脐静脉(paraumbilical vein)相吻合。当上腔静脉或下腔静脉发生阻塞时,可借此途径回流部分血液。门静脉高压时,血流可经附脐静脉流到脐周静脉网,经胸腹壁静脉和腹壁浅静脉与体循环的静脉相交通,形成脐周静脉曲张,由脐向四周辐射,称"海蛇头"。

3. **深动脉**　　腹前外侧壁的深动脉包括腹壁上动脉、腹壁下动脉、旋髂深动脉、穿行于腹内斜肌和腹横肌之间的下5对肋间后动脉与肋下动脉、4对腰动脉。

腹壁上动脉(superior epigastric artery)是锁骨下动脉的胸廓内动脉的终支之一,位于腹直肌及腹直肌鞘后层之间,分支供给腹直肌,并向前穿过腹直肌及肌鞘前层至腹前壁皮下。

腹下部还有腹壁下动脉(inferior epigastric artery)及旋髂深动脉(deep iliac circumflex artery),两者在腹股沟韧带处起自髂外动脉。腹壁下动脉行于腹横筋膜与壁腹膜之间,经深环的内侧斜向内上穿过腹横筋膜,上行于腹直肌与腹直肌鞘后层之间,在脐附近与腹壁上动脉相吻合,并与肋间动脉的终末支在腹直肌的外侧缘相吻合。腹壁下动脉的体表投影是腹股沟韧带中、内1/3交界点与脐的连线。手术中可依据其与疝环位置判别腹股沟直疝与斜疝。旋髂深动脉与腹壁下动脉在近似同一水平发自髂外动脉,行向外上方,达髂前上棘,穿过腹横肌,分布于腹部三扁腹肌、腰大肌、髂肌等。阑尾切除术时,如需向外侧延伸切口,注意勿伤及旋髂深动脉。

4. 深静脉   腹前外侧壁的深静脉与同名动脉伴行。其中腹壁上、下静脉和旋髂深静脉分别向上、下行汇入胸廓内静脉和髂外静脉;肋间静脉和肋下静脉回流入奇静脉或半奇静脉(azygos or hemiazygos vein);腰静脉回流至下腔静脉(inferior vena cava)和腰升静脉。

四、腹前外侧壁的淋巴管和淋巴结

脐平面以上腹前壁的浅淋巴管一般注入腋淋巴结,脐以下者一般注入腹股沟浅淋巴结。肝脏的淋巴管可沿肝圆韧带至脐。腹前外侧壁的深淋巴管伴随静脉回流,腹壁上部的淋巴管回流至肋间淋巴结,腹壁中部者注入腰淋巴结,腹壁下部的注入髂外淋巴结。

五、腹前外侧壁的神经

分布于腹前外侧壁的神经为皮神经、第7～12胸神经的前支以及来自腰丛的髂腹下神经、髂腹股沟神经和生殖股神经(图2-6)。

1. 皮神经(cutaneous nerve)   来自第7～11肋间神经、肋下神经和髂腹下神经。它们都发出外侧皮支和前皮支。外侧皮支在腋中线穿深筋膜浅出,向前依次穿过腹直肌和腹直肌鞘前层,分布于其表面的皮肤;前皮支在腹正中线旁开2～3 cm处穿腹直肌后浅出,分布于腹外侧壁的皮肤。

腹前外侧壁皮肤的感觉神经分布呈现明显节段性。第7肋间神经分布于剑突平面;第10肋间神经分布于脐平面;第1腰神经前支分布于腹股沟韧带的上方。上述各神经的中间一些肋间神经的皮肤分布可依次推算。所以当胸椎或脊髓胸段发生病变时可从腹壁感觉障碍的平面来判定病变的部位。但每一神经分布区域的皮肤同时还受其上、下邻近神经的支配。如脐平面主要受第10肋间神经分布,但也有第9和第11肋间神经支配。因此,只有当胸髓或胸神经损伤相邻3个节段以上时,才产生1个节段

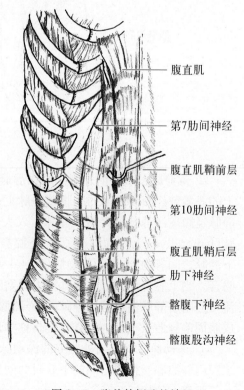

腹直肌

第7肋间神经

腹直肌鞘前层

第10肋间神经

腹直肌鞘后层

肋下神经

髂腹下神经

髂腹股沟神经

图2-6   腹前外侧壁的神经

的皮肤感觉消失。

2. 第7～12胸神经前支(anterior branch of 7 to 12 thoracic nerves) 第7～11胸神经前支叫做肋间神经(intercostal nerves);第12胸神经前支叫做肋下神经(subcostal nerve)。在肋骨下缘分别由各相应的肋间隙或第12肋前端进入腹壁,在腹横肌和腹内斜肌之间斜向内下方走行至腹直肌的外侧缘处进入腹直肌鞘。这些神经除支配腹前外侧壁诸肌外,还发出皮神经支配相应皮肤感觉。

3. 髂腹下神经(iliohypogastric nerve) 起自腰丛第12胸神经及第1腰神经的前支,在腹内斜肌与腹横肌之间斜向前下,行于髂前上棘内侧约2.5 cm处穿过腹内斜肌。达腹外斜肌腱膜的深面,在浅环上方约2.5 cm处穿过腹外斜肌腱膜,其前皮支常经浅环的内侧脚上方浅出,分布到耻骨上方的皮肤。该神经支配行程沿途的腹前外侧壁肌。

4. 髂腹股沟神经(ilioinguinal nerve) 位于髂腹下神经下方,相距约一横指,并与其平行,穿出腹内斜肌后,进入腹股沟管,在腹股沟管内位于精索或子宫圆韧带的外侧,出浅环后分布于男性阴囊(女性大阴唇)前部的皮肤。

5. 生殖股神经(genitofemoral nerve) 自腰大肌前面穿出,沿该肌下降,分为生殖支(genital branch)和股支(femoral branch)。生殖支又名精索外神经,沿精索内侧下行,出浅环后,分布于提睾肌与阴囊肉膜。腹股沟疝手术时.注意勿损伤上述神经,以免引起肌肉瘫痪或皮肤感觉丧失。股支又名腰腹股沟神经,伴髂外动脉下降,穿股血管鞘前壁或卵圆窝分布于股三角区的皮肤。

六、脐

脐位于腹部正中线上,其高度相当于第3腰椎至第4腰椎水平。胚胎第12周时腹壁在中央汇合形成脐环,是原肠与卵黄囊之间相连接的卵黄管的通道,也是脐动脉、脐静脉和脐尿管通道,是腹壁闭合最晚之处。脐是脐带脱落后形成的瘢痕,一般呈凹陷状,脐部无脂肪组织,皮肤、筋膜和腹膜直接相连,是一个被皮肤、皮下脂肪所围绕形成的窝状结构。脐底部有由皮肤和瘢痕组成的脐板,脐板下是白线,再下有腹肌腱膜,最内层是腹膜壁层。在脐板旁有脐动脉和脐静脉。

七、腹股沟区局部解剖

腹股沟区为腹前外侧壁下部的三角形区域。上界为髂前上棘至腹直肌外侧缘的水平线,内侧界为腹直肌外侧缘,下界为腹股沟韧带。此区易形成疝的形态学原因是:① 腹外斜肌在此区移行为较薄弱的腱膜,并在其下方形成一裂口(浅环);② 腹内斜肌和腹横肌的下缘达不到腹股沟韧带的内侧部而形成一潜在裂隙,因而该部没有肌肉覆盖;③ 有精索或子宫圆韧带通过腹股沟管而形成潜在性裂隙。此外,当人体站立时,腹股沟区所承受的腹内压力比平卧时约高3倍。由于以上解剖、生理特点,故疝多发生于此区。腹股沟区结构特点分以下层次。

1. 皮肤和筋膜 与腹前外侧壁其他部位相同,但浅筋膜内的脂肪组织较厚。

2. 肌层

(1) 腹外斜肌腱膜(aponeurosis of external oblique muscle):腹外斜肌在此区移行为腱膜,腱膜纤维走向与肌纤维相同,在耻骨结节外上方形成一个三角形裂隙,称腹股沟管浅环(皮下环)(图2-7),内有精索或子宫圆韧带通过。裂隙下部的纤维为腹股沟管浅环的外侧脚,上部纤维称内侧脚,连接两脚的纤维束,称脚间纤维,有防止两脚分离的作用。外侧脚处有部分纤维向内上方反折至白线,称反转韧带(reflex ligament)。在腹股沟管浅环处,腹外斜肌腱膜沿精索向下延伸成薄膜包绕精索,形成精索外筋膜。腹外斜肌腱膜下缘附着于髂前上棘和耻骨结节之间,并向后上方反折成凹槽状,形成腹股沟韧带(inguinal ligament)。此韧带内侧有小部分纤维继续向下后方,并向外侧转折形成腔隙韧带(lacunar ligament)(陷窝韧带)。此韧带向外侧延续,附着于耻骨梳构成 Cooper 韧带。

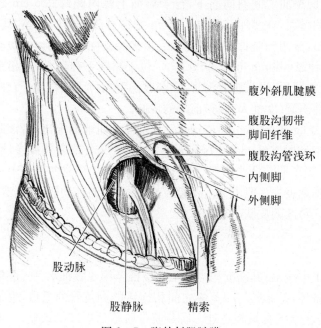

图2-7　腹外斜肌腱膜

（2）腹内斜肌和腹横肌：两肌下部纤维分别起自腹股沟韧带的外侧1/2和1/3处,其下缘均呈弓状越过精索上方走向内侧,在腹直肌外侧缘附近呈腱性融合,称腹股沟镰或称联合腱(图2-8)。部分人两肌结合缺乏腱性融合。腹股沟疝修补术时应注意正确应用其腱性结构。联合腱向下经精索背面止于耻骨梳韧带。两肌下缘的部分纤维沿精索向下延伸,构成菲薄的提睾肌。

3. 腹横筋膜　　约在腹股沟韧带中点上方一横指处,腹横筋膜包绕精索呈漏斗状向外突出,随精索下降形成精索内筋膜,构成精索最内层的包膜。此漏斗状突出的开口即是腹股沟管深环(腹环),精索经过其中。深环内侧有腹壁下血管经过。腹横筋膜在腹内斜肌和腹横肌弓状下缘以下的间隙内较发达,尤其在深环内侧增厚,形成凹间韧带,疝修补术时可利用此韧带紧缩深环。

4. 腹膜下筋膜　　腹横筋膜和壁腹膜之间有大量的脂肪组织,因而两者之间结合疏松,其间有腹壁下血管、生殖股神经及髂外淋巴结等。

5. 壁腹膜　　在深环周围,壁腹膜与腹横筋膜紧密融合。脐以下腹壁内面,壁腹膜形成了5条皱襞、6个陷窝。脐正中襞位于正中线上,内有已闭锁的脐尿管;脐内侧襞位于脐正中襞的两侧,起于膀胱外上方,斜行至脐,内有已闭锁的脐动脉;脐外侧襞位于最外

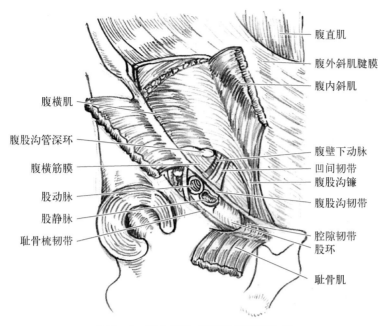

图 2-8 腹内斜肌、腹横肌及腹股沟镰

腹直肌
腹外斜肌腱膜
腹内斜肌
腹横肌
腹股沟管深环
腹横筋膜
股动脉
股静脉
耻骨梳韧带
腹壁下动脉
凹间韧带
腹股沟镰
腹股沟韧带
腔隙韧带
股环
耻骨肌

侧,内有腹壁下动、静脉。皱襞之间形成了陷窝,膀胱上窝位于脐正中襞和脐内侧襞之间,此窝内有强大的腹直肌,因而一般不发生疝。腹股沟内侧窝位于脐内、外侧襞之间。此窝内有以腹壁下动脉为外侧界、腹直肌外侧缘为内侧界和腹股沟韧带为下界所组成的三角区域,是腹前壁的一个薄弱区,称腹股沟三角(inguinal trigone)或称海氏(Hesselbach)三角(图 2-9)。如果腹腔脏器由此突出不经腹股沟管而达皮下环,则为腹股沟直疝。腹股

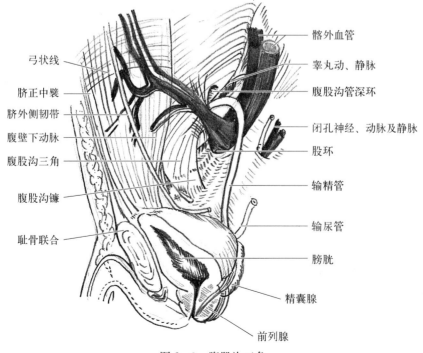

图 2-9 腹股沟三角

弓状线
脐正中襞
脐外侧韧带
腹壁下动脉
腹股沟三角
腹股沟镰
耻骨联合
髂外血管
睾丸动、静脉
腹股沟管深环
闭孔神经、动脉及静脉
股环
输精管
输尿管
膀胱
精囊腺
前列腺

沟外侧窝位于腹壁下动脉的外侧,深环即位于此处,精索由此环进入腹股沟管,如果腹腔脏器由此窝突出,经腹股沟管而降入阴囊,则形成腹股沟斜疝。腹壁下动脉是深环和腹股沟三角的分界标志,故也是腹股沟斜疝和直疝在术中的鉴别标志之一。

八、腹股沟管局部解剖

腹股沟管(inguinal canal)位于腹股沟韧带内侧半上方,由外上方斜向内下方的肌肉裂隙,长4~5 cm(女性者稍狭长),是胚胎时期睾丸或子宫圆韧带下降时所遗留的通道,内有精索或子宫圆韧带通过(图2-10)。

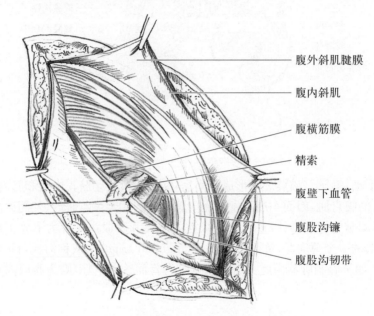

腹外斜肌腱膜
腹内斜肌
腹横筋膜
精索
腹壁下血管
腹股沟镰
腹股沟韧带

图2-10　腹股沟管

腹股沟管可以理解为有上、下、前、后四壁和内、外两个口的管形结构。前壁:浅层为腹外斜肌腱膜,深层在管的外1/3处有腹内斜肌的起始部。后壁:为腹横筋膜,在管的内侧1/3处有联合腱。上壁:为腹内斜肌与腹横肌的弓状下缘构成上壁。下壁:为腹股沟韧带。内口即深环或腹环,位于腹股沟韧带中点上方约一横指处,是腹横筋膜的一个卵圆形孔,孔的内侧为腹壁下动脉,浅层有腹内斜肌,深层为腹膜所覆盖。外口即浅环或皮下环,是腹外斜肌腱膜在耻骨结节外上方的一个三角形裂隙。

男性腹股沟管内有精索、髂腹股沟神经等。精索由输精管、输精管动脉、睾丸动脉、蔓状静脉丛、生殖股神经的生殖支、淋巴管及腹膜鞘突的残余部分等所组成。精索进入腹股沟管内口后,即有来自腹横筋膜的精索内筋膜所包绕,当通过外口时,又有来自腹外斜肌筋膜的精索外筋膜包绕精索。

腹股沟区的内下部虽然缺乏肌性结构,但仍有一定的生理保护作用。由于腹股沟管是斜行的肌肉和腱膜裂隙,所以当腹压增高时,管的前后壁被压扁而靠近。由于腹横肌收缩,弓状下缘变得平直,从而使上壁向下壁靠拢,管的口径变小。同时,腹横肌收缩带动其深面的腹横筋膜形成的深环向外上方移动,环口缩窄,使腹内容物不易通过腹股沟管形成疝。但在腹肌发育薄弱或先天异常,并伴有长期腹压增加时,则腹腔内容物可经此薄弱区突出而形成疝。

现代疝外科更加强调肌耻骨孔的概念，了解肌耻骨孔对于正确进行腹股沟疝腹膜前疝修补至关重要。1957年，法国 Fruchaud 医生(1894～1960年)将腹股沟解剖上的薄弱区域定义为肌耻骨孔(Myopectineal Orifice，MPO)。其上界为弓状下缘，下界为耻骨上支，内侧为腹直肌，外侧为髂腰肌。肌耻骨孔本身被腹股沟韧带和其后的髂耻束分为上、下两区。上区有精索、内环、Hesselbach 三角，下区有股血管、神经、卵圆窝。在肌耻骨孔区域内并无肌层，仅由一层腹横筋膜承受腹压。当其薄弱或缺损时，腹内容物就会从此处突出。斜疝、直疝、股疝均发生在此区域内不同部位的缺损。因此只有修复整个肌耻骨孔，才能从根本上解除疝复发的根源，同时也杜绝这一区域其他类型疝的发生。

第三节　外科切口的应用解剖

了解腹部手术切口的要求和常见手术切口的选择，对避免切口疝的形成和对腹壁疝、腹壁缺损的修复，都有非常重要的意义。本节内容主要是针对腹部外科的切口的解剖应用做介绍。

一、手术切口的要求
(一) 手术切口的一般要求

正确选择手术路径是做好手术的重要环节之一，针对各种不同的手术部位，切口的选择对于显露手术野至关重要。切口的选择应遵循以下原则。

(1) 切口应尽量接近病变部位，通过最短的路径显露病灶，最易直接到达病变部位，且留有延伸的余地，必要时根据需要延长切口完成手术。

(2) 切口需足够长，能充分显露手术区域，获得理想的手术野显露，手术操作才能得心应手、游刃有余，达到事半功倍之效果。小切口手术是在特定情况下实施，不与该原则相违背。

(3) 熟知腹部各个区域血管、神经、肌肉、筋膜的解剖层次结构，切口不应损伤重要的解剖结构，不影响局部的生理功能，确保切口良好愈合，不遗留难看的手术瘢痕。

(4) 切口缝合简便，切口缝合后张力不大，愈合牢固。

(5) 术后切口疼痛、切口裂开、切口感染等并发症少。

(二) 腹部手术切口的要求

选择腹部切口时还应考虑以下因素。

1. 体型和体格　肥胖患者皮下脂肪较厚，应选择相对较长的手术切口。

2. 性别　女性一般腹腔和盆腔较宽阔；男性(特别是肌肉发达者)腹腔和盆腔相对狭小；男性有发达的肌肉和腱膜，显露时必须强力牵拉切口。

二、腹部手术切口的种类

开腹手术常用的切口有纵切口、横切口、斜切口、胸腹联合切口以及特殊切口等(图 2-11)。

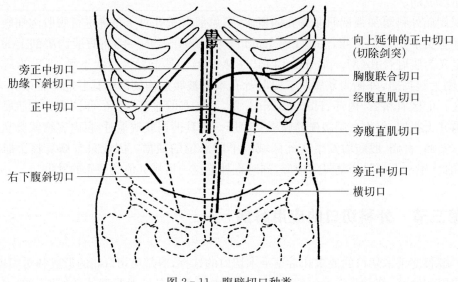

图 2-11 腹壁切口种类

旁正中切口
肋缘下斜切口
正中切口

右下腹斜切口

向上延伸的正中切口
（切除剑突）
胸腹联合切口
经腹直肌切口

旁腹直肌切口

旁正中切口
横切口

（一）纵切口

是腹部手术最常用的切口。它的优点有切开及缝合迅速、出血少、组织损伤小、对腹内脏器可获得较好的显露，能按手术的实际需要向上或向下延长切口，对于腹部脏器损伤或未完全确定的剖腹探查术尤为适合。纵切口要求有较好的腹肌松弛，否则在显露及缝合时较困难，由于伤口张力较大，易导致术后疼痛及发生切口裂开及切口疝等并发症。常用的腹部纵切口有以下几种：

1. 中切口   80%以上的腹部手术均可通过这种切口来完成。分为上腹部正中切口和下腹部正中切口两种：① 上腹部正中切口多用于上腹部的手术，如腹部损伤时的剖腹探查术，胃、十二指肠、胆囊、肝脏、脾脏或横结肠等的手术。切口通过腹壁中央的腹白线，上起自剑突，下至脐上约 1 cm 处，切开皮肤、皮下组织、腹白线、腹膜外脂肪和腹膜达腹腔。该切口优点是：操作简便，易于向上、下延长（根据需要从左方或右方绕过脐部，转至脐下腹白线再向下延伸），进腹切开组织层次少且损伤轻，不损伤肌肉及有关神经，出血少，手术迅速，进腹及缝合均较省时等；而且腹白线的交叉纤维较牢固，不易撕裂，缝合时即使腹肌松弛不理想，也能较易缝合。缺点是：腹白线位于腹中部，血供较差，故愈合能力较差；且该处 Langer（皮纹）张力线是横向走行，有侧向拉力，张力较大，因此术后较易发生切口疝。对年老体弱、有慢性咳嗽、便秘等腹压增高因素的患者，应尽量少使用此切口或增加减张缝合，以避免切口疝的发生。② 下腹部正中切口，可用于盆腔器官手术，如膀胱和前列腺手术。该切口为上起自脐下，下至耻骨联合。因下腹部腹直肌后鞘部分缺如及两侧腹直肌间距离较宽，手术后容易形成薄弱瘢痕而发生腹壁切口疝，故下腹部正中切口较少采用，而常用下腹部的旁正中切口。

2. 旁正中切口   可根据需要位于腹中线的左侧或右侧，上腹部、中腹部或下腹部。腹部旁正中切口的优点是：操作简便，不损伤腹直肌或肋间神经，血供较好，愈合优良，易于上、下延伸或附加切口。缺点是：显露对侧的脏器效果稍差。① 上腹部旁正中切口，左侧旁正中切口适用于胃、脾、胰尾等手术;右侧旁正中切口适用于胃、十二指肠、肝脏、胆囊、胆管及胰头手术。切口位于上腹正中线的左侧或右侧,距正中线 2 cm,上端起自肋骨下缘,下端止于脐上 2.5～5 cm 处,在手术过程中还可按病变位置和手术范围作适当延长。切开皮肤、皮下组织,显露腹直肌前鞘,并将其切开;在腹直肌腱划处常与腹直肌鞘及白线相愈着,徐行锐性分离,小心分开腹直肌的内侧,将腹直肌内缘向外侧剥离,并向外侧牵拉;牵拉后显露腹直肌后鞘,切开腹直肌后鞘和腹膜,进入腹腔。② 中腹部旁正中切口,最适用于诊断不明的急腹症,又专称为剖腹探查切口。切口位于脐区(中腹部)中线左侧或右侧 2 cm 处,纵行,长约相当于术者掌宽度加 5 cm,切口向上或向下都留有较大的延长余地,便于根据探查情况作相应延长。③ 下腹旁正中切口,适用盆腔器官、回盲部、结肠和乙状结肠的手术。以左下腹旁正中切口相对使用较多。解剖上因下腹部半月线以下存在腹直肌后鞘缺如,故缝合此处的腹膜时可以带缝一些肌肉,以增强腹壁的牢固性。

3. **经腹直肌切口** 可根据需要位于腹部左侧或右侧,上腹部、中腹部或下腹部。皮肤切口在腹直肌内外缘之间,距中线 3～4 cm,切开皮肤、皮下组织和腹直肌前鞘后,延肌纤维走向钝性分开腹直肌,注意结扎腱划或肌肉之间的小血管。向两边牵开腹直肌,显露后鞘,与腹膜一同提起,切开进腹。其优点是:操作简便,易于向上、下延伸,便于缝合,显露一侧脏器较正中切口、旁正中切口更为满意。缺点是:腹直肌鞘和腹直肌在同一矢状面上被分开,在创口未愈合前不耐受腹压;由于切断了肋间神经进入腹直肌的分支,术后腹直肌可能有一定程度的萎缩,影响腹壁强度,有形成腹壁疝之可能。

(二) 横切口

上腹部横切口可略呈凸弧形,以避免肋缘的限制。下腹部横切口则略呈凹弧形,以避免髂骨的限制。它的优点是:横切口与腹壁神经、血管大致平行,对它们的损伤较小;切口方向与腹壁张力方向相同,切口受到的张力很小,为纵切口的 1/30,术后疼痛轻,不易裂开;切口愈合较牢固,不易发生切口疝;对呼吸功能的干扰较轻,术后肺部并发症少;横切口与皮纹方向一致,愈合后瘢痕较直切口美观。它的缺点是:横切口须横断腹直肌和部分两侧扁平肌,使腹壁的完整性遭到破坏,出血多,开、关腹时间较长;切口长度受到体表宽度的限制,不能任意地延长切口,以适应较大的包块切除;由于横切口一般位置较低,对于盆腔脏器病变暴露较好,但对上腹部病变就暴露困难,限制了盆腔大包块及恶性肿瘤的手术范围及上腹部脏器的探查;通过上腹部中线的横切口需切断肝圆韧带,破坏了门脉高压时的侧支循环。

横切口主要有以下几类。

1. **Pfannenstiel 切口** 用于妇产科手术,偶尔也用于前列腺切除术。切口是沿耻骨联合上方的皮纹的凸向下方的弧形切口,长 8～12 cm,切口中点在耻骨联合上方 2～3 cm。Pfannenstiel 切口顺应皮肤自然皱纹,术后瘢痕小、隐蔽。但 Pfannenstiel 切口的缺点首先是切口位置较低,需将腹直肌前鞘与腹直肌进行分离,腹直肌剥离面大,而且皮内缝合费时费力,手术操作复杂,手术时间长。另一缺点就是连续缝合皮下脂肪及筋膜,术后皮下易形成硬结,对腹部脂肪较厚者易造成脂肪液化,延长切口愈合时间。

2. **Joel - Cohen 切口** 主要用于妇产科手术,是对 Pfannenstiel 切口的改良。Joel-

Cohen 切口位置比传统下腹横切口(Pfannenstiel 切口)位置高,于髂前上棘连线下约 3 cm 处呈直线横行切开皮肤约 12 cm,对皮下脂肪采取撕拉的方法,不缝合膀胱腹膜反折与腹膜,一层缝合子宫下段切口,腹壁切口仅缝合 2～3 针。该切口使走行于其中的血管、神经借助于其本身的弹性完整地保留下来。减少了出血,也减少了因结扎血管或电凝止血造成的局部组织缺血,大大地缩短了手术时间。该术式具有手术时间短、损伤小、出血少、术后疼痛轻、恢复快、拆线时间短等优点。

3. Cherney 切口和改良 Cherney 切口　　用于妇产科及泌尿科手术。Cherney 切口是下腹部的下弧形切口,手术野不易暴露,损伤大,术后缝合层次多。现多使用改良 Cherney 切口,切口位于两侧髂前上棘内下方,沿皮肤横纹做一弧形向下的横切口,长 6～8 cm,横行剪开腹直肌前鞘及两侧腹内外斜肌、腹横肌筋膜,剪开腹白线与前鞘在中线的粘连,下达耻骨联合上缘,向下分离长 6～8 cm,分离中线两侧的腹直肌前鞘。然后在中线处用手指纵行钝性分离两侧腹直肌后即可显露出腹膜前间隙和膀胱。该方法不切断腹直肌与耻骨联合之间的肌腱,并同时向上向下分离,故克服了横切口手术野不易暴露的缺点。切口张力小,术后疼痛轻。

(三) 斜切口

斜切口常用的有:右下腹斜切口(McBurney 切口)做阑尾切除术;上腹部肋缘下斜切口(Kocher 切口),右侧可做胆囊切除,左侧可行脾切除,肾脏、输尿管的相关手术亦可选用腹部斜切口路径显露。其优点是:对特定脏器显露较佳,不损伤腹壁神经,愈合牢固,切口裂开和腹壁切口疝的发生率较低,术后切口疼痛较轻等。缺点是:需切断部分肌肉,操作费时复杂,腹腔内显露较局限。斜切口适用于一些典型手术,不能做广泛的探查,切口的延长亦受到一定程度的限制,不适用于诊断未明的剖腹探查术,或需争取时间的紧急手术。对肋角宽,体态胖的患者,此种切口显露特定脏器,常较直切口为好。

1. McBurney 切口　　又称麦氏切口,用于阑尾、输尿管手术。切口位于右下腹,在髂前上棘与脐孔连线的外中 1/3 交界处,做与连线垂直的切口,一般成人长 5～8 cm,切口长度的 1/3 在连线上方,2/3 在连线下方。但应根据术前腹部压痛最明显的部位来判断阑尾的位置,以相应的调整切口的位置,可以稍内或稍外,稍高或稍低。切开皮肤、皮下组织,深层腱膜和肌肉按其纤维方向分离开,肌肉钝性分离,不切断。该切口组织损伤小,愈合后抗张强度最大。

2. Kocher 切口　　又称肋缘下切口,用于胆道、脾、肝脓肿、膈下脓肿等手术(图 2-11)。切口位于肋缘下约 2 cm,自腹正中线剑突旁 2 cm 处,向外延伸 10～13 cm,做一与肋缘平行的切口。切开皮肤、皮下组织、切断腹直肌鞘、腹直肌和侧腹壁肌肉及腹膜。该切口对肥胖体型、肋角较宽及曾作过多次腹部纵形切口者尤为适用。优点是:术野显露比较好,术后切口疼痛轻。缺点是:对腹壁的肌肉破坏较大,需切断 1～2 根肋间神经,术后患者感觉切口麻木,且易出血,术后切口下方会遗留有硬结,对肥胖的患者手术野显露也不够满意。

3. 腹股沟疝切口　　用于腹股沟斜疝、直疝、股疝的修补手术。切口在腹股沟韧带中点上方 2 cm 处开始向下至耻骨结节,做与腹股沟韧带平行的斜切口,长 6～8 cm。逐层切开皮肤、皮下组织和腹外斜肌腱膜,暴露手术区域。

(四) 联合切口

多用于食管下端及近端胃次全切或全胃切除术,有时也用于巨脾切除术,脾肾静脉分流术,肝叶较大肿瘤切除及常温下全肝血流阻断切除术,原位肝移植,肾、肾上腺或门腔静脉分流术,胰腺远端手术等。切口可位于左侧或右侧,取一侧 45°～60°侧卧位,自脐上 2 cm 上腹正中至一侧肋弓(相当于第 6 或第 7 肋间处)做斜切口(图 2 - 11),开腹探查,判断手术能切除者,再切断肋弓,向胸部延长切口 5～8 cm,小开胸器撑开肋弓,膈肌部分切开(以能充分暴露术野为宜,一般剪开 5 cm 左右),保留食管裂孔。其优点是:① 能良好显露胸、腹腔脏器,有利于根治性切除肿瘤,无论行全胃切除或肝、脾、胰腺的联合脏器切除,还是游离血管及切除中、下段食管,均在直视下操作。② 易清除区域淋巴结,胸腹联合切口优于其他任何切口。③ 先经腹探查发现肿瘤不能切除,则结束手术,时间短,创伤小。该切口缺点是:创伤大,失血量多,操作费时,因同时切开胸腹腔,对正常生理干扰大。

(五) 复杂切口

用于特殊的病情需要,如腹部巨大肿瘤切除或多次切除手术病例,可用特别设计的非典型切口。有时典型的手术切口因受显露的限制,操作困难,为适应实际需求,可在直切口的基础上附加横切口,伸向腰部,切断腹直肌及腹前外侧壁肌肉,使切口呈"L"形或"T"形,以增加显露。

1. "人"字形切口 即双侧肋缘下切口,辅以悬吊牵开器,可使膈下区及上腹部得到良好的显露,适用于巨大肝脏肿瘤切除术、肝脏广泛切除术、原位肝移植术等复杂的上腹部手术。

2. "L"形切口 上腹正中切口的下端向右侧或左侧延长作横切口,切口呈正、反 L 形。右上腹反 L 形切口有助于显露肝门部及胆管,适用于肝门部胆-肠引流术;左上腹 L 形切口适用于较大脾脏的切除术及脾-肾静脉吻合术等。

三、腹部切口的选择

临床上采用的多种切口,都各有其利弊,本节开头部分已经叙述了。关于如何做出恰当的切口选择,应遵循一些基本要求,即切口应尽量临近病变部位,便于充分显露,便于延长,操作简单省时,损伤较少,术后疼痛轻,张力小,愈合牢固,并发症少和瘢痕小,外形要美观。下面就具体手术列举出一些常见手术切口方式供参照:

1. 肝脏手术 右半肝切除可选用上腹横切口;左肝外侧叶及左半肝切除可采用上腹正中切口;肿块较大,手术范围较广时可采用上腹部"人"字形切口或胸腹联合切口。

2. 胆道手术 对体型瘦长的患者,多用右上腹直肌切口;身体较胖,胆囊位置较高者,多采用右侧肋缘下切口(Kocher 切口);也有用正中切口、右上腹横切口或上腹"人"字形切口的。

3. 胰腺手术 外伤胰腺探查,多用正中切口;急性胰腺炎手术,多用右上腹直肌切口;胰腺囊肿手术,可做左或右侧腹直肌切口;胰头肿瘤,多用右腹直肌切口,必要时附加向左侧的横切口;胰腺体尾部肿瘤,左上腹直肌或上腹正中切口;经上腹弧形横切口可对胰腺手术提供良好的显露。

4. 脾脏手术   多用上腹正中切口或左上腹直肌切口,必要时附加向左侧的横切口。

5. 胃及十二指肠手术   多用上腹正中或上腹旁正中切口,通常右旁正中切口能为十二指肠和胰头手术提供良好显露,而左旁正中切口则常用于胃手术、迷走神经干和选择性迷走神经切断术;贲门及胃底病变时多选用上腹正中、上腹部旁正中或胸腹联合切口。

6. 小肠及系膜手术   多采用正中或经腹直肌切口。

7. 结肠手术   结肠手术多选用旁正中切口。右半结肠手术,多用以脐为中心的右侧腹直肌切口或右腹部旁正中切口;左半结肠手术,多用以脐为中心的左侧腹直肌切口或左腹部旁正中切口;直肠癌根治性手术,多用左下腹旁正中或正中切口。

8. 阑尾手术   一般用右下腹斜切口(McBurney 切口),并可根据压痛最明显处适当移位;而对诊断不明确者,可用右侧腹直肌切口探查。

9. 盆腔脏器手术   探查盆腔脏器可选用下腹正中切口,在某些病例可选用 Joel-Cohen 或 Cherney 切口。

10. 剖腹探查手术   一般可采用正中切口进行。上腹部探查手术多选用上腹正中切口;下腹部探查手术则多选用右下腹旁正中切口。有时可选用右中腹部旁正中切口,即于脐上和脐下各等长的右腹旁正中切口,待探查明确后向上或向下延长切口。

（徐晓波 汤 睿）

参 考 文 献

陈双. 2005. 腹股沟疝外科学. 广州:中山大学出版社.

黄志强. 2005. 外科手术学. 第 3 版. 北京:人民卫生出版社.

马颂章. 2008. 疝和腹壁外科手术图谱. 北京:人民军医出版社.

彭裕文. 2008. 局部解剖学. 第 7 版. 北京:人民卫生出版社.

Netter FH. 2006. Atlas of Human Anatomy. 4th edition. Philadelphia, PA: Saunders.

Nyhus LM, Condon RE. 2001. Hernia(5th edition). Philadelphia: Lippincott William & Wilkins.

Spaw AT, Ennis BW, Spaw LP. 1991. Laparoscopic hernia repair: the anatomic basis. J Laparoendosc Surg, 1(5): 269-277.

Wantz GE. 1991. Atlas of Hernia Surgery. New York: Raven Press.

第三章 复杂腹壁缺损的常见病因

第一节 腹壁切口疝的常见病因

腹壁切口疝(incisional hernia)是指腹腔内脏器或组织经腹壁切口的裂隙突出而形成的疝,是腹壁缺损的最常见病因,是腹部手术后的并发症,其发生率为2%～11%。切口感染后的发生率可更高。腹部切口裂开或裂开后缝合者,其切口疝的发生率可达30%以上。

腹壁切口疝多数发生在手术切口有并发症的患者,如:切口裂开、感染、积液。也有少数患者,手术切口当时无并发症,而在术后较长时间,发现有切口疝。造成切口疝的原因是切口愈合不良,造成腹壁缺损。

造成腹壁切口疝的常见病因主要与机体的全身因素与切口的局部因素有关。

一、全身因素

1. 年龄因素　　老年患者的切口疝发生率远高于青壮年患者。老年人器官和组织均发生退行性变化。腹壁肌肉、腱膜和结缔组织薄弱,局部愈合能力和抵抗腹压增高的能力均下降。年龄越大的患者,相关的病理生理改变越多。约2/3的老年患者伴有心血管系统、内分泌系统和泌尿系统的疾病,甚至有消化系统或神经系统疾病。这些系统的疾病都有可能影响到伤口的愈合。老年人肥胖、营养不良和腹内压增高等因素也会导致切口疝的发生率增高。肥胖不但影响切口的愈合,有时还可造成腹内压增高,造成切口疝易发。老年人易患的一些增高腹内压的疾病,也易引起切口疝的发生,如慢性咳嗽、顽固性便秘、前列腺肥大和腹内巨大肿瘤等。突发性的腹内压增高,如猛烈咳嗽、用力屏气排便等均可导致切口裂开或部分裂开,导致切口疝的形成。

2. 营养状况　　营养不良,如贫血、低蛋白血症、维生素C缺乏、微量元素的缺乏,均可导致切口水肿、缺氧、前胶原蛋白合成不足,使切口或筋膜不愈合,而造成伤口裂开,形成切口疝。手术后,患者必须得到足够的热量供给,这能保证组织代谢中氨基酸的摄入。严重的蛋白质缺乏,尤其是含硫氨基酸(如蛋氨酸、胱氨酸等)缺乏时,肉芽组织及胶原纤维形成不良,使伤口不能良好愈合。维生素C对伤口愈合也很重要。多肽链中的两个主要氨基酸——脯氨酸及赖氨酸,必须经过羟化酶羟化,才能形成前胶原分子,而维生素C具有催化羟化酶的作用。因此维生素C缺乏时,前胶原分子难以形成,从而影响了胶原纤维的形成。同理,成纤维细胞、成骨细胞的生长也必须有维生素C。维生素C缺乏的患者会发生伤口延迟愈合、张力强度降低,进而发生切口裂开等并发症。镁在蛋白质合成中与核蛋白信使RNA的作用密切相关,在伤口愈合的过程中需要镁离子的参与。锌对伤口的愈合也很重要。锌参与细胞内一些氧化酶的构成。手术后伤口愈合延迟的患者,其皮肤中锌的含量比正常人或伤口愈合良好的患者低。此外,手术、创伤及重病患者,尿中锌的排出量也增加,对锌缺乏的患者需要补给锌。但不缺锌的患者无须额外锌的补给。多余的锌对伤口的愈合无进一步的促进作用。

3. **腹内原发病**　　腹内的原发病与切口的愈合和切口疝的形成同样有着密切的关系。腹内恶性肿瘤的患者,因癌肿直接影响消化吸收,导致机体营养状况较差,特别是合并有出血、梗阻、腹水的晚期患者,对患者的全身情况、局部的伤口愈合影响更大,因此老年消化道肿瘤的患者切口并发症的发生率更高。腹内化脓性疾病,如急性坏疽性胆囊炎、急性坏疽性阑尾炎、消化道癌肿穿孔,因切口内细菌繁殖,导致切口感染,发生切口裂开、切口疝的概率较高。

4. **全身性疾病**　　糖尿病患者因免疫功能低下、动脉粥样硬化,使切口愈合延迟,并且切口容易发生感染而具有潜在的发生切口疝的可能。贫血、低蛋白血症、凝血功能障碍、肝功能障碍、黄疸、尿毒症,可因局部供血、供氧能力差,使组织再生能力弱,切口愈合不良而导致切口疝。慢性呼吸道疾病、肺部感染、术后发生呼吸衰竭的患者,因腹内压的增高使切口的张力增高而导致切口疝的形成。

5. **药物和其他**　　肾上腺皮质激素对创伤修复起多方面的不利作用,如炎症反应、吞噬功能、蛋白合成、细胞增生、切口收缩均受到抑制。抗凝药物有可能会导致切口血肿的形成。免疫抑制剂、抗癌药物可抑制细胞增生和蛋白合成,放射线也可抑制细胞增生和引起血管内膜炎,故术前做过化疗或放疗的患者均易导致切口疝等并发症的形成。

二、局部因素

1. **切口选择**　　腹部手术切口有纵形切口、横形切口、斜形切口、字母形切口(如"L"形切口、"T"形切口)等。一个理想的手术切口的基本要求是:① 最易达到病变部位,术野暴露好,操作方便。② 当术前诊断未完全明确时,切口要易于探查,切口的位置和方向要便于延伸或扩大。③ 符合局部解剖和生理特点,减少肌肉、神经、血管等各层组织的损伤,确保切口的良好愈合。④ 进腹和关腹简便、愈合牢固。⑤ 术后切口疼痛、切口裂开、切口疝等并发症少。⑥ 切口愈合后影响外观少。

切口的选择对切口疝和腹壁缺损的形成有着直接的关系。纵形切口比横形或斜形切口更易发生切口疝,下腹切口较上腹切口容易发生切口疝。腹前外侧壁的主要肌肉群为腹直肌、腹外斜肌、腹内斜肌和腹横肌,除位于腹中线二侧的腹直肌外,腹前外侧壁的肌肉均为斜向或横向走行。纵切口切断了横向和斜行的各层肌肉或腱膜组织,也切断了切口附近的血管和神经,使切口附近的肌肉萎缩、抵抗张力的强度减弱。当腹内压增加时,腹壁横向承受的张力较纵向承受的压力大,造成纵切口更容易发生裂开。腹内压力增加时,下腹承受的压力较上腹部高,且下腹腹直肌后鞘不完整,故下腹切口疝的发生率高。

2. **麻醉不全**　　手术过程需要充分的麻醉,以松弛腹壁肌肉,保证手术的顺利进行。手术即将结束时的关腹也需要良好的麻醉效果。如果麻醉效果欠佳,腹壁强行拉拢缝合或缝合时,缝合后有组织的撕裂,都是造成术后腹壁裂开或腹壁缺损的潜在危险因素。全麻或硬膜外麻醉因手术即将结束而不加药物或减少加药都是错误的。

3. **操作技术**　　不严格按照无菌原则进行手术、对可能污染或感染的切口不进行保护或处理、粗糙的操作引起过多的组织损伤或切口内组织的坏死、止血不彻底引起切口内血肿或积液、缝合技术不佳造成愈合不良都可导致切口感染、切口裂开等并发症，最终导致腹壁缺损和切口疝的形成。

缝合技术是防止腹部切口裂开的一个关键因素。在 19 世纪，关腹通常只用一层缝合来完成，这是切口感染、切口裂开和发生切口疝比较常见的原因。腹壁由多层组织组成，整块地缝合使不同组织对合在一起，势必造成愈合不良。从 20 世纪中叶起，这种关腹的技术改良为分层缝合。但仍有采用全层缝合者，认为全层缝合简单、切口内残留异物少、可以降低组织反应和感染、对缝合组织的血运影响较小。笔者认为全层缝合仍可选择性地使用。例如，对于短期内再次由原切口进入的手术，局部组织条件差、层次已不清楚、感染可能较大的手术切口仍可采用全层缝合。此外，缝合时的边距和针距及缝线打结收紧的程度都是缝合时的细节，但对切口的愈合也起着重要的作用。边距一般在 1～3 cm，针距在 1～2 cm，打结时使两切缘组织对合后再略收紧即可。缝合过紧过密，缝线易切割筋膜，并造成局部组织愈合不良。如缝合过于稀疏，大网膜等组织可能从针脚中突出，造成组织愈合不良，甚至导致小肠从其间突出。稀疏的缝合也可使各层组织对合不严密，局部形成死腔，而导致切口的感染和裂开。减张缝合是在正常关闭切口后再进行的大块缝合法，使原各层缝合线所受的张力降低，有明显的预防切口裂开的作用。但也有反对者认为减张缝合虽有防止内脏膨出的作用，但无防止切口裂开的作用，减张缝合还会给患者带来更多的切口疼痛。因此，反对过多地应用减张缝合。

4. 切口裂开　　腹部手术后切口裂开和内脏脱出是严重的并发症。有人形象地称其为腹部崩裂。切口裂开可发生于术后早期或晚期。可分为完全裂开和不完全裂开。早期的裂开通常发生在术后 2 周内。晚期的裂开可发生在术后数月，往往为不完全裂开。小的部分裂开可无症状。手术切口裂开后如采用保守治疗，往往发展为切口疝或腹壁缺损。即使及时做切口的全层重新缝合，仍有部分病例发展为切口疝。

切口裂开的全身因素与肥胖、营养不良、贫血、低蛋白血症、糖尿病、黄疸、尿毒症、低氧血症等相关。应用类固醇药物、抗凝药物和细胞毒性药物会影响伤口的愈合。切口裂开的局部原因往往为缝合本身的技术问题。术后腹压的升高，尤其是突然的升高往往是引起切口裂开的直接诱因。例如频繁的呕吐和咳嗽、术后并发肠梗阻（包括机械性肠梗阻和麻痹性肠梗阻）以及术后腹水、排便和排尿困难等，均可成为切口裂开的诱发因素。

5. 切口感染和经切口放置引流　　切口感染是切口疝发生的主要原因。感染后的切口虽经引流和换药后治愈，但往往已留有不同程度的腹壁缺损。二期愈合的伤口往往瘢痕组织多，局部的抗张力强度降低。切口感染后愈合的切口，其切口疝发生率是一期愈合伤口的 10 倍。腹部手术后如需进行腹腔引流，引流管建议另戳窗引出，从切口引出的引流管易引起局部切口的感染和缺损，是以后造成切口疝的重要原因。

第二节　腹壁其他缺损的常见病因

各种形式的切口疝、腹股沟斜疝、腹股沟直疝、股疝、脐疝、造口疝、白线疝、半月线疝等均会造成腹壁缺损。这些缺损需要通过手术进行修补，以避免腹腔内容物的突出造成腹腔内容物的嵌顿或坏死。此外，腹壁的肿瘤性疾病、炎症性疾病、先天缺损性疾病和腹壁的创伤也能造成腹壁的缺损。这些缺损或是由于疾病本身造成,或是对这些疾病进行手术切除或治疗后产生。对由这些疾病造成的腹壁缺损,临床上也需加以手术修复和治疗。

一、腹壁肿瘤
(一)腹壁的良性肿瘤

腹壁的良性肿瘤有生长于皮肤及皮肤附属器的皮脂腺瘤、表皮囊肿和皮样囊肿等,有生长于各层组织的脂肪瘤、神经纤维瘤、血管性肿瘤和淋巴管瘤等。腹壁硬纤维瘤具有局部侵袭性和破坏性,而且易复发,但不发生转移,一般视其为交界性肿瘤。腹壁良性肿瘤具包膜或边界清楚,切除后一般能进行组织的缝合。但如肿瘤大,生长于多层组织,切除后也可能造成腹壁缺损。

1. 皮肤及附属器良性肿瘤　　表皮囊肿(epidermal cyst)是一种真皮内含有角质的囊肿。多因外伤使表皮植入真皮或皮下组织而致。表皮囊肿的囊壁为上皮结构,易发生在暴露部位,腹壁皮肤也可见,大小为数毫米到数厘米。

皮样囊肿(dermoid cyst)是由于胚胎时期上皮残留而致。是位于皮下层的囊性肿块,与皮肤不粘连,与基底组织粘连。囊壁除表皮细胞外,可包含有汗腺、毛囊、皮脂腺等。囊腔内存上皮细胞、毛发和皮脂。可以发生恶变。

2. 脂肪瘤(lipoma)　　脂肪瘤由脂肪细胞和少量纤维、血管组成。脂肪瘤中如混有较多的其他组织成分,则可称为血管脂肪瘤、纤维脂肪瘤、血管平滑肌脂肪瘤等。脂肪瘤最多见于皮下组织内,也可位于肌肉或肌肉间隙内,也常见于后腹壁腹膜后深层组织内。腹壁也是脂肪瘤的好发部位。位于腹壁皮下组织内的脂肪瘤一般较小,大小为数毫米到数厘米,也有大到数十厘米,质软,边界清楚,可推动,有时可呈分叶状,与皮肤和周围组织无粘连。

位于肌肉或肌间隙中的脂肪瘤不易发现,到发现时已经较大。脂肪瘤可以恶变。位于皮下组织的脂肪瘤切除后往往不会造成显著腹壁缺损。位于肌肉或肌间隙内的巨大脂肪瘤,由于对周围肌肉组织的压迫和推移,在切除后可能造成腹壁的薄弱和缺损。脂肪瘤如切除不彻底,也易造成复发。

3. 神经纤维瘤(neurofibroma)　　来源于神经鞘细胞或神经内、外膜的结缔组织,位于皮肤及皮下组织内,腹壁也是其好发部位。肿块位于皮肤,往往可见隆起肿块;位于皮下者,也易触摸到,呈圆形、椭圆形或梭形,质地较硬,数毫米到数厘米大小。

多发性神经纤维瘤称神经纤维瘤病(neurofibromatosis),数目从数个到数十个,偶尔可见成百上千、难以计数的病例。小的数毫米,大的数十厘米。对于神经纤维瘤病,目前无新的治疗方法。手术仅限于明确病理和切除个别巨大的影响功能和外观的肿瘤组织。

4. 腹壁血管肿瘤　　腹壁血管肿瘤有先天性和后天性,有良性和恶性,有仅侵及皮肤及侵及腹壁各层组织。

常见良性腹壁血管肿瘤包括毛细血管瘤、海绵状血管瘤和混合性血管瘤。

(1)毛细血管瘤(capillary hemangioma)生长于真皮层内,其病理示真皮内有成熟的内皮细胞组织型毛细血管。有先天性,亦有成年后出现的。表现为皮肤上鲜红、涤红或暗红色的斑点或斑块,平或略高于皮肤。一般数毫米大小,偶有数厘米或十余厘米大小的斑块。小的无须治疗。稍大者可作冷冻治疗、硬化剂注射、放疗或激光治疗,也可手术切除。

(2) 海绵状血管瘤(cavernous hemangioma)由充满血液的静脉窦形成,腔壁上衬有内皮细胞层。可生长于机体的任何部位,如头面颈部、胸部、腹壁,以及肝、脾、胃肠道和骨骼等。生长于腹壁的海绵状血管瘤可侵及腹壁各层组织。瘤体大者可破坏腹壁的正常组织。瘤体侵及腹壁浅层时可触及肿块,形状不规则,柔软如海绵状,压迫可使瘤体减小,边界不清,无血管搏动,听诊无杂音,用针穿刺,可能抽得少量血液,表面皮肤色泽正常或呈暗蓝色。

在瘤体有迅速增长趋势时,可用皮质激素抑制其快速增长。激光治疗是一种临床上常用的治疗方法。手术治疗难易不一。对于比较局限的胶型血管瘤,手术较容易,效果也较好。有些海绵状血管瘤有完整的包膜,易与周围组织分离。对于范围较大、无明显界限,尤其是深入腹壁肌肉及深层组织的海绵状血管瘤,手术往往十分困难,手术的并发症主要是术中的大出血和术中、术后诱发的 DIC。腹壁海绵状血管瘤切除后,往往会造成局部腹壁的薄弱和缺损,需同时修复。

(3) 混合性血管瘤(mixed hemangioma)是毛细血管瘤和海绵状血管瘤的混合体,可生长于腹壁及身体任何部位。通常皮肤内为毛细血管瘤,而深层为海绵状血管瘤。初起时,皮肤表面表现为毛细血管瘤,往往出生时已发现,但可以突然生长迅速,往往数周内生长到很大体积,可累及腹壁各层组织,也可破溃、出血、感染、坏死。

激素治疗可应用在瘤体迅速增长时,可抑制其生长。也可在手术前应用,使瘤体缩小后再手术。激光治疗、冷冻治疗、硬化剂注射均可选择性应用。手术切除也是常用的治疗方法。手术切除后可能造成腹壁缺损,需同时做手术修复。

5. 腹壁淋巴管瘤　　淋巴管瘤(lymphangioma)是淋巴管的先天性发育畸形。发生率远较血管瘤低,约为血管瘤的 1/4。可发生于腹壁及全身各处。按组织结构可分为毛细淋巴管瘤、海绵状淋巴管瘤和囊状淋巴管瘤。

(1) 毛细淋巴管瘤生长于皮肤和皮下组织内,表面呈颗粒水泡样,数毫米大小,水泡面皮肤正常,挑破有黏稠淋巴液流出,成片生长。可激光和冷冻治疗,也可手术治疗。

(2) 囊状淋巴管瘤又称水瘤(cystic hygroma),由单个或多个大小不等但相互交通的淋巴囊腔构成。颈部、腋下、腹股沟部多见,也可位于腹壁。数厘米到十多厘米大小,与皮肤无粘连,位于体表,触之为囊性肿块,B 超和 CT 易诊断为囊性肿块。

上述两种淋巴管瘤手术治疗往往并不会造成严重腹壁缺损。

(3) 海绵状淋巴管瘤多见于颈部、四肢、腋窝部,也可见于腹壁、躯干。位于腹壁者,可侵及皮肤、皮下组织和肌肉等深层组织。结构如海绵,内含淋巴液。表现为不规则的软组织肿块,皮肤色泽正常,触之有皮肤增厚感,无压痛,但按压后肿块可缩小。病变范围大时,切除后可造成明显的腹壁缺损。

6. 腹壁硬纤维瘤(abdominal wall desmoid tumor)　　硬纤维瘤(desmoid tumor)可以发生在身体的任何部位。但以腹壁的发生率最高。该病在组织学上无恶性特征,临床上无转移现象,但在局部呈浸润性生长,对局部组织具破坏性。手术后复发率高。1838年,Müller 首次以硬纤维瘤命名该病后,一直视其为良性肿瘤。1950 年,Wills 提出交界性肿瘤的概念后,越来越多的学者视其为交界性肿瘤。1994 年,WHO 将其命名为分化的成纤维细胞肿瘤,介于良性的成纤维细胞瘤和纤维肉瘤之间。

　　该病的发病机制尚不明了。但临床显示,绝大多数的腹壁硬纤维瘤具有腹壁损伤史,或妊娠、分娩史,或手术外伤史。近年的一些临床观察和研究表明,该病和内分泌失调及遗传因素也有一定的关系。

　　临床表现为腹壁肿块,边界不清,质硬,一般无压痛,不可推动或活动性小。由于肿块无临床症状且生长缓慢,往往就诊时已发现肿块较大。少数病例可发展为巨大腹壁肿块。

　　虽然手术后有较高的复发率(复发率30%～50%),但手术切除仍为治疗该病的有效方法。多数学者认为手术时切除不彻底是导致术后复发率高的主要原因。手术时要求切缘距肿瘤3 cm,术中应常规作切缘的冰冻切片,以保证切缘阴性。腹壁硬纤维瘤切除后势必造成腹壁缺损,尤其是巨大的腹壁硬纤维瘤切除后。缺损的腹壁可用人工合成补片结合带蒂肌皮瓣或游离肌皮瓣来进行修复。

　　放射治疗对腹壁硬纤维瘤有一定的疗效。可应用在广泛浸润腹壁而无法手术的患者;或肿瘤较大,为减低复发率而作为术前术后的辅助治疗;或手术没能完全切除的患者。内分泌治疗和化疗也可选择性地使用。

(二) 腹壁的恶性肿瘤

　　腹壁的恶性肿瘤包括原发于腹壁各层组织的恶性肿瘤和腹壁的转移性或种植性肿瘤及原发于腹腔的侵及腹膜和腹壁的肿瘤。对于原发于腹壁各层组织的恶性肿瘤,均应手术治疗。对于转移性、种植性肿瘤和原发于腹腔而侵及腹壁的肿瘤,是否要手术治疗,要视原发病情况来决定。

　　1. 腹壁皮肤及附属器的恶性肿瘤　　汗腺癌(sweat gland adenocarcinoma)来自汗腺,可发生于全身汗腺分布处,腹壁汗腺也可发生。表现为凸出皮肤表面的结节。癌细胞分化较好,呈低度或中度恶性,浸润性生长,可发生淋巴或血行转移。手术应行局部的扩大切除和区域淋巴结清扫。

　　皮脂腺癌(sebaceous gland carcinoma)来源于皮脂腺细胞的恶性肿瘤,可发生于腹壁皮脂腺和全身其他部位。表现为凸出皮肤的结节或肿块。分化程度低,呈浸润性生长,可发生转移。手术应作局部的扩大切除。

　　2. 腹壁血管恶性肿瘤　　血管内皮瘤(hemangioendothelioma)来源于血管内皮细胞,可生长于全身的皮肤和皮下组织,亦可见于胃肠道等内脏器官。瘤体可从数毫米到10 cm,呈深红或暗红色,质软到中。瘤体可生长迅速,周围可有小卫星结节,瘤体表面也可破溃糜烂。早期发现切除,预后良好;晚期病例,已有转移者,预后差。除手术外,也可实施放疗等治疗。

　　血管外皮瘤(hemangiopericytoma)来源于毛细血管外皮细胞,可生长于身体任何部位。生长在腹壁时,以生长在腹壁皮下组织中为多。表现为腹壁皮下肿块,边缘清晰,有包膜,瘤体大小不等。由于临床无特征性表现,易于误诊为非血管源性肿瘤。血管外皮细胞瘤恶性程度低,在发生转移前切除,疗效较好。术后辅以放疗和化疗,有助于提高生存率。

　　3. 腹壁淋巴管肉瘤　　淋巴管肉瘤(lymphangiosarcoma)来源于淋巴管,恶性程度高。表现为暗红色或深紫色结节,皮肤角化、水肿,可有糜烂、感染和出血,易发生淋巴转移或血行转移。可行手术治疗结合放疗、化疗。预后较差。

4．腹壁纤维肉瘤　　纤维肉瘤（fibrosarcoma）来源于纤维组织，是一种常见的恶性肿瘤。好发于头、颈、四肢、躯干和后腹膜，也可见于腹壁，但少见。腹壁纤维肉瘤表现为位于腹壁内的圆形、椭圆形或分叶状肿块，多为单发，质地中等偏硬，可以被推动。晚期可形成较大肿块，可穿透皮肤形成溃烂、出血和感染。早中期患者做局部扩大切除，有淋巴转移时加做区域淋巴结清扫。腹壁纤维肉瘤亦可行放疗和化疗，但敏感性差，疗效不佳。

5．腹壁转移性肿瘤　　腹壁转移癌，可来自以下途径：从淋巴或血行转移；腹内脏器的肿瘤穿透浆膜、浸润侵犯腹壁；手术中不注意保护切口，肿瘤细胞种植于腹壁；或腹腔镜肿瘤手术时，器械进出腹壁窦道造成腹壁种植。临床表现为腹壁质硬结节或不规则的肿块，B超显示肿块边界多模糊不规则，肿瘤内呈均匀或不规则的低回声区。

腹壁转移癌是否手术切除，取决于原发肿瘤和身体其他部位的转移情况。腹腔脏器肿瘤侵犯腹壁，如原发灶能切除，应同时切除腹壁浸润病灶。手术引起的腹壁种植，经检查腹腔脏器无复发的，也应手术切除。对由淋巴或血行转移而来的肿瘤，往往身体其他部位也有转移，一般易采用放疗或化疗进行治疗。转移性肿瘤切除后，常造成腹壁的巨大缺损，需同时进行缺损的修复。

6．腹膜癌　　腹膜癌（peritoneum carcinoma）是指原发于腹膜，其组织形态如卵巢浆液乳头状癌，而卵巢本身正常或仅其浅表受累的癌。Kannerstein 称其为"原发性腹膜乳头浆液性癌"。本病以老年妇女易得，发病并非罕见。以前常以卵巢癌腹腔广泛转移而误诊。

本病早期常无症状，当肿瘤长大并累及其他器官时才出现症状。腹痛、腹胀、腹块和腹水是其晚期表现。美国妇科肿瘤学组（GOG）制定的诊断标准为：① 两侧卵巢必须为正常生理大小。② 卵巢外的病灶体积必须大于双侧卵巢受累病灶。③ 镜下卵巢病变必须有其下之一：卵巢无病灶存在，肿瘤仅限于卵巢表面，无间质浸润；卵巢表面受累或其间质受累，间质受累必须在 5 mm×5 mm 以内；肿瘤的组织学和细胞学特征必须是浆液性为主。

本病能切除者，仍以手术为主，强调需同时做双侧卵巢切除，所造成的腹壁缺损应修复。

二、腹壁损伤

腹壁损伤（injury of abdominal wall）无论在战时或平时，都是常见的创伤。战时多为爆炸伤和弹片伤，可以造成腹壁的缺损，甚至是严重缺损。平时的腹壁损伤可由交通事故、灾难事故、工伤、锐器或钝器的损伤造成。腹壁损伤往往伴随内脏的损伤，往往在重要脏器手术治疗后才进行腹壁修复。腹壁损伤的处理包括急诊处理和择期缺损修复。

1．腹壁开放性损伤　　是指腹腔有与外界相通伤口的损伤。

（1）腹壁的刺伤：由锐器刺入腹壁或腹腔造成，如刀、竹竿、钢筋等刺入。这种损伤的伤口小，不会造成腹壁缺损，但可能造成污染和腹内脏器的穿透伤。这类伤口需做清创，防止缝合后的感染。

（2）腹壁的切割伤：由锐器（刀、斧）切割腹壁造成，腹壁可部分或全层被切开。伤口可以很长，腹内脏器可能有严重损伤。这类伤口清创后缝合，术后可能造成伤口的感染、裂开,可能造成切口疝和腹壁的缺损。

（3）腹壁撕裂伤：由钝性暴力作用于腹壁造成,如撞击伤、碾轧伤。往往造成腹壁的严重损伤,部分或全层的腹壁撕裂。伤愈后可造成腹壁的严重缺损。也往往伴有腹腔脏器的严重损伤。

（4）腹壁的火器伤：包括弹片、弹栓和爆炸造成的损伤。对腹壁和腹腔脏器造成严重损伤,给处理造成困难。

2. 腹壁闭合性损伤　　指腹腔无与外界相通伤口的损伤。

（1）腹壁的挫伤：根据所受暴力的大小,受伤的程度差异很大。严重者可造成腹壁肌肉的大面积撕裂和腹壁内大血肿,也可造成腹内脏器的严重损伤。创伤时,可能无需对腹壁进行急症处理,但伤口愈合后,往往发现腹壁有薄弱区,需进行修复。

（2）腹壁挤压伤：指的是腹壁受到外力长时间的挤压（如房屋倒塌后腹部受到长达数小时的挤压）会使腹内脏器受损,同时腹壁软组织受到严重创伤。挤压可造成局部缺血,挤压解除后局部的肿胀又加重了组织缺血,最终导致组织细胞的变性坏死和血管内的血栓形成。大量的细胞分解产物吸收后会造成急性肾衰,导致挤压综合征。软组织的变性坏死可造成腹壁的薄弱和缺损。

3. 腹直肌自发性破裂和腹直肌鞘内出血　　腹直肌自发性破裂多见于孕妇,尤其是经产妇。病理原因是妊娠尤其是多次妊娠后造成腹直肌肌纤维变性。怀孕时,腹直肌肌纤维被拉长并张力升高,在咳嗽、呕吐、腹压突然升高时造成腹直肌破裂。

临床上表现为突然发病,下腹剧烈疼痛,辗转不安。体检在下腹腹直肌部位压痛明显,有肌紧张,可触及边界不清的包块。

腹直肌鞘内出血易发生在下腹部。腹直肌鞘由腹部三层阔肌的腱膜包绕腹直肌形成。腹内斜肌腱膜分为前后两片,分别包绕腹直肌的前、后面。腹外斜肌腱膜和腹内斜肌腱膜的前片构成腹直肌的前鞘;腹内斜肌腱膜的后片与腹横肌腱膜构成腹直肌的后鞘。但在脐下 5 cm 处开始,腹直肌后鞘缺如。后鞘的游离缘称为半月线。腹壁下动脉和腹壁下静脉在此处以下行走于腹横筋膜和腹膜之间,至半月线处进入后鞘而行走于腹直肌深面。由于在半月线以下缺乏保护,当突然咳嗽、呕吐或腹直肌强烈收缩时,即发生腹直肌鞘内出血。表现为突然的下腹疼痛,恶心、呕吐和局限于一侧腹直肌的包块。

对于腹直肌自发性破裂可行手术治疗,清除积血,清洗后缝合断裂的肌肉。腹直肌鞘内出血,如诊断明确,抽去部分积血后可行保守治疗。诊断不明确或血肿大时,可手术清除积血和结扎出血的血管。

三、腹壁的感染性疾病

疖、痈等是腹壁的感染性疾病。但因病变范围小,仅累及腹壁浅层,一般不会造成腹壁的缺损。最易造成腹壁缺损的感染性疾病是手术后的切口感染。腹壁的蜂窝组织炎、坏死性筋膜炎,因病变范围大,侵及腹壁深层,愈合后也可能造成腹壁缺损。

(一) 切口感染

1. 病因　　不同类别的手术切口有不同的感染发生率。1964 年,美国 National Research Council 根据切口情况提出以下分类：① 清洁切口（clean wound）：手术区域无炎症,也未进入消化道、呼吸道、泌尿道和生殖道的手术切口。② 清洁-污染切口(clean contaminated wound):手术进入呼吸、消化或泌尿生殖道但无明显污染的切口。③ 污染切口(contaminated wound):新鲜开放性创伤手术、手术进入急性炎症但未化脓区域、胃肠道内容物有明显溢出污染或术中无菌技术有明显缺陷者。④ 污秽-感染切口(dirty wound):有失活组织的陈旧创伤手术或已有临床感染或脏器穿孔的手术。以上切口也可对应命名为Ⅰ、Ⅱ、Ⅲ、Ⅳ类切口。从国内外大量的报道看,不同类别的切口感染率大致波动在如下水平:Ⅰ类切口感染率为 1.5%~5%,Ⅱ类切口感染率为 7.5%~10%,Ⅲ类切口 15%~20%,Ⅳ类切口可达 50% 以上。

影响切口感染的因素有:① 局部因素:切口内的死腔、血肿、坏死组织、异物都是造成切口感染的原因。进腹时粗暴的操作,过多的钝性分离,逐层进腹时切口的参差不齐,过多、过大的使用电凝电灼,都会造成组织的过度损伤,使切口内的失活组织增多。关腹时的不严密造成切口内死腔、积液、血肿。过多的结扎线头和多股丝线往往使细菌隐藏其间。局部充足的血液循环是组织抗感染能力的保证,切口缝合过密、过紧,均能影响血液循环而增加感染的机会。② 全身因素:人体防御功能的降低会增加切口感染的机会。降低人体免疫功能和防御机制的因素有:老年患者机体免疫功能衰退,对细菌侵入的炎性反应能力下降,患有动脉粥样硬化,影响切口的血液循环。中晚期癌症患者和重病患者往往有低蛋白血症和贫血,直接影响伤口的愈合和易发感染。一些代谢性疾病患者,如糖尿病、肝功能不全、肾衰患者的切口感染率升高。进行放疗、化疗后的患者,免疫功能受到影响,白细胞不仅数量减少,质亦发生变化,也使切口的感染率升高。长期应用皮质激素的患者,免疫功能明显降低。③ 致病菌的毒力和数量:细菌的毒力大小决定于细菌的种类、菌株、数量、繁殖的速度和毒素的性质。金黄色葡萄球菌是切口感染的常见菌种,存在于皮肤表面,尤其是隐藏在脐、腹股沟和会阴。不当的备皮和消毒可使细菌残留,手术室环境、空气和手术器械的消毒不完全都会增加感染率。胆道、消化道存在的大肠杆菌、链球菌、铜绿假单胞菌也是切口感染的常见菌种。院内感染的菌种往往是耐药菌株,给治疗带来困难。实验证明,每克组织的细菌数量大于 10^6 即发生感染,大于 $2×10^6$ 易引起化脓性感染。细菌和新鲜组织接触的时间越长,定植和繁殖的细菌数量越多,感染的机会也越大。

2. 预防和治疗   切口感染使治疗时间延长,增加住院日,增加费用,增加患者的痛苦,愈合后局部形成瘢痕,造成患者的心理负担。有些患者还需再次手术,或演变为慢性感染,形成窦道,造成腹壁缺损和切口疝。切口感染是外科手术后的常见并发症,外科医师应对这一并发症引起足够的重视。

预防切口感染的措施有:

(1)患者手术前准备:积极改善患者的全身情况,纠正水、电解质和酸碱失衡,纠正贫血和低蛋白血症。积极治疗已有的感染和合并症,治疗呼吸道疾病,控制糖尿病,改善肝功能,改善氮质血症。正确进行手术区的皮肤准备。手术区剃毛会造成皮肤的微小创伤,甚至是肉眼可见的划伤,增加切口的感染率。因此在毛发稀少的部位如颈部、胸部、上腹部,不必常规剃毛。剃毛时要防止皮肤的损伤,剃毛时间离手术时间宜短。

(2)手术中、手术后处理:手术中维持患者的良好状况,防止血压过度波动,避免缺氧和减少失血,减少手术和麻醉带给患者的创伤。对糖尿病患者,术中、术后严密监测血糖,合理使用胰岛素,维持血糖接近正常水平。手术中严格按外科原则,进行无菌操作。切口有污染者,关腹时注意冲洗切口。选择性切口内放置引流条或引流管。用合成的可吸收线缝合污染伤口可降低感染率。

(3) 合理地预防性应用抗生素:预防性应用抗生素,对降低术后切口感染率还是必要的。但滥用或过度使用抗生素会产生药物副反应,也会造成二重感染。对于清洁切口的大手术,污染或感染切口的手术都应预防性应用抗生素。使用人工材料植入和感染高危患者也应使用抗生素。预防性地应用抗生素应在术中静脉使用,这样在细菌污染手术野时,组织内流出的血液和组织液中高浓度的抗生素才能充分发挥杀菌作用。使用中还需注意药物的半衰期,及时补充用药,使整个手术过程能维持抗生素的有效浓度。

术后要密切注意伤口的愈合情况,尤其是存在容易引起伤口感染的那些患者。术后2～3 d,患者仍感伤口疼痛剧烈,或是疼痛较前加重,体温不降或反而升高。在警惕腹内并发症的同时,也要注意是伤口感染的征兆。检查伤口可见切口红肿、变硬、压痛明显,在5～7 d往往形成脓液,按压可有波动,穿刺或拆除1～2针缝线,往往可见脓液流出。深层感染,可无波动感,但全身症状明显,如高热、脉速、白细胞计数升高明显,穿刺可抽到脓液。

早期发现切口有感染征兆时,积极的治疗往往可使炎症消退,而避免形成化脓。加强有效抗生素的使用,并在局部采用理疗、红外线照射、酒精纱布外敷等,对早期感染的控制都是有效的。一旦发现伤口已化脓感染,要尽早充分引流、清除坏死组织和线头,待创面干净后二期缝合。

(二) 腹壁蜂窝组织炎

腹壁蜂窝组织炎是指发生在腹壁疏松结缔组织内的化脓性感染。如皮下脂肪组织,筋膜下、肌肉间的疏松结缔组织的化脓性感染。病变一般不侵犯筋膜、肌肉组织。由于病变范围广、扩散快,除局部有明显感染表现外,全身中毒症状严重,严重者可发生脓毒血症、感染性休克、DIC、多器官功能衰竭,甚至死亡。腹壁蜂窝组织炎虽不侵犯肌肉和筋膜,但如范围广泛、组织坏死多、也可造成腹壁薄弱或缺损发生。

【临床表现】 患者多有腹壁的外伤、手术史,或以皮肤表面挫伤感染或小脓肿开始。表现为局部的皮肤发红疼痛,病变可很快的扩展,大面积的皮肤发红和局部肿胀,边界不清,进一步发展,脓液形成,可有波动感,穿刺抽到脓液。全身症状随局部病变范围加大而加重,有发热,体温往往较高,可达 39～40℃,可有畏寒、寒战、头痛、恶心、全身不适等。治疗不及时和感染严重可继发休克、DIC、多器官功能衰竭和死亡。

(三) 腹壁坏死性筋膜炎

腹壁坏死性筋膜炎(necrotizing fascitis of abdominal wall)是发生在腹壁的一种可引起组织坏死的急性软组织感染,主要累及腹壁的深浅层筋膜,也可侵及皮肤,但早期多不累及肌肉,感染后期可累及肌肉组织。疾病往往因皮肤有破损、擦伤、外伤或手术后,或虫咬伤、疖、痈感染后,病原菌即从这些皮肤的创面进入。感染的病原菌可以是金黄色葡萄球菌、链球菌、大肠杆菌、铜绿假单胞菌、变形杆菌,也可由厌氧杆菌引起。往往是两种以上细菌的混合感染。当机体的免疫功能和防御机制下降时,更易发病。如慢性代谢性疾病(糖尿病、慢性肝病、肾衰),恶性肿瘤,白血病,艾滋病,化疗、放疗期间和期后,长期应用激素和免疫抑制剂,贫血,低蛋白血症,营养不良等。

【临床表现】　手术或皮肤损伤后数小时到数天后发病。伤口周围突发疼痛,局部红肿、触痛,软组织肿块,受累范围逐渐扩大,继之皮肤出现瘀斑、苍白,逐渐发展到坏死。穿刺或切开创口,可见混有坏死组织的咖啡样液体或脓液流出,味臭。严重的腹壁坏死性筋膜炎会由于大范围组织的坏死导致腹壁缺损的发生。患者全身中毒症状明显,可有高热、寒战,体温可高达 39~41℃。治疗不及时或不能控制时,很快出现中毒性休克、DIC 和多器官功能衰竭。病死率可高达 20% 以上,必须及早清创治疗。

(龚鼎铨)

参 考 文 献

秦环龙,杨建军.2006.换药与切口感染.中国实用外科杂志,26(1):36-37.

Breuing K,Butler CE,Ferzoco FS,et al. 2010. Incisional ventral hernias:review of the literature and recommendations regarding the grading and technique of repair. Surgery,148(3):544-558.

Dan H,Shell IV,Jorge D,et al. 2008. Open repair of ventral incisional hernias. Surg Clin N Am,88(1):61-83.

de Vries Reilingh TS,van Goor H,et al. 2007. Repair of giant midline abdominal wall hernias:"Components separation technique" versus prosthetic repair:Interim analysis of a randomized controlled trial. World J Surg,31:756-763.

Hart D,Postlethwait RW,Brown IW Jr,et al. 1968. Postoperative wound infections:a further report on ultraviolet irradiation with comments on the recent (1964) national research council cooperative study report. Ann Surg,167(5):728-743.

Kingsnorth A. 2006. The manage of incisional hernia. Am R Coll Surg Engl,88(2):252-260.

Sabbagh C,Dumont F,Robert B,et al. 2011. Peritoneal volume is predictive of tension-free facia closure of large incisional hernias with loss of domain:a prospective study. Hernia,15(4):559-565.

Shankaran V,Daniel J,Weber BS,et al. 2011. A review of available prosthetics for ventral hernia repair. Ann Surg,253(1):16-26.

Smart NT,Marshall M,Daniels IR. 2012. Biological meshes:A review of their use in abdominal wall hernia repairs. Surgeon,12(13):159-171.

第四章 腹壁缺损手术的麻醉

第一节 切口疝与腹壁缺损的病情特点与麻醉要求

一、切口疝的病情特点及麻醉要求

（1）腹壁切口疝的成因是各种原因造成的切口愈合不良和腹壁缺损，尤其是伴有贫血、低蛋白血症、高龄、肥胖、糖尿病、心脏病、慢性支气管炎、尿路梗阻或腹水的患者，围术期应改善营养状况，治疗和控制引起腹内压增高的疾病，消除促发疝的因素。

（2）手术需再次剖腹进入腹腔，局部组织多与腹膜及肠管粘连，在粘连分离和探查过程中，内脏牵拉反应严重，易发生腹肌紧张、鼓肠、恶心呕吐和膈肌抽动，可能影响手术操作并导致血流动力学剧变和患者痛苦。因此，良好的肌肉松弛是腹壁切口疝修补手术中麻醉不可忽视的问题。随着修补材料的不断更新，腹壁切口疝修补术发展迅速。近年，腹腔镜切口疝修补术逐渐受到大家的关注。腹腔镜切口疝修补术创伤小，避免再一次破坏原已薄弱的腹壁，从内而外修补符合力学原理，是目前较为合理的切口疝修补方式。现在腹腔镜手术大多采用全身麻醉，气管插管可以保证气道通畅，供养充足，CO_2 排出完全，镇痛效果满意，术中管理容易。近年，硬膜外麻醉复合全麻多被采用，研究显示硬膜外麻醉复合全麻较单独应用全麻对术中的管理及术后疼痛的缓解更加有利。

（3）巨大切口疝患者腹腔内部分脏器长期脱入腹壁外的疝囊内，患者行动受阻碍，可造成心肺功能下降。手术将疝囊内脏器还纳入腹腔可能造成腹内压的急剧上升，引起术中、术后的呼吸循环功能紊乱。所以术前全面评估患者心肺功能，加强呼吸锻炼，术中注意循环呼吸监测及管理，术后必要时予以呼吸支持。

（4）全身麻醉是大多数情况下选择的麻醉方式，特别是绞窄性疝及大的切口疝。麻醉诱导和维持应选用起效快、维持时间短、苏醒迅速平稳、对循环影响轻的药物，如异丙酚、异氟醚、七氟醚等。可考虑用喉罩或在深麻醉下拔管以减少苏醒期咳嗽，避免增加修补疝的张力。

（5）对有严重心血管及呼吸系统疾病的患者应在术后进行镇痛治疗。使用术后镇痛技术可以明显减轻术后疼痛的程度及减少不良并发症的发生。术后镇痛可选择硬膜外镇痛或静脉镇痛。

二、腹壁缺损的病情特点及麻醉要求

造成腹壁缺损的原因主要有先天性疾病、感染性疾病、肿瘤及外伤等。腹壁自身疾病引起的缺损往往发生在手术切除病灶后，有时也有急性发病的。而外伤引起的腹壁缺损，多由刀刃、火器致伤，少数由生物学原因或物理性、化学性及其他原因所致。本节中主要介绍的是创伤性腹壁缺损的病情特点及麻醉要求。

（1）发病急、病情复杂，麻醉前准备时间紧，难以做到全面检查和充分准备。麻醉危险性、意外发生率及麻醉后、手术后并发症均较择期手术高。

（2）如合并内脏创伤可继发感染或出血性休克，患者必须施行综合治疗，待休克改善后再行麻醉。但有时由于病情发展迅速，应考虑在治疗休克的同时进行紧急麻醉和手术。

（3）患者不能耐受深麻醉且麻醉药作用时间明显延长。选用合适的麻醉药并掌握麻醉药的用量是非常重要的。浅全身麻醉，配合肌肉松弛剂，能得到较好麻醉效果。

（4）饱胃患者比例大。严重创伤患者胃肠道多处于充满状态，镇痛药和机械性刺激可引起呕吐、误吸，严重威胁患者安全。此类患者的麻醉处理，必须做到确保消化道与呼吸道隔绝，并要维持到术后患者完全清醒时为止，以策安全。

（5）患者疼痛剧烈一般难以配合局部或椎管内麻醉。选用全身麻醉时以气管内插管为宜，它可保证充分氧供，有利于对呼吸进行控制，并能使麻醉医师有更多时间处理循环方面的问题。

（6）感染或肿瘤等病因引起的腹壁缺损往往病程较长，患者全身情况较差，若缺损较大还需做皮瓣修复处理，因而一般选择全身麻醉较为适宜。

第二节　术前评估与准备

一、术前评估

1. 全身状况

（1）切口疝（尤其是巨大切口疝）患者往往伴有全身性疾病，临床查体及实验室检查对心血管、呼吸系统、肝肾功能予以全面评估。根据患者病理生理改变以及伴随疾病的不同，积极调整治疗，以改善全身状况，提高对手术和麻醉的耐受性。手术常为择期手术，因而须等患者一般状况调整至较好水平时手术为宜。

（2）对于创伤性腹壁损伤患者，麻醉医师必须抓紧时间进行病情严重程度的评估，并仔细了解各系统与器官的功能状态。重点掌握全身状况、神志、体温、循环、呼吸、肝及肾功能，追问既往病史、麻醉手术史、药物过敏史、禁食或禁饮时间。根据检查，选定麻醉方法和用药，对饱胃的患者要防止呕吐、误吸等意外发生，并做好相关应急措施。对于并存血容量不足、脱水、血液浓缩、电解质及酸碱失衡或严重合并疾病进行重点处理或纠正。

对患者全身情况的评估可参照美国麻醉医师协会（ASA）根据患者全身情况进行的病情评估分级。ASA Ⅰ级：患者心、肺、肝、肾、脑、内分泌等重要器官无器质性病变；Ⅱ级：有轻度系统性疾病，但处于功能代偿阶段；Ⅲ级：有明显系统性疾病，功能处于早期失代偿阶段；Ⅳ级：有严重系统性疾病，功能处于失代偿阶段；Ⅴ级：无论手术与否，均难以挽救患者的生命。ASA Ⅰ～Ⅱ级患者一般对麻醉耐受力良好；Ⅲ级患者有一定危险性，应做好充分的麻醉前准备和并发症防治；ASA Ⅳ级患者实质器官的病变严重，已威胁生命安全；术中应该进行有创监测，严格选用辅助药物配合手术，术前向家属及患者说明术中可能出现的所有意外。

2. 呼吸系统　　询问有无咳嗽、咳痰和吸烟史，行胸部 X 线检查，对老年患者还应行肺功能测定。呼吸功能测定包括用力肺活量（FVC）、第一秒时间肺活量（FEV1）及最大呼气流率(PEFR)等。通过这些检查结果,结合病史,选择麻醉方式、评估手术风险,并且指导术后治疗和术后镇痛。患者术前每日服用或吸入的药物,在围术期应继续应用,例如β-受体兴奋剂、茶碱衍生物、激素等。如果在手术前两个月曾应用激素治疗,则围术期必须给予应激剂量的激素。当患者合并下呼吸道急性感染时,择期手术必须延期,直至感染症状消失2~4周以后。严重创伤患者的术前评估更应谨慎,须查体、听诊、血气分析或胸片,必要时CT检查,判断是否合并胸部外伤及是否需要立即进行呼吸治疗。

3. 心血管系统 有冠心病史的患者术前评估应包括以下几点:① 12导联心电图;② 左心室功能评价(特别对于那些活动受限的患者);③ 在应激状态下心肌缺血部位及严重程度。根据评估结果决定是否行手术。病情严重者,术中需要有创血压监测、中心静脉压监测等。近期发生心肌梗死的患者,择期手术应当推迟,因为心肌梗死后6个月内发生再次梗死及手术病死率明显升高。难以控制的高血压通常会增加围手术期心血管突发事件的发生概率,术前积极控制血压以求术中血压平稳。合并有瓣膜疾病、换瓣术后,需要长期抗凝治疗的,在其凝血功能未恢复正常时,不宜选择硬膜外麻醉。

4. 老年人与小儿 发生巨大腹壁切口疝者多为老年人,可能存在脑血管病变、中枢神经系统退行性变、心血管疾患和呼吸功能不全等,术前应充分估计患者对麻醉和手术的耐受能力,改善心血管功能并调整至最佳状况。术中应严密监测,术后鼓励早期活动,对不能活动、需卧床的患者可考虑抗血栓治疗和术后镇痛治疗,以减少或避免并发症的发生。

小儿疝修补的术前评估一般在手术前完成。儿科医师可以在术前帮助确诊或改善小儿的一些慢性疾病,如哮喘、先天性心脏病等。在麻醉前再对患儿进行重新评估非常重要,包括确认术前情况、核对实验室检查及评价患儿的性情及焦虑程度。

5. 体型 病态的肥胖很可能会限制麻醉选择。过于丰富的脂肪将影响局麻药在组织中的浸润,造成阻滞不完善,不能满足手术镇痛。增加局麻药的用量往往会超过根据体重计算的局部麻醉药用药极量,由此增加了局部麻醉的风险。同样,如果选用全身麻醉,病态肥胖也将会增加气道管理、术中机械通气及预防误吸的难度。

6. 精神状态 腹壁创伤患者多伴剧烈疼痛,患者可出现烦躁不安,难以保证术中平静。因此,局部浸润或区域阻滞麻醉不适合此类患者。另外,剧烈疼痛、恐惧和躁动不安必然促使儿茶酚胺释放,加重微循环障碍,促进休克发展,故严重创伤患者麻醉前应给予一定的术前药镇静镇痛,但剂量应以不影响呼吸循环稳定并保持意识存在为准。对处于休克状态的患者,最好是小剂量、分次静脉给药。

二、术前准备

加强营养支持治疗,改善全身状况。对健康状况恶化和经准备后无改善者,手术后可能发生严重并发症,故对全身情况差的患者需要全面地做好术前准备。

治疗和控制引起腹内压增高的疾病,消除促发因素。

1. 慢性咳嗽 慢性咳嗽是老年人肺部疾病的常见症状,多见于慢性支气管炎、阻塞性肺气肿、支气管扩张症等。术前准备的目的在于控制咳嗽并使患者的病情尽可能调整到最佳状态。治疗措施包括:① 禁烟2~4周,以改善呼吸道纤毛功能,减少气道分泌物及促进分泌物的排出。② 控制急、慢性感染,根据痰液细菌革兰染色及培养结果选择适当的抗生素,有肺部感染者术前1周应使用抗生素治疗。③ 适当补液、吸入湿化气体等有助于分泌物的排除。④ 药物治疗包括应用拟交感神经药(如利他林、沙丁胺醇、奥西那林)、甲基黄嘌呤(如氨茶碱、茶碱)、皮质类固醇等。

2. 便秘　慢性功能性便秘在老年人较为常见,而且往往随着年龄的增长,其程度也日渐加重。术前除解除心理负担和改善饮食结构(多食含纤维素的食物)外,多数患者需采用药物治疗:① 容积性泻药,如硫酸镁、硫酸钠、琼脂、甲基纤维素等;② 刺激性泻药,如蓖麻油、酚酞、番泻叶等;③ 润滑性泻药,如液体石蜡等;④ 表面活性剂,如多库酯钠;⑤ 直肠内用药,如开塞露。对睡眠不足、精神紧张、焦虑不安的患者,可适量服用镇静催眠药,一旦便秘缓解,立即停用。

3. 排尿困难　凡排尿延迟、费力、不畅、尿线无力、变细、滴沥等均称为排尿困难。老年人引起排尿困难的原因很多,但最常见于良性前列腺增生,术前可给予适当药物治疗。对严重的前列腺增生,为预防疝修补术后复发,可考虑先行前列腺切除术。对不能耐受手术的老年人,可放置前列腺尿道网状支架。

4. 呼吸功能锻炼　有呼吸系统疾病的患者自住院第一天开始,即应行呼吸生理治疗,包括胸廓锻炼、膈肌锻炼(以不同的体位作深吸气)和通过拍背协助咳嗽排痰。同时每天评估残气量、潮气量及每分钟通气量,其结果与入院时的呼吸功能检查结果比较,以评估呼吸功能锻炼的效果。效果满意的患者,应尽快手术,而有些患者术前准备会长达几周。

5. 减肥　多数巨大切口疝患者系年老体胖,患病后由于行动不便更减少活动而增加体重。此类患者的心肺功能差,手术耐受力降低,脂肪堆积后组织愈合差。术前应嘱患者节食、适当增加活动锻炼。通过一段时间的锻炼,若能减轻体重5 kg以上,对手术修补成功有很大帮助。

6. 抗生素的应用　切口疝的发生很多与腹部手术后切口感染有关,一旦做疝修补术后,再次感染率也高,预防性应用抗生素可降低感染率。

7. 气腹　在巨大切口疝病例,往往腹内肠管、肠系膜和大网膜均长期位于疝囊内,腹腔容积反显著缩小。采用术前气腹以扩展腹腔来容纳疝内容物。目的是防止在疝内容物回纳后影响膈肌运动,减少呼吸容量及静脉回流造成的心肺功能障碍。但是,由于此项操作繁琐、费时及对患者造成不适,还易引起皮下气肿、皮下血肿、肠管损伤,甚至纵隔气肿、气栓等并发症,如今已很少采用。也有采用腹带束腹,使患者能够适应术后膈肌上移造成的病理生理改变。准备时间一般为1周,有的患者需要数周准备才适宜手术。

8. 创伤　患者的术前准备包括:① 必须进行呼吸、循环、体温等生命体征的监测,随时了解患者器官功能状况及生命体征,及时调整治疗计划。② 确保气道通畅及供氧,可紧急气管内插管,吸净气道分泌物及误吸的呕吐物。③ 确保静脉通畅及迅速补足血容量,术前要备足全血。④ 纠正脱水、电介质与酸碱失衡。⑤ 必须进行有效地胃肠减压。

第三节　常用麻醉方法

一、局部麻醉

1. 适应证　适合于较小的疝及腹壁缺损修补术。

2. 麻醉方法　　可用的局麻方法有局部浸润麻醉和区域阻滞麻醉。

3. 优点　　① 安全,对机体生理影响小。② 患者在术中保持清醒,可良好配合手术操作。③ 避免术后由于全麻造成的诸多不适,如咳嗽、呕吐等。

4. 缺点　　① 镇痛时程和用药剂量受限。② 阻滞不易完善。③ 肌松不满意,术野显露差。④ 不能满足较大手术的麻醉要求。

局部麻醉使用上有局限性。休克情况下,患者对局麻药物的耐受性相应降低,应严格控制用量,以防中毒反应。

二、椎管内麻醉

1. 适应证　　适用于心肺功能正常或尚属正常的择期手术患者。

2. 麻醉方法　　包括蛛网膜下腔阻滞麻醉和连续硬膜外阻滞麻醉。

3. 硬膜外麻醉

(1) 优点:① 痛觉阻滞完善。② 腹肌松弛满意。③ 对呼吸、循环、肝、肾功能影响小。④ 因交感神经被部分阻滞,肠管收缩,手术野显露较好。⑤ 镇痛时程不受限制,并可用于术后止痛。⑥ 副交感神经张力增强,从而改善胃肠道血流,有利于吻合口愈合。

(2) 缺点:内脏牵拉反应较重。

(3) 麻醉实施:根据手术要求选择最低穿刺点,如 T_{11-12} 或 T_{12} - L_1 椎间隙穿刺,向头侧置管。上界平面必须达到 T_{10} 方可消除牵拉精索时的不良反应,为消除内脏牵拉反应,进腹前可适量给予氟芬或杜氟合剂,或哌替啶及东莨菪碱。上腹部手术的阻滞平面不宜超过 T_3,否则胸式呼吸被抑制,膈肌代偿性活动增强,可影响手术操作和麻醉的安全性。此时再使用较大剂量镇痛镇静药,可显著影响呼吸功能而发生缺氧和 CO_2 蓄积,甚至发生意外。因此,麻醉中除应严格控制阻滞平面外,应加强呼吸、循环监测和管理。

为达到有效镇静,使用的药物可包括基础的苯二氮䓬类药物(通常为咪达唑仑)和镇痛药物(芬太尼)。这些药物剂量可以根据术中患者情况而调节并发挥遗忘镇痛作用。当镇痛不完善时应该增加的是局麻药的剂量。如果增加更多的镇静镇痛药物剂量则最终会成为全身麻醉,这就必须涉及呼吸道管理和血流动力学监测才能保证其安全性和有效性。

对于低血容量患者,当得到一定程度纠正后,低、中平面的硬膜外麻醉仍可考虑,但应谨慎从事。必须慎重掌握以下要点:① 正确判断循环功能;② 严格掌握分次、小剂量用药,如果仍有痛感,宜适当配合局麻;③ 严格控制麻醉范围,加强血压监测,做好升压复苏措施;④ 若循环变化明显,不能耐受硬膜外麻醉时,应立即放弃硬膜外麻醉,改用其他麻醉方法。

4. 蛛网膜下腔阻滞麻醉

(1) 优点:麻醉作用完全,可以提供充分的肌肉松弛作用。

(2) 缺点:① 有交感神经阻滞作用,对血流动力学影响较大。② 少数患者穿刺后出现术后头痛。③ 即使麻醉医师具有丰富的临床经验,也很难对局麻药扩散的范围及速度进行准确的评估。④ 麻醉平面过高,可能会出现呼吸循环抑制。⑤ 限制手术时间在 $2\sim3$ h。⑥ 不适用于上腹部的疝修补或腹壁缺损修复手术。

(3) 麻醉实施:选择 L_{2-3} 椎间隙穿刺,穿刺针斜面方向向上,通常选择高比重液,以便于调节平面。穿刺完成后,在 10 s 内完成注药,注药后 $5\sim10$ min 内调节患者体位,超过这一时限,药物已经与脊神经完全结合,再调节体位已没有作用。如果麻醉平面超过 T_4,常出现血压下降、心率缓慢、呼吸抑制等。发生"全脊麻"甚至会导致心搏骤停、呼吸停止,从而危及生命。应该注意的是:老年患者、血容量不足的患者以及病情危重的患者,麻醉平面过高很容易导致血压骤降,而造成严重心脑血管并发症,故应严格限制麻醉平面,对于休克患者绝对禁用蛛网膜下腔麻醉。

三、全身麻醉

1. 适应证　　全身麻醉适合于大多数切口疝及腹壁缺损修补术的患者。包括:① 上腹部切口疝、巨大切口疝及绞窄疝修补术。② 腹腔镜下疝修补术或需修补时间较长、肌松要求高的手术。③ 中度焦虑或烦躁患者,估计呼吸道管理困难、有严重心血管疾病、严重肥胖患者。④ 小儿疝修补术或腹壁缺损修补术。由于麻醉技术和药物的完善,全麻患者也能尽快恢复,从而缩短住院时间。

2. 麻醉实施

(1) 麻醉用药:麻醉用药包括麻醉诱导用药和麻醉维持用药。常用的药物有芬太尼、异丙酚、咪达唑仑、肌松药和吸入性麻醉药等。

芬太尼是一种短效阿片类药物,能提供良好的镇痛,降低气管插管时的应激反应,但快速大量给药会引起呼吸抑制和腹壁僵硬,同时较易出现恶心呕吐,对于饱胃做患者麻醉诱导时会增加误吸的危险。瑞芬太尼是一种新型阿片类药物,起效快,代谢快,并具有镇静作用,适用于短小手术,可减少对患者呼吸功能的抑制,加快苏醒速度。

异丙酚起效迅速、短效、苏醒快、恶心呕吐少,是常用的静脉麻醉药。诱导时通过扩张外周血管和抑制心肌而降低气管插管时的心血管反应。快速给药时,其降压效果更为明显,故对于老年危重患者或者容量不足的患者,应谨慎缓慢少量给药,以减轻对循环的抑制。异丙酚和瑞芬太尼复合麻醉诱导是临床上较为完美的组合。近年来,在静脉麻醉领域出现的靶控输注技术,使得异丙酚复合瑞芬太尼的操作更加简单、精确、合理,使麻醉诱导和维持过程中的血流动力学更加平稳,拔管后苏醒更快,而且能降低术后恶心呕吐的发生率。

咪达唑仑是目前麻醉中最常用的苯二氮䓬类药物,具有良好的镇静和遗忘作用,对血流动力学的影响较异丙酚小,但对于危重或者休克患者也应减少用量。

肌松药分为去极化和非去极化两种。琥珀胆碱是临床上惟一应用的去极化肌松药,起效快,但副反应多,使用较少。泮库溴铵、维库溴铵、罗库溴铵、顺式阿曲库铵、阿曲库铵,均为非去极化肌松药,能提供满意的肌松效果,是临床常用的肌松药。阿曲库铵在体内的清除不依赖于肝肾功能,特别适用于肝肾功能不全的患者。它与维库溴铵均无抗胆碱作用,故术中牵拉内脏或腹腔,可产生心动过缓,术前或术中应用阿托品可缓解。顺式阿曲库铵是阿曲库铵的立体异构体,其作用强度比阿曲库铵强 4 倍。与阿曲库铵相比,给予顺式阿曲库铵后,血浆中组胺水平不出现剂量依赖性升高,即使在剂量高达 8 倍 ED_{95},顺式阿曲库铵亦不影响心率和血压,也不产生自主神经系统作用,因此越来越受临床青睐。罗库溴铵(当剂量为 $0.9 \sim 1.2 \, mg/kg$ 时)具有与琥珀胆碱接近的起效时间($60 \sim 90 \, s$),成为用于快速连续诱导插管的合适替代物,尤其适用于创伤患者。使用肌松药应注意药物间的相互协同作用,吸入麻醉药如恩氟烷、异氟烷均可使非去极化肌松药的肌松作用加强。而与链霉素、新霉素、卡那霉素或多黏菌素有协同不良反应(如呼吸延迟恢复)。休克患者应用肌松药,不仅可使麻醉保持在较浅水平,从而减轻全麻药对循环的影响,而且使体腔内手术区显露更好,有助于手术顺利施行。此外,休克患者的循环功能低下,肝、肾功能有一定程度损害,所以肌松药的选择和使用剂量均有别于一般患者。一般宜选用非去极化肌松药,在临床应用剂量范围内,不阻断交感神经节,不释放组胺,对心血管的影响轻微,麻醉诱导和维持均可应用。

吸入性麻醉药起效快,苏醒快,容易调节麻醉深度,常用于麻醉维持阶段,如异氟烷、恩氟烷、七氟烷、地氟烷、氧化亚氮等,但大多具有气道刺激性。前两者临床上较为常用,对于1.5 h以上的手术,异氟烷的术后恢复时间稍短于恩氟烷,短小手术则没有显著性差异。而七氟烷、地氟烷起效和苏醒更快,但价格较高。七氟烷有水果香味、对气道没有刺激,可以作为小儿的气体麻醉诱导剂;地氟烷稳定性最好,几乎完全不经肝肾转化,苏醒最快。氧化亚氮是一种具有良好镇痛作用的吸入性麻醉药,无色无味,恢复非常迅速,但术后较易引起恶心呕吐,因易于弥散而禁用于肠梗阻和腹腔镜手术患者。

对于小儿麻醉,氯胺酮是非常受重视的。它具有良好的镇痛作用,特别适用于短小的浅表手术,可肌注也可稀释后静脉给药。因可使唾液和气道分泌物增加,麻醉前应常规给予颠茄类药物。应用氯胺酮后,小儿可出现幻觉噩梦,与咪达唑仑合用能减少其发生率。

麻醉药物各有利弊,关键在于选择并合理使用药物。麻醉医师必须掌握多种麻醉药复合的平衡麻醉原则,特别对于危重患者,应尽量减轻麻醉对机体的干扰。吸入性全身麻醉药经肝肾代谢量很少,因而肝肾功能影响也非常少,而静脉全身麻醉药基本均由肝脏解毒、经肾脏排泄。所以静吸复合是临床上全身麻醉用药的常用方式。为减少全麻药用量,还可采用全麻复合局部麻醉或阻滞麻醉。

(2)麻醉诱导:一般使用肌肉松弛药行快速诱导气管内插管,没有反流误吸危险的患者也可以选择喉罩通气。肥胖或估计插管困难的患者可选择半清醒盲探气管插管技术。

小儿麻醉通常需要麻醉前用药,可通过肌注给予氯胺酮或者咪达唑仑,或者口服咪达唑仑糖浆,使患者处于镇静睡眠状态,然后进行全麻诱导插管。也可以应用七氟烷进行气体诱导麻醉。较大儿童还可以直接静脉诱导下进行气管插管。

对于急诊创伤患者,麻醉诱导的关键是必须首先控制呼吸道,防止胃内容物反流和误吸。放置粗胃管吸引,虽不能完全吸尽胃内容物,但因胃管刺激,有时诱发呕吐,有助于将部分胃内容物吐出。西咪替丁为H_2-受体阻滞药,有降低胃液酸度、减少胃液分泌、减轻酸性胃液误吸综合征的功效,可作为术前用药使用。急诊腹壁创伤或缺损饱胃的患者应施行清醒气管内插管,尽量避免呕吐误吸的发生。

(3)麻醉维持:一般使用吗啡类镇痛药、肌肉松弛药和吸入麻醉药维持复合麻醉。

现代的麻醉技术要求平衡麻醉,即做到镇痛、肌松、镇静,减少患者的不良应激反应。腹壁切口疝修补术和腹壁缺损修复术刺激较大,特别是切皮和腹腔内探查时,应提前给予阿片类镇痛药,良好的镇痛有助于维持血流动力学的稳定。而麻醉中肌松药的选择及用药时间更应合理掌握,须保证进腹探查、深部操作、冲洗腹腔及缝合腹膜时有足够的肌肉松弛以便于手术操作。一定的吸入麻醉药浓度能保证患者处于麻醉状态,对手术过程没有回忆,同时还能增强非去极化肌松药的作用。

麻醉中气道的维持,通常采用气管导管,但对于没有反流误吸危险的短小手术患者,喉罩也是一个不错的选择。喉罩是介于气管内插管与面罩之间的通气工具,插入咽喉部罩在声门上方,气囊充气后在咽周围形成密封圈,并由通气导管与麻醉机连接。可以提供通畅的气道,而且无气管刺激,因此减少了肌松药的用量,并且可以适度减少麻醉深度,有效缩短全身麻醉后的苏醒时间。手术结束后,待患者神志清醒和保护性反射恢复后,放掉喉罩内气体,然后将喉罩拔除。与气管内插管比较,可以避免因麻醉苏醒期咳嗽而增加疝修补的张力,而且血流动力学波动小,因此特别适合疝修补术的麻醉。饱胃、肥胖、肺顺应性降低和呼吸道分泌物多的患者禁忌使用喉罩通气。

小儿全麻维持与常规方法相同。多数情况下,在吸入诱导后使用 22 号套管针进行外周静脉穿刺。如果患儿年龄大于 1 岁,并且没有潜在的危险因素,可以使用面罩或喉罩麻醉。气管内插管适用于婴幼儿,并有助于术中应用肌松药。虽然大多数儿科麻醉医师习惯在 8～10 岁的患儿使用无套囊的气管内插管,但最近由证据表明,带套囊的气管内插管可以减少手术室的污染并且不会增加并发症的发生率。

(4)麻醉苏醒:采用麻醉状态下拔管的方法。在临床麻醉深度下,于手术结束前 3～5 min,静脉注射新斯的明拮抗非去极化肌松药的残余作用,待患者潮气量、呼吸频率和每分钟通气量恢复正常,TOF 监测中 T4/T1 大于 0.9 后,吸尽咽喉部及气管内分泌物,挤压呼吸囊使肺充气,并于呼气时拔除气管导管。拔管后停止给麻醉药,用面罩辅助呼吸,直到患者完全清醒。采用上述方法的目的是避免患者在麻醉变浅和苏醒过程中的呛咳,呛咳可使腹压增高,可能会影响疝修补手术的成功率。

危重及有误吸危险的患者手术后绝对不能过早拔管,必须待患者完全清醒,呼吸交换功能正常、循环稳定,才考虑停止呼吸支持予以拔管。

(5)超前镇痛:目前已用于腹壁疝修补术中。虽然超前镇痛的作用未达到一致认可,但越来越多的证据表明,全麻患者于切皮时给予局部浸润麻醉或椎管内麻醉,可以明显减轻术后疼痛的程度。超前镇痛包括在术中和术后即刻阻滞伤害性刺激传入中枢神经系统,从而抑制中枢神经系统持续高度兴奋状态的形成。而中枢神经系统这种持续高度兴奋状态就是造成术后持久疼痛的主要原因。鉴于此,在疝修补手术中,以局部浸润麻醉配合全身麻醉,可达到超前镇痛效果。软组织局麻药浸润是缩短全麻下疝修补术患者住院时间的另一个有效方法。使用少量时间将局麻药浸润在神经周围及皮下组织可以有效缓解术后疼痛,有利于早日下床活动及出院。有研究表明,在全身麻醉下,于术野软组织内行局部浸润麻醉,并于胃肠外辅助以非甾体类抗炎药,可以减轻术后的即刻疼痛。

第四节 术中管理

一、循环管理

1. 维持良好血压水平 术中保持稳定的血压,及时处理低、高血压,特别是有重要脏器功能下降或老年患者,应尽量避免血压的波动。高血压可加深麻醉或使用血管活性药物进行降压,切忌血压过低。良好的血压水平表现为周围温度接近中心温度,排尿量正常,血乳酸盐含量正常。当血压下降时,要注意血压下降的原因,是否麻醉过深、麻醉平面过高、术中出血或手术探查操作等引起。在针对原因处理的同时,可适当使用血管活性药物以维持血压的稳定。有时在长时间休克时,血管张力减退,血液潴留于静脉系统,在补充血容量的同时,应用适量血管收缩药即可使动脉压上升。对明显的毒血症患者,血容量的损失有限,可用多巴胺或多巴酚丁胺等药物支持心脏功能,提升血压。

2. 治疗心律失常　严重心律失常可致心排出量降低,血压下降。治疗心律失常的首要措施是去除诱因,保证充分通气和供氧,然后根据心电图的诊断给予针对性抗心律失常药治疗。对代偿性及中毒性心率增快,不宜使用 β-受体阻滞剂,以免心功能抑制招致严重后果。

二、呼吸管理

对于局麻或椎管内麻醉的患者应加强术中呼吸监测,维持呼吸道通畅和有效通气量。腹部手术,横膈抬高,可明显降低肺通气,减少功能残气量,使肺基底部不张,造成通气/血流比值降低。麻醉平面高及过深的镇静药物能使呼吸运动减弱,引起低氧血症和高碳酸血症。若术前饱食,未行胃肠减压,易导致胃内容物反流和误吸。采用气管内全麻进行机械通气患者则能避免以上的危险因素。术中使 $PaCO_2$ 维持在 $35\sim40$ mmHg 之间,以免低碳酸血症导致胃肠道血流减少。

三、液体管理

输血输液应掌握剂量与速度,胶体与晶体比例,以维持生理需要的血红蛋白与红细胞压积。伴有等渗性脱水或全血丢失的患者需要液体复苏,首选液体是代血浆、平衡液。治疗应越早越好,同时应努力纠正失血性休克,当血压开始下降、脉压下降、脉搏增快时,提示失血量较多。在出血尚未止住前,应尽量输平衡液和代血浆,当出血止住后再输全血,以节省血液。

四、麻醉监测

非创伤性监测有简便易行,并发症少的优点,常被应用于临床,主要包括心电图、脉搏、无创动脉压、动脉血氧饱和度和尿量等。危重患者或创面大的手术则应加强心脏及血流动力学的监测。常用的有中心静脉压(CVP)、有创动脉压、肺动脉楔压(PAWP)和心输出量。

1. 连续 ECG 监测　注意麻醉药物或缺氧等因素导致的心律失常,电解质紊乱(如高血钾或低血钾)也能引起心电图变化。

2. 脉率与动脉压　严重休克时,由于外周血管极度收缩,袖带血压计难以测出血压,此时如经桡动脉穿刺插管直接测定动脉压将有助于判断病情。根据直接动脉压并参照中心静脉压值,决定继续补液或使用血管扩张药。放置桡动脉导管后,还可以提供动脉血气分析的采血通道。

3. 尿量　当每小时尿量低于 20 ml 时,提示血容量不足。当补足血容量后,尿量即可增多。若经大量输液,尿量仍保持在较低水平时,应警惕肾功能不全。

4. 体温监测　术中由于大量输血、输液和创面暴露,可使温度下降,低温可引起心血管不良反应,如心律失常等并发症的发生,同时也削弱了肌松药的效应。

5. 血细胞压积　监测血细胞压积可了解组织供氧情况和估计术中失血状态。血细胞压积达 30% 时,组织的氧供最好,若低于 25%,提示应补充全血或含血细胞的血液制品。

6. 动脉血气分析　　鉴别体液酸碱紊乱的性质和判断全麻时呼吸状态的正常与否。

第五节　术后处理和术后镇痛

一、术后处理

1. 严密监测患者循环功能变化　　目前巨大切口疝手术多采用全身麻醉,同时辅助连续硬膜外术后镇痛。术中因扩容等需要,会补充较多晶体和胶体溶液,随着术后麻醉作用的消退,循环系统负荷的增加,对患者尤其是老年患者的心功能可能有一定的影响。此时须严密监护,根据心律、血压、中心静脉压、尿量、尿比重等指标来评估循环负荷状况,调节控制补液的速度,必要时可使用少量利尿剂。

2. 氧疗和呼吸支持　　对术前并存慢性阻塞性肺病或采用气管内全麻的患者,术后应尽早开始雾化吸入,气道湿化后有利于气管、支气管纤毛恢复运动,加用抗生素及纤维蛋白溶酶,既可控制细菌感染,又能使痰液变稀易于咳出。术后持续低流量的吸氧对老年患者是有益的,可以保证患者的血氧饱和度在安全范围内。若术后 $SaO_2 < 90\%$、$PaO_2 < 70\ mmHg$、$PaCO_2 > 45\ mmHg$ 或 $< 35\ mmHg$,经氧气吸入后 PaO_2 和 SaO_2 仍不上升,则提示肺动静脉有较大分流,应施行一段时间呼吸支持和辅助呼吸,或硬膜外镇痛,以改善术后呼吸功能。

3. 伤口处理　　要保证引流通畅,手术创面大、引流量多时,须密切观察引流液的量和颜色。术后常规使用抗生素 3 d,对创面污染或体温升高超过 3 d 且伤口红肿的病例,可适当延长抗生素使用时间。

4. 术后活动　　术后 1 周患者可在床上适当活动,1 周后可下地行走。生物材料加固腹壁后 1 月内尚未能获得最大的抗张力作用,因此术后最好腹带加压包扎 2 周,以后继续用腹带 2~3 个月。术后 6 个月属结缔组织愈合期,故在此期间应禁止所有体育活动和重体力劳动。

二、术后镇痛

术后腹部疼痛,一方面因躯体感觉神经的传递引起,如腹部伤口痛;另一方面来自内脏迷走神经和内脏神经丛,如肠管膨胀压迫,血管收缩、缺血等引起的疼痛。患者自控镇痛(PCA)技术减少了体内镇痛药物浓度的波动及用药总量,从而减少了药物的副反应,现已成为术后镇痛的主要方法。根据用药途径,可分为以下两种。

1. 患者自控硬膜外镇痛(PCEA)　　术后经硬膜外导管持续输注局麻药和镇痛药,或间断注射吗啡,其镇痛效果确实,不影响患者呼吸功能恢复,促进肠蠕动。患者可早期离床活动,减少术后肠粘连、肺部感染、下肢静脉血栓等并发症的发生率,术后恢复快,可缩短住院时间,是腹壁切口疝和腹壁缺损修补术后常用的镇痛方式,特别适用于患有严重心肺疾病的患者。对于肥胖患者,能降低腹壁修补处的张力,避免复发。但有硬膜外穿刺禁忌的患者(如凝血障碍、穿刺部位感染等)禁行 PCEA。在整个镇痛过程中,还应护理好硬膜外导管,一旦滑出会导致镇痛失败,而硬膜外感染更是后果严重。

　　2. 患者自控静脉镇痛(PCIA)　　患者自控静脉镇痛由于起效快、效果可靠、操作简便、护理方便,广泛应用于术后镇痛。用芬太尼 1 mg、氟哌利多 5 mg,生理盐水稀释至 100 ml,根据患者不同情况,设置适宜的用药参数。该方法临床应用获得满意的镇痛效果。静脉镇痛以芬太尼为代表的阿片类药物最常用,镇痛效果好,但可延缓胃排空时间,减弱肠蠕动,影响食欲,且对呼吸有抑制作用。曲马多对呼吸影响小,是目前较好的术后镇痛药,常用于老年及呼吸功能障碍的患者。由于静脉镇痛药对全身影响较大,腹部手术后更易引起恶心、呕吐等副反应,通常还在 PCIA 中合用氟哌利多、盐酸昂丹司琼、甲氧氯普胺、地塞米松等药物,减少术后恶心、呕吐和情绪不安等副反应。

（徐　辉）

参 考 文 献

李福年,周荣祥,李杨.2004.腹壁与疝外科学.北京:人民卫生出版社.

马颂章.2002.疝外科学.北京:人民卫生出版社.

庄心良.2004.现代麻醉学.第3版.北京:人民卫生出版社.

G. Edward Morgan, Jr. 2007.摩根临床麻醉学.第4版.岳云等译.北京:人民卫生出版社.

Jean-Paul Chevrel. 2012. Hernias and Surgery of the Abdominal Wall. Berlin New York: Springer.

Zinner, M. J. 2000.梅氏腹部外科手术学.秦兆寅等译.北京:世界图书出版公司.

第五章 复杂腹壁缺损的围手术期护理

第一节 概述

复杂腹壁缺损是外科治疗的难题,其中腹壁切口疝是腹部外科手术后常见的并发症之一,腹部手术后腹壁切口疝的发生率为 $2\% \sim 11\%$。它是腹内组织或器官经由切口的潜在间隙或薄弱区域突出于体表所形成的腹壁包块。欧洲疝学会将腹壁切口疝定义为:在临床体检或影像检查中可看到或可触及的原切口下的腹壁缺损,可伴或不伴腹壁包块。巨大切口疝通常是指疝环直径大于 10 cm 的腹壁切口疝。腹壁缺损往往是指腹壁肌肉、筋膜的缺损,可伴或不伴有腹壁皮肤的缺损。

第二节 术前评估与准备

一、术前评估

(1)详细询问病史并认真全面查体。术前应查找切口疝发生的原因,了解既往手术情况。腹壁切口疝患者多为老年人,多伴有全身性疾病,故老年患者在施行切口疝修补术前,一定要对患者的全身状况进行充分评估。包括患者有无贫血、低蛋白血症、肥胖、糖尿病、高血压、心肺功能异常情况,观察有无咳嗽、便秘、排尿困难、腹水等易致腹压增高的因素。术前对上述情况均先做相应处理,改善患者的全身状况,消除疝诱发因素,待好转后再手术。根据患者切口疝形成的原因,患者的年龄、身体状态及病史,制定具有针对性的术前准备和治疗护理计划。

(2)术前了解患者的咳嗽、咳痰和吸烟史,尤其对呼吸功能差和血流动力学不稳定的患者要慎重评估。对慢性支气管炎者要摄胸片了解肺部情况和膈肌运动情况,并做肺功能测定和血气分析,以评估通气功能,确定有无潜在的呼吸功能不全情况。对异常者,须经充分准备后再手术。

(3)测量患者腹壁缺损大小,评估对合腹直肌所需张力。评估疝环大小和周围组织的强度,以确定修补材料的选择和大小。

(4)由于行二次手术,患者主要担心手术能否成功,产生了对伤口愈合的顾虑,加之对复合补片或聚丙烯网片等特殊材料不了解,因此需评估患者有无紧张、焦虑、恐惧等心理状态。

二、术前准备

由于腹壁切口疝患者大多全身情况较差,且部分患者伴有脏器功能不全,全面细致的术前准备对手术和预后甚为关键。

1. **心理护理**　多数患者对再次手术既有尽快治愈的迫切愿望,又有担心手术失败、切口感染等顾虑,针对患者这种矛盾心理,心理护理尤显重要。因此,医护人员要和家属合作,对患者做好心理疏导:① 解释手术的必要性和重要性;② 向患者介绍目前应用补片修补的优点:手术时间短,创伤小,成功率高,较传统的修补复发率低,且聚丙烯网片组织相容性好、耐受感染能力强、能迅速与人体组织粘合固定,常作为疝修补术的首选材料;③ 可介绍成功病例,现身说法,减轻或消除患者心中的顾虑和恐惧心理,以良好的心态主动参与并积极配合治疗和护理。同时向患者介绍术后患者腹部有硬结感,为特殊材料与修补部位组织相融合的特有现象,随着时间的推移,硬结部分会相对变软。

2. **改善患者全身状况**　纠正与激素有关的免疫力低下,纠正低蛋白血症、凝血功能障碍,控制血糖。有营养不良者加强支持疗法,术前保证蛋白质及各种维生素的摄入,给予营养丰富、易消化的软食,尽可能使患者恢复到创伤前的生理和营养状态。体重增加可有效降低术后并发症和复发率。有冠心病和心肌缺血的患者适当采用扩血管药物,改善心肌供血状况、增加心功能储备。

3. **呼吸道准备**　为提高手术的安全性及成功率,减少并发症,加强呼吸道功能的管理对切口疝患者非常重要。对于有慢性咳嗽、肺部感染的患者,术前常规使用抗生素及雾化吸入治疗,稀释痰液以便咳出或通过拍背协助排痰,控制呼吸道症状。呼吸功能准备包括:停止吸烟,测定肺功能和动脉血气,胸廓锻炼和膈肌锻炼,尽可能增加肺活量;鼓励患者行走及上下楼梯锻炼;耐心指导患者训练有效的深呼吸、有效咳嗽和腹式呼吸,以减轻术后呼吸受限及通气不足;教会患者掌握术后正确的咳嗽方法(用双手按压手术切口的两侧向中下方施加压力),以减轻咳嗽引起的切口疼痛,促进切口愈合。

4. **进行腹腔扩容及腹壁顺应性锻炼**　腹壁巨大切口疝由于疝内容物长期突出,腹腔容量降低,巨大疝囊形成的"小腹腔"使腹内脏器功能及压力达到一种新的平衡状态。当疝内容物突然纳入腹腔后,新的平衡状态被打破,腹内压迅速升高,常引发腹腔间隔室综合征,导致呼吸、循环衰竭。为防止此类并发症,术前2周应将患者疝内容物尽量回纳,并行腹带逐渐加压紧绷包扎,使患者能逐渐适应腹内压升高的过程。采用腹带加压包扎的方法进行提高腹内压的适应性训练,一般持续2周,如2周后患者已能耐受且无胸闷、气促现象,则可施行切口疝修补手术;反之,如经过适应性训练后患者仍无法耐受,则不宜进行手术。

5. **糖尿病患者**　对糖尿病患者,为提高手术成功率,需按时遵医嘱给药,密切监测血糖、尿糖变化情况。将血糖控制在 8.0 mmol/L 以下后才行手术。

6. **前列腺增生患者**　对前列腺增生患者可给予 α-受体阻滞剂或 5α-还原酶抑制剂等治疗以解除排尿困难。

7. **全身麻醉患者**　对于采用全身麻醉患者,手术前放置胃管和导尿管。术前 1 d 淋浴,皮试并按规定的范围严格备皮,避免剃破皮肤。手术前 1 h 静脉滴注抗生素可明显降低切口感染率、疝复发率及疝修补术并发症的发生率,减轻患者的痛苦。

8. **肠道准备**　由于巨大切口疝内容物可能为肠管,考虑到切口疝患者可能存在较严重的疝或疝内容物粘连,因此术前必须行常规肠道准备,以备术中分离粘连损伤肠管或必要时行肠段切除,可以减少术后并发症的发生。此外,充足的肠道准备可以减少术后肠胀气,避免早期排便,从而在术后早期避免了腹内压的增高,促使补片更好地与组织粘合,提高手术成功率,降低复发率。要将肠道准备的目的、意义向患者解释,以取得患者的配合。规范的肠道准备包括:术前3 d进流质,口服甲硝唑、卡那霉素等抗生素,术前1 d服复方导泻药,术前晚、术晨清洁灌肠。

第三节　切口疝与腹壁缺损术后护理

一、护理评估

1. 手术情况　麻醉方式、手术方式。
2. 腹压增高情况　有无咳嗽、便秘、排尿困难、腹水等。
3. 康复情况　腹壁缺损修复后皮瓣愈合情况、有无切口感染等并发症、有无发生阴囊水肿及血糖控制等情况。

二、护理诊断

(1) 焦虑与缺乏手术和麻醉的相关知识、担忧疾病预后、术后并发症及经济负担有关。
(2) 缺乏有关术后康复的相关知识。
(3) 心功能不良与老年患者心肌细胞萎缩、收缩无力、心排出量下降有关。
(4) 低效性呼吸形态与术后腹带包扎的松紧度有关。
(5) 血糖异常与肥胖、糖尿病有关。
(6) 潜在并发症:感染、血清肿、肠漏、腹腔间隔室综合征、切口疝复发等。

三、护理措施

1. 体位　患者全麻术后返回病房即采取仰卧位,头偏向一侧以防误吸。膝下垫一软枕,使髋关节微屈,以缓解修补缝线的张力,利于切口愈合,同时减轻切口疼痛。术后6 h改半卧位,之后可指导患者在床上活动并逐步下床活动。定时进行抬臀按摩,防止褥疮发生。

2. 饮食　根据麻醉及术中情况给予饮食,手术后胃肠减压期间给予禁食,待肠蠕动恢复可进食。刚开始先给予米汤、果汁等流质饮食,之后逐步过渡到半流质、软食和普食。多食高蛋白、富维生素、易消化的食物,促进创口愈合;避免食入辛辣的、刺激性较强的食物。腹水患者积极给予静脉营养支持治疗,纠正低蛋白血症。合并糖尿病的患者应严格按照糖尿病饮食要求积极控制每日的饮食量,定期监测血糖的数值,以免延长切口的愈合时间。

3. 病情观察

(1) 观察伤口愈合情况:术后可适当压迫切口处,以利于止血及补片与组织粘合,防止皮下渗血。注意保持敷料清洁、干燥,如发现敷料脱落或污染,应及时更换,以防切口感染。巨大切口疝修补术后可应用有效抗生素3~4 d,对伴有创面污染者可适当延长抗生素使用时间,以保证伤口一期愈合。

（2）观察循环、呼吸功能恢复情况：麻醉中应扩容的需要，往往需要补充大量胶体和晶体溶液，而且补液速度快，由于术中出血量少，随着手术结束后麻醉作用的消退，循环系统的负荷急剧加重，又加上伤口疼痛，体位不适等因素，故此时需严密监测心率、血压、中心静脉压、氧饱和度、尿量、尿比重等，全面评估循环负荷状况及呼吸情况。正确调节补液速度，低流量持续吸氧。部分老年患者由于鼻道阻塞，张口呼吸，应给予面罩吸氧以保证氧供。选择尺寸合适的腹带加压包扎，松紧适宜，以免过紧影响腹肌运动而加重呼吸困难。同时鼓励患者咳嗽排痰，加强拍背护理，防止肺部感染。

（3）引流管护理：术后为了防止皮瓣下积液形成感染灶而影响修复效果，故当补片置于腹壁肌层后，应在其上方放置皮管持续负压吸引。护理时应做到：① 妥善固定引流管，患者卧床时固定于床旁，固定的长短以患者能翻身为宜；起床时固定于患者上身衣服。避免受压、扭曲、折叠，确保引流管通畅。② 保证有效的负压吸引，一般使用 24～48 h 低负压吸引。因为负压可以使皮肤、皮下组织、补片和腹膜紧密粘合，便于各层次生长融合为一体，从而保证切口愈合。③ 保持无菌，每班及时倾倒引流液，定时更换引流球。④ 观察引流液的色、质、量，并正确记录。⑤ 术后引流管放置的时间视引流量多少和引流液性质而定，一般引流 3～5 d，引流液＜10～30 ml/d 时可考虑拔管。如果手术创面大，引流物多时，可适当延长引流时间。过早拔管可产生腹腔积液从而诱发感染。拔管后仍要注意局部有无血肿及浆液肿，如发现应及时处理，可采用抽吸压迫的方法。

（4）防止腹内压增高：术后继续使用腹带支持保护 2 周以上，可进一步减轻切口疝缺损处的张力，同时压迫原疝囊的死腔，减少血清肿的发生。对咳嗽明显者，除加强药物治疗外，在患者咳嗽时用双手置于腹壁两侧，向对侧用力辅助咳嗽，下肢屈曲，以减轻切口疼痛，防止腹内压骤增对修补肌腱的影响。另外，注意保持二便通畅，多食润肠及富含纤维素的食物。如果患者术前存在便秘，术后应继续行通便治疗。早期活动对术后促进肠蠕动，防止便秘有较好的作用，故术后第 2 天起鼓励患者在床上适当进行肢体运动。前列腺增生患者术后继续给予 α-受体阻滞剂或 5α-还原酶抑制剂治疗，以解除排尿困难；术后延长留置导尿时间并早期进行间断夹管。

（5）皮瓣移植术后护理：① 病室内保持空气流通，禁止吸烟。② 密切观察皮瓣、皮管颜色、血液循环、肿胀情况，发现问题及时通知医师协助处理。③ 移植皮瓣、皮管感觉差，应注意保暖，防止冻伤和烫伤。

（6）供皮区护理：① 观察供皮区创面有无外露，敷料松动及时用消毒棉垫加压包扎，外敷料有渗血、渗液时，应观察渗血渗液面积有无扩大，早期可用棉垫加压包扎，术后 7 d 渗出多者应打开外敷料，用烤灯照射促使干燥。② 术后卧床休息，制动，如供皮区在大腿或下腹部时，应将膝关节抬高屈曲。③ 一般术后 10 d 后可打开外敷料，保留油纱布待自行愈合后脱落，切忌将油纱布撕脱。④ 供皮区创面愈合后有瘙痒感切忌用手抓，下肢取皮区在愈合早期仍需卧床休息，防止下肢充血或表皮破溃而感染。完全愈合后可用弹力绷带或用护腿加压包扎，防止供皮区皮肤增生。

四、健康教育

（1）出院 3 个月内避免参加体力劳动或过久的行走、站立。

（2）积极治疗原发病，如有合并腹内压增高的因素，应及时给予消除。

（3）保持排便通畅，多食润肠及富含纤维素的食物。

（4）定期随访，一般每 3～6 个月随访一次；对于腹腔镜下腹壁切口疝修补术后的患者需长期随访 3～5 年。

第四节　术后并发症的预防和护理

一、切口疝开放式修补术术后并发症

1. 感染　　巨大切口疝的修复是一个复杂、创伤大的手术。局部的解剖范围广泛，造成的局部组织损伤严重。如果引流不当，很容易造成局部的血肿或血清肿，引起感染的发生率大大增加。应用补片进行修补时，由于异物的存在，感染的发生率更高。

预防措施：① 选择合适的补片。② 正确、合理使用抗菌药物。③ 保持伤口清洁、干燥；如有污染及时更换敷料，并严格遵守无菌技术。④ 鼓励患者进食高蛋白、富维生素的营养食物，以增加机体抵抗力，促进伤口愈合。⑤ 医护人员在接触患者前后应严格执行洗手制度，防止医源性交叉感染。

护理要点：术后严密监测生命体征的变化，尤其是体温的观察，每日测体温 4 次。如果体温＞38.5℃，引流液颜色浑浊，白细胞数值＞10×10^9/L，提示有感染的可能，应及时通知医师采取相应的对症措施。

2. 血清肿　　血清肿是指巨大切口疝修复后，在术后形成的腔隙中因渗出物的积聚而形成积液。血清肿是机体对组织刺激而产生的一种自发性炎症反应。血清肿的发生与手术时分离面的大小、组织创伤的程度、炎症反应的程度及所用的补片的材料及构型有关。人工合成网片的构型对血清肿的发生有一定影响。临床上可通过 B 超和 CT 检查，以确诊血清肿的发生。

预防措施：① 术后伤口处予以负压引流，观察引流液的色、质、量并正确记录。② 严格遵循拔管的指征，切勿过早盲目拔管。③ 术后常规使用加压腹带。

护理要点：① 认真落实引流管护理。② 加强观察。利用人工补片作巨大切口疝修复后形成的血清肿，其治疗不同于一般的积液或脓肿。由于有人工修补材料的存在，早期的穿刺引流或切开引流，有引起感染可能而导致修补手术失败。一般血清肿在 3～6 周内可自行吸收。所以，在确诊有血清肿存在后可观察 3～6 周，再考虑进行穿刺引流或切开引流。引流或穿刺时一定要注意无菌操作。

3. 消化道粘连、肠瘘　　巨大切口疝利用补片修补引起消化道粘连或肠瘘是一严重并发症，有较高的病死率。造成这一并发症的主要原因是选择和使用补片不当。有大孔径的聚丙烯补片不能替代腹膜用作腹腔内的修补。聚丙烯的大孔径和粗糙的表面，使机体组织很快地渗入补片中，起到坚实的修补效果。但是，当和腹腔内脏器接触、摩擦腹腔内脏器，尤其是肠管浆膜受到损伤，发生粘连，就会进一步侵蚀肠管，导致消化道瘘的发生。这是一个渐进的过程，往往表现为局限性腹膜炎症状。一旦明确诊断，只有及时手术取出补片并进行肠瘘的处理。

预防措施：① 术前做好充分的肠道准备。② 术后根据病情需要，早期进行床上或床边活动。③ 及时评估患者全身营养状况，观察生化指标如总蛋白、白蛋白的含量及电解

质的变化,发现异常应及时予以补充。

护理要点:① 术后采用低半坡卧位,有利于呼吸和引流,并使炎症局限。② 正确执行引流管护理,严密观察引流液的颜色和性状。③ 积极给予营养支持。④ 一旦发生肠瘘,应按肠瘘的护理常规进行。

4. 腹腔间隔室综合征　　腹腔间隙室综合征是巨大腹壁缺损修补术后早期并发症,如果治疗不及时,将导致严重的多器官功能衰竭,对切口局部造成坏死和筋膜炎,导致肌红蛋白尿、肾功能衰竭。因此,为了早期识别腹腔间隔室综合征,可以在术中测量腹内压或气道峰压。

■■■ 二、切口疝腹腔镜修补术术后并发症

腹腔镜腹壁切口疝修补术术中主要并发症为出血;术后主要并发症是血清肿、切口或补片感染、慢性疼痛等。研究表明,腹腔镜腹壁切口疝修补术并发症的发生率低于开放性修补术。

1. 出血　　腹腔镜手术的出血是由于术中探针插入时损伤腹壁血管所致。

预防措施及护理要点:① 术中操作者动作应轻柔,选择合适的手术器械;如出现探针部位的出血,可准备单极电凝控制出血,严重出血者应进行缝扎止血或酌情开腹手术止血。② 术中严密检测患者心率及血压的变化。③ 术后仍需加强生命体征监测,注意伤口情况及引流液颜色、性状、量,并及时记录,一旦发现异常应立即通知医师及时处理。

2. 血清肿　　术后可行 B 超检查确定有无发生;血清肿大多可以自行吸收。

护理要点:① 加强观察血清肿吸收消退情况。② 保持引流管持续引流及有效、通畅。③ 术后常规使用加压腹带。

3. 切口或补片感染　　多见于复发性切口疝。

护理要点:① 积极使用预防性抗生素。② 严密监测生命体征的变化,尤其是体温的变化。③ 保持伤口清洁、干燥;如有污染及时更换敷料,并严格遵守无菌技术。④ 鼓励患者进食高蛋白、富维生素的营养食物,以增加机体抵抗力,促进伤口愈合。⑤ 医护人员在接触患者前后应严格执行洗手制度,防止医源性交叉感染。

4. 慢性疼痛　　因术中补片的固定采用缝线全层固定,虽然牢固,但是在腹腔镜下操作时间延长,特别在皮肤打结处可能会引起疼痛,其发生率在 $1\% \sim 3\%$。大部分疼痛在术后 $6 \sim 8$ 周内自行缓解,超过 8 周以上称为持续性疼痛。

护理要点:① 如患者出现疼痛应正确评估疼痛的部位、性质及局部有无肿胀等,发现因血清肿引起的疼痛,应及时通知医师采取对症治疗措施以缓解疼痛。② 术后 6 h 可采取半坡卧位或半卧位,以减轻腹壁伤口张力,减轻疼痛。③ 向患者及家属耐心解释引起疼痛的原因及疾病预后恢复的情况,消除其顾虑,并使其配合治疗及护理。

(胡　敏)

参 考 文 献

董章霞. 2004. 自体筋膜瓣无张力修复腹壁巨大切口疝患者的围手术期护理. 中华护理杂志,8(39):591 - 592.

姜金波,徐克森,寿楠海.2006.巨大腹壁缺损修补.中国现代普通外科进展,6(9):141-143.

李健文,郑民华.2006.腹腔镜治疗复发性腹壁切口疝的临床评价.临床外科杂志,11(14):689-699.

潘景艳.2006.腹部巨大切口疝行腹膜内置网修补术的护理.实用临床医药杂志(护理版),2(3):43-44.

饶芸,程琳,宋娟.2006.聚丙烯网片修补腹壁巨大切口疝的围手术期护理.护士进修杂志,1(21):52-53.

宋晓华,唐健雄,袁祖荣.2005.老年患者巨大切口疝无张力修补术围手术期的监护治疗.外科理论与实践,10(2):181-182.

许军,王刚,孙备等.2005.补片法治疗腹壁巨大切口疝的临床应用.临床外科杂志,2(13):78-80.

Itani KM, Neumayer L, Reda D, et al. 2004. Repair of ventral incisional hernia: the design of a randomized trial to compare open and laparoscopic surgical techniques. Am J Surg, 188(6): 22-29.

Korenkov M, Paul A, Sauerland S, et al. 2001. Classification and surgical treatment of incisional hernia: results of an experts' meeting. Langenbecks Arch Surg, 386(1): 65-73.

第六章 生物材料在腹壁缺损中的应用

腹壁缺损如何修补一直是外科医师必须面临的问题。很久以前,外科医师们就意识到仅仅用缺损边缘的自身组织进行修复是远远不够的。因此,早在一百多年前,外科医师已经开始使用他处的自体组织进行修复。同时,随着材料科学的日新月异,多种材料被尝试应用于腹壁缺损的治疗,并取得了巨大的成功。正是由于材料的应用,使腹壁缺损的治疗效果获得了很大程度的突破。并且,目前我们还可以说,当前乃至未来该临床领域的发展在很大程度上仍然取决于材料的发展。

外来的修补材料对机体而言是一种移植的异物,这些移植物应当具备哪些条件呢?早在20世纪50年代,Cumberland和Scales就提出,理想的移植物应具备:① 不会被身体内的体液侵蚀;② 与机体组织不发生化学反应;③ 不会产生炎性或异物反应;④ 无致癌性;⑤ 不产生变态或过敏反应;⑥ 良好的韧性,能抵抗一定的机械张力;⑦ 能按需要修剪成任意形状;⑧ 易于消毒。显然,目前临床所用的材料尚无一种能达到这些要求,修补应选用何种材料也没有金标准。因此,对过去、今天乃至未来的修补材料进行回顾、总结和探讨非常必要。

第一节 历史与现状

切口疝和其他疾病导致的腹壁巨大缺损,如果仅做单纯的直接修补,复发率接近50%,且易合并心肺功能紊乱等并发症。而在很早以前,从事腹股沟疝治疗的外科医师就开始尝试采用各种材料进行手术修补,继而,相同的材料、类似的方法也被引入了腹壁缺损的治疗。因此,讨论这些生物材料离不开疝的范畴,因此我们首先对此做一个整体的回顾。

一、金属修补物

早在19世纪末的1894年,Phelps即将银丝纤维在腹股沟的底部进行疝的修补。不久以后,Witzel和Goepel进一步用银丝网修补疝。继而,各种不同形式的银丝网陆续问世,以银丝为代表的金属修补物成为疝修补的早期材料。

按照现在的标准,银丝网还是比较粗糙的,但我们依然可以从聚丙烯网等现代修补物中看到银丝网的印迹。银丝网在机体内会被缓慢腐蚀,同时刺激纤维结缔组织的增生,有利于缺损的修复。在20世纪60年代以前,银丝网获得了较长时期的应用,也有不少成功进行疝修补的报道,如Ball等在1958年报道了500例用银丝网进行疝的腹膜前修补,复发率仅为1%。但由于银丝网缺乏柔韧性易引起患者的不适,同时银丝网易导致积液,有时会形成窦道,需要长期引流,故增加了感染的发生率。随着其他新的生物材料的应用,银丝网应用逐步减少,目前已被淘汰。

其他曾经应用的金属修补物还包括钽纱布和不锈钢网。钽具有很高的强度和柔韧性,同时耐酸耐碱,因此可制成纱布植入人体。初期的临床效果尚满意,但经过一段时间的应用,其不足逐步显现。比如钽纱布的结构不能长期维持,容易发生血肿,植入后很难移动等。不锈钢网具有良好的张力和耐用性,报道的感染率很低,经济,取材容易。在20世纪的一段时期内曾得到应用,当然也有金属材料影响磁共振检查、难以裁减等共同缺点。随着非金属合成修补物的广泛应用,近期已鲜有使用的报道。

二、非金属合成材料

非金属合成材料用于疝和腹壁缺损的实验研究和临床是近五十多年来的事,学者们尝试了大量的合成材料,这些材料包括聚乙烯海绵、尼龙、特富龙、硅橡胶、碳纤维、涤纶、聚丙烯、膨化聚四氟乙烯等。目前在临床上广泛使用的是后三者,即聚酯纤维涤纶网、聚丙烯网和膨化聚四氟乙烯。

1. 聚乙烯海绵 在20世纪50年代,聚乙烯海绵(polyvingl sponge,Ivalon)作为填充物广泛应用于外科的各个领域,也被引入了疝的修补。聚乙烯海绵是白色的无嗅无味的海绵状结构,可以根据需要切成片,形似切片面包。Abrahams和Jonassen用2 cm厚度的聚乙烯海绵片进行了16例复发疝的修补,经30个月的随访均无复发,但聚乙烯海绵不适应于感染条件下的疝修补。后期的研究则发现,在置入人体后,聚乙烯海绵的特性发生了显著改变,随着时间推移,海绵会碎裂或溶解。一旦出现感染,机体会对聚乙烯海绵产生显著的排异。

2. 尼龙 作为一种外科缝合材料,尼龙(Nylon)具有牢固、组织反应小的优点。因此,尼龙网也被尝试用于疝的修补。Aquaviva和Bounet报道了他们在法国应用尼龙网的经验。尼龙网的网片形状似箭型,尾端开孔允许精索通过,已成为我们当今进行腹股沟疝修补补片的雏形。但较厚的尼龙网感染率高,仅薄网的感染率可以接受,没有感染时尼龙网可作为支架有利于纤维组织的渗入,但在体内尼龙会因水化和化学降解丧失80%的强度。

3. 特富龙 特富龙(Teflon)即聚四氟乙烯(Polytetrafluoroethylene,PTFE),是一种人工制造的多聚氟化物,1938年由美国杜邦公司开发研制并大量应用于不粘锅的制作,1959年被引入疝的治疗。特富龙网的动物试验结果理想,但它不能与组织良好整合,抗张强度小,不能抑制感染,应用于人体后切口并发症率高,复发率高,因此被弃用。倒是其衍生物——膨化聚四氟乙烯成为当今流行的疝修补材料。

4. 碳纤维 碳是人体固有元素之一,无毒性,同时具有良好的力学和生物学特性。柔软的碳纤维丝可根据需要制成各种形状,不受血液和体液的影响,而且具有很强的拉力,亦不易老化。它可以有效地刺激纤维细胞增生,具有诱发产生高质量的新生结缔组织并沿纤维束生长的特点。Morris等的试验发现,碳纤维网在某些方面的优点甚至超过了聚丙烯。同时它耐高温煮沸或酒精浸泡消毒,因此符合缺损修补物的许多要求。但它也有柔韧性差、编织松散的缺点,同时纤维材料易引起内脏粘连。目前尚缺乏复合碳纤维网在疝修补中获得成功长期预后的临床报道。

5. 聚酯纤维网   聚酯纤维网(polyester fiber mesh),即涤纶(Dacron)。1950 年起由 Ethicon 公司生产并推向市场,商品名为 Mersilene,1956 年由 Wolstenholme 引入到疝的治疗开始应用于临床。Dacron 网是第一个真正在临床上应用比较广泛的补片。Rives-Stoppa 采用的巨大补片加强内脏囊术(GPRVS)修补腹股沟疝所用的网就是聚酯纤维网。1989 年 Wantz 报道了行 GPRVS 术治疗易复发性腹股沟疝的结果,认为 Mersilene 网是GPRVS 术的第一选择,复发者多因为是网片没有固定尺寸形状或定位不准确所造成。虽然聚酯纤维网可以说是应用历史最长的修补材料,但它在欧洲和美国受欢迎的程度显著不同,它的使用主要集中在欧洲,如法国、意大利、比利时等,美国医师并不推崇聚酯纤维补片。

6. 聚丙烯网   聚丙烯(polypropylene mesh, PP) 网,商品名为 Marlex。最早的聚丙烯网状补片由 Usher 在 1958 年推出,这种补片柔软性好,耐受大多数化学物质,具有很高的张力强度,可耐受煮沸消毒,同时具有非常好的组织相容性,患者不会感到不适。1963 年,Usher 将新型的聚丙烯单丝编结网用于临床,这就是我们目前临床上广泛使用的聚丙烯网片。1993 年,Rutkow 等应用聚丙烯网与 Bard 公司合作制成了预成型(prefix)的网塞填充在疝环内,术中同时配合平片做修补,这就是目前临床上十分常用的填充式疝修补术。以聚丙烯网片制成的其他补片,如 Kugel 或 Modified Kugel、Prolene hernia system 等以不同的修补方式也在临床腹股沟疝、腹壁疝、造口旁疝、感染和非感染性的腹壁缺损的治疗中得到了广泛使用。

7. 膨化聚四氟乙烯   膨化聚四氟乙烯(expanded polytetrafluoroethylene, e - PTFE,Gore - Tex)。如前所述,聚四氟乙烯(PTFE)虽有优异的不粘连特性,但在以后的使用和试验中效果并不令人满意。1963 年,日本 Shinsaburo Oshige 利用膨胀法改造了PTFE,生产出了具有高度均匀、连续纤维、多孔结构的 e - PTFE,e - PTFE 具有很好的机械强度。这种膨化技术经 Gore 精练后,1975 年以血管假体的形式推向市场。以后 Gore 和其合作者将 e - PTFE 拉伸成片状,成为适用于疝和腹壁缺损修补所用的片状补片。1983 年后,Gore - Tex 被应用于疝和腹壁及其他软组织缺损的修补。虽然临床报道也暴露了其组织整合差、缺乏组织反应、孔径小难以抑制感染等缺点,但其良好的抗粘连作用特性还是足以得到重视。目前临床常使用 PP 与 e - PTFE 的复合补片以取长补短。

8. 可吸收修补材料   除上述不可吸收材料外,为了避免不可吸收材料可能引起的远期合并症,人们还研制了不少可吸收材料。目前在临床使用的主要有聚羟基乙酸(polyglycolic acid,Dexon)和聚乳酸羟基乙酸(polyglactin,Vicryl)两种可吸收网片,其完全吸收时间为 3 个月。这两种材料最初都是作为合成纤维缝合材料成功应用于临床的,以后制成网片被逐步引入疝和体壁缺损的治疗。1983 年,Jenkins 等通过大鼠的动物实验比较了 Vicryl 与 Marlex 和 Gore - Tex 网。结果发现,术后 8 周三者在强度上无显著差别,同时 Vicryl 能避免肠管粘连。1986 年,Dayton 等报道了 8 例感染性腹壁缺损采用Dexon 进行修补的结果,18 个月的随访发现,有 6 例患者出现腹壁疝。其他的报道也有类似的结果。这些说明,由于 Dexon 和 Vicryl 不能刺激起足够的纤维组织增生,吸收后往往在修补部位再次形成腹壁疝。因此,这两种材料用于腹壁缺损修补尚不成熟。但在某种特定情况下,如缺损同时伴有感染或污染时,用不吸收材料可能导致伤口持续感染、腹腔脓肿、甚至肠瘘等严重并发症,而采用可吸收材料则可以在不引起并发症的情况下临时恢复腹壁连续性,帮助患者度过疾病的危险期,待到腹壁疝形成后再用不吸收网片进行二期修补。

三、天然生物来源材料

金属和各种合成材料均非天然生物材料,对人体是否存在长期并发症很难判断。因此,学者们也从未停止尝试用天然生物材料进行疝和腹壁缺损的修补。天然生物来源材料的范围很广,包括了异种异体材料(如猪或牛的心包膜)、同种异体材料(如人的羊膜)、自体材料(如大网膜、移植皮肤、肌皮瓣等,暂不在本章讨论范围之内),也包括经加工的生物材料(如去细胞的人或猪真皮基质),还包括一些组织工程材料。这些都是近二十年来的较新进展,与金属和各种合成材料相比,其特征和植入人体后的机体反应是完全不同的。虽然许多材料的临床应用才刚刚开始,目前也不能得出最终的评价,但采用天然生物来源材料的初衷是期望以这些材料为媒介,通过促使机体的自身创伤修复和组织愈合过程,达到尽可能接近机体自身的组织修复。因此,其前景仍被广大学者看好。

第二节 人工合成材料

人工合成修补材料对机体而言仍然是异物,对于外来异物,机体组织产生的三种典型反应是:① 破坏分解;② 耐受共存;③ 排斥。完全理想的植入修补假体材料应当是完全组织相容的,应该尽可能少地引起异物反应。但事实上,目前的材料还不能达到这一要求。因此,探讨修补材料置入机体后的组织反应具有重要的意义。机体产生的反应特征由两方面因素决定:一是材料的内在属性,二是宿主组织的特征。

没有移植物的伤口愈合的自然过程包含了凝血、炎性反应、血管及上皮的增生、纤维形成、间质充填和伤口收缩等。各阶段中有各种细胞成分的参与,其中产生的各种细胞因子和生长因子在整个过程中起了重要的调控作用。移植物的存在或多或少地改变了参与组织愈合的细胞成分与分泌的细胞因子和生长因子,使其与自然的伤口愈合过程有所区别。在下文中我们会描述一些目前临床常用修补材料的组织反应特征。

人工合成材料包括两大类,不可吸收补片和可吸收补片。不可吸收补片,即永久型补片,是指性质稳定,如不通过外科手术取出,将终身在患者体内存在的假体材料。可吸收补片是指在植入体内经过一定的时间可被机体降解吸收的假体材料,属暂时性。目前临床上常用的疝修复补片主要包括 Marlex、Prolene、e-PTFE、Mersilene、Dexon 和 Vicryl。前四者属于不可吸收补片,后两者属于可吸收补片。本节主要描述这些常用合成材料的材料学特点、各自在切口疝和腹壁缺损修补中的优缺点以及合成材料的一些进展。

一、常用合成材料

1. 聚丙烯 聚丙烯网是目前临床疝修补和腹壁重建最常用的材料,为永久性修补材料。临床所用的聚丙烯网(Marlex)是由直径 150 μm 左右的聚丙烯单丝纤维编织而成的网,所形成网孔的直径是 620 μm。从材料学角度,聚丙烯网具有以下特点:① 强度大,3 500~10 500 kg/cm^2,甚至可以承受胎儿分娩的压力。② 不与机体发生化学反应,稳定性好,机体不能降解。③ 柔软,弹性好,坚韧。④ 耐高温,软化温度为 126.6℃。⑤ 在常用补片中,聚丙烯网的机体反应最强,但正是这种强反应刺激诱导了纤维组织的增生;由于网孔大,增生的纤维组织能迅速地穿过补片的网孔,通过多量的胶原沉积以形成牢固的瘢痕,同时大网孔也足以让各种细胞成分通过;植入后的组织学检查发现聚丙烯纤维与结缔组织结合,在修补网的表面显著致密的成纤维反应,形成螺旋状。⑥ 长期的放置会引起慢性炎症,以缺乏巨噬细胞和巨细胞为特征。

正是由于以上特点,聚丙烯网具有显著的优缺点。主要的优点是:① 诱导成纤维细胞生长,刺激纤维组织增生,其网眼结构易被纤维组织穿过,能够早期嵌入组织之中,形成"钢筋+水泥"结构,因此植入后能保持较高的抗张强度;② 具有良好的组织相容性,不引起细胞突变和畸变;③ 柔软,弹性好,坚韧,同时可随意裁减,使用方便;④ 相对其他常用不吸收补片,具有一定的抗感染能力,这是因为聚丙烯网的网孔大,虽然细菌易于黏附,但宽大的网孔仍允许污染物的自由外移和机体免疫细胞的进入;⑤ 与其他不吸收材料相比价格相对便宜。聚丙烯网在临床上先后被用在腹股沟疝、腹壁疝、造口旁疝、感染和非感染性腹壁缺损的修补。然而,聚丙烯网也有一些缺点,主要是其组织刺激性较大所致:① 易在局部发生血清肿,在修补大的腹壁缺损时,网片周围产生的纤维组织过多,后期的瘢痕收缩会造成网片扭曲,其不规则的表面会刺激并损伤周围组织,在某些病例可引起感染及皮肤窦道形成;② 更严重的是聚丙烯网如与肠管直接接触易发生粘连和肠瘘。目前在腹壁全层缺损的治疗中,一些学者采用大网膜、游离腹膜或肌瓣等软组织将聚丙烯网片与腹腔脏器隔开,以减少腹腔粘连及肠瘘的发生,取得了良好的效果。

Marlex 补片是目前临床应用最为广泛的修补材料,Prolene 补片的材料基本同 Marlex 补片,为双丝聚丙烯材料,两者的基本特性相同。

2. 膨化聚四氟乙烯   e-PTFE 是经拉伸而形成的多孔材料,e-PTFE 补片以聚四氟乙烯为核心,由细的原纤维连接,平均空隙空间达 80%,Gore-Tex Soft Tissue Patch 的结间平均距离为 22 μm,这种独特的多孔微细结构使得 e-PTFE 柔软可曲、边缘不磨散。同时,e-PTFE 是一种惰性的高分子材料,具有良好组织相容性;顺应性好,机械性能较聚丙烯网更优越。它所提供的张力强度为 14.02~30.00 kg/cm²,能够满足临床需要。e-PTFE 的组织炎性反应很小,同时由于组织不能穿过网孔,因此补片最终被纤维组织包裹,在植入 e-PTFE 的表面可形成由成纤维细胞、巨噬细胞、淋巴细胞等多种细胞组成的组织层,类似一层厚实、平整、附着并不紧密的筋膜,组织与补片完全相融的时间约为 8 周。长期放置导致的慢性炎症与 Marlex 引起炎症的特征不同,有巨细胞的存在。

与聚丙烯相比,e-PTFE 具有如下特点:① e-PTFE 的抗腹腔粘连优于聚丙烯,e-PTFE 补片与腹腔脏器直接接触时只引起轻度粘连,一般不会导致肠瘘的发生。因此,除普通的疝修补外,e-PTFE 更适用于腹壁全层缺损的修补以及腹腔镜 IPOM 法的修补。瘢痕厚度小于聚丙烯网,几乎没有材料变形和瘢痕挛缩的情况。② 与聚丙烯比,e-PTFE 抗张强度弱,刺激纤维组织增生作用小,且纤维组织很难在短期内生长进入补片的微孔结构,因而易造成补片与周围组织嵌合不良,这是导致术后交界疝发生的主要原因。采用改进的修补方法可提高修补效果,实验表明,修补时采用补片与周围组织重叠一部分的方法可以有效避免疝的发生,以弥补不足。③ 尽管 e-PTFE 黏附的细菌量较少,但由于其孔径太小,机体细胞不能穿入,因此抗感染能力差,一旦发生感染则补片必须取出。

④ e‐PTFE 价格昂贵,尤其在国内,目前在临床广泛应用还有一定的困难。

3. 聚酯纤维　　聚酯纤维网是一种多束补片,编织精密,孔隙较大,厚 0.2 cm,重量为 40 g/m²,轻便、柔韧而富有弹性,顺应性优于聚丙烯和 e‐PTFE。材料耐久、可高压消毒,可任意剪裁而不磨损边缘,自身也不易打褶。具有较好的生物相容性,会产生中度的异物反应,可引起由补体和巨噬细胞介导的炎症,同时有较强的纤维组织增生反应。聚酯纤维的理化特征与聚丙烯相似。但它的缺点是炎性反应和感染发生率高于聚丙烯和膨化聚四氟乙烯(图 6‐1)。

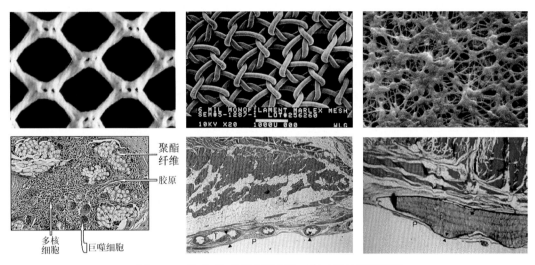

图 6‐1　聚酯、聚丙烯和膨化聚四氟乙烯的镜下所见

(上排为扫描电镜下、下排为补片植入后的组织学表现)

早期临床研究中,聚酯纤维网曾放置于腹腔内,但出现了肠瘘等并发症,且部分报道指出网片会移入腹腔内脏器,因此不主张将聚酯纤维网与肠管接触。腹腔外放置后发现网片可与腹壁组织较牢固地结合。最主要的临床报道是 Rives‐Stoppa 提倡的 GPRVS 技术修补腹股沟疝,尤其是易复发性疝,在切口疝方面的报道相对较少。1987 年,Adloff 和 Arnaud 报道了成功采用腹膜内聚酯纤维网结合腹直肌鞘整形术治疗巨大切口疝,130 例患者仅有 6 例复发,复发者都是由于网片脱出所造成。但 Leber 等比较了四种合成补片在切口疝中应用的临床结果,认为在腹壁切口疝的修补中不应使用聚酯纤维。

4. 可吸收修补材料　　Dexon 的成分是聚羟基乙酸(Polyglycolic Acid,PGA),是一种可吸收、暂时性的材料,具有柔软、可塑性好、易延展等特性,它可被切割成任意形状而不发生破裂,间质组织可在 Dexon 网上快速生长,材料不久被逐步吸收。在动物试验中,Dexon 网几乎不引起急性炎症的发生,到术后 10 周,材料被吸收 50% 以上,因此产生的张力强度最小。聚羟基乙酸被认为是污染手术区域植入的理想材料,因为即便感染发生,也不需要手术切除。这是因为其吸收快能阻止细菌吸附生长。Dexon 补片可引起粘连,但此种粘连会随着补片逐步吸收而消减,早期粘连可轻易分开,以后则需要较强的钝性分离。

薇乔(Vicryl,Polyglactin 910)也是可吸收网,是聚羟基乙酸和乳酸的共聚物(聚乳酸羟基乙酸)。网孔为 280 μm×300 μm,与 Dexon 相比,网片虽缺乏弹性但柔韧性好,吸收性略好于 Dexon,但其基本的物理特性和生物降解特征与 Dexon 相似。Vicryl 补片的特性与强度在术后逐步降低,2 周左右即降低 50%,90 d 左右可完全吸收。Vicryl 表面可以有肉芽组织和纤维组织的生长,可起到加强腹壁的作用。仅产生微小的炎性反应,并支持间质网里的细胞生长。与其他材料比较,其表面可适量形成纤维细胞,胶原长入的量适当,聚丙烯网、Dexon 网胶原长入过厚,e - PTFE 则几乎没有胶原形成。Vicryl 网与组织发生粘连的发生率与 Dexon 网相似,张力强度高于 Dexon 网。

由于 Dexon 和 Vicryl 不能刺激起足够的纤维组织增生,因此这两种材料不能单独应用于腹壁疝或缺损的确切修补,主要是应用于有感染或污染的缺损,当不能采用不吸收合成材料修补时,作为临时建立腹壁连续性的替代物。

以上临床常用补片的特点总结见表 6 - 1。

表 6 - 1　常用补片特点的比较*

	解剖顺应性	引起局部排异反应的机会	抗感染能力	抗降解能力	应用情况
Marlex	1	5	5	5	5
Prolene	2	4	5	5	5
e - PTFE	3	2	4	4	4
Mersilene	4	3	3	3	2
Dexon, Vicryl	5	1	1	1	1

* 5 最强;1 最弱。

二、合成材料的应用进展

如前所述,目前常用的各种合成材料有着各自的优缺点,在材料学本身没有重大突破的情况下,有多种改良补片的出现,数量也不少,比较重要的两方面是:① 常规的聚丙烯补片会产生较强的异物反应,可以通过减少单位面积上聚丙烯的质量达到减轻异物反应的目的,即轻量型补片;② 不同材料制成的复合补片,以达到取长补短的目的,尤其是以聚丙烯材料为基础的改良补片。

1. 轻量型聚丙烯补片　聚丙烯补片仍然是目前使用最为广泛的材料,如前所述,作为异物,聚丙烯会引起较强的组织反应。常规的 Marlex 和 Prolene 补片的质量均在 90 g/m² 以上,而其抗张强度远远超过修补的需要。因此,只要满足修补的强度需要,降低补片的聚丙烯含量有助于降低异物反应的程度。轻量型聚丙烯补片(即聚丙烯质量<50 g/m²)可能是聚丙烯补片发展的一个重要方向。

目前已有多种轻量型聚丙烯补片进入临床,除了轻质量,它还具有纤维少、网孔大、柔软、弹性好等优点。多数临床研究认为轻量型聚丙烯补片具有期望的效果。实验研究也表明它能够降低异物反应,但对缓解术后慢性疼痛无帮助,可能增加复发率。也有实验认为异物反应的轻重主要取决于网片的孔径而非聚丙烯的质量。

2. 复合材料补片

(1) 聚丙烯与膨化聚四氟乙烯:如前所述,聚丙烯的组织刺激性较大,易于粘连,不能与肠管等脏器接触;而 e - PTFE 具有抗粘连作用,但与组织的整合差,抗张强度低。因此,目前已有聚丙烯和 e - PTFE 共同制成的复合材料补片。如 Composix Mesh(图 6 -

2)，它的腹腔面为单层 e-PTFE，外面为双层聚丙烯。腹腔面的 e-PTFE 避免了补片与腹腔内脏器的粘连，外层的聚丙烯能与腹壁的正常组织相互完全融合，加强腹壁局部强度，起到了聚丙烯和 e-PTFE 两者取长补短的作用，实验与临床使用获得了较为理想的效果。

（2）Vypro——聚丙烯与薇乔：Vypro 是由 50% 的可吸收材料薇乔和 50% 的不可吸收聚丙烯混编而成，补片网孔大，约 4 mm，聚丙烯含量为 $25\sim30$ g/m^2，因此属于一种改良的轻量型网片。聚丙烯含量低的好处是较少异物，减轻异物反应，但也牺牲了一定的强度，同时补片过于柔软不易操作，尤其是在腹腔镜下。加入可吸收薇乔能够在补片植入早期提供足够的抗张强度，等到 $56\sim84$ d 薇乔成分吸收后留下的轻质聚丙烯网异物反应较少；加入薇乔还可以增加网片的刚性，便于操作；同时补片的延展性好，有助于恢复良好的腹壁功能。临床研究也认为比较常规的聚丙烯补片，Vypro 修补切口疝后的腹壁功能更好。

（3）Sepramesh——聚丙烯与聚羟基乙酸等可吸收材料：与 Vypro 不同，Sepramesh 是一双层补片，外层为聚丙烯网，内层为可吸收的 PGA 网，PGA 表面为水凝胶，成分是可吸收的经化学修饰的透明质酸钠（sodium hyaluronate，HA）、羧甲基纤维素（carboxymethylcellulose，CMC）和聚乙二醇（polyethylene glycol，PEG）。内层即脏面具有较强的抗粘连作用，材料的吸收时间为 30 d，远大于腹膜间皮生长覆盖所需的 $7\sim14$ d，因此可以植入腹腔中使用。动物实验证明，Sepramesh 具有良好的抗粘连特性，优于 Prolene、Dualmesh 和 Vypro 等补片。

（4）Proceed——聚丙烯与可吸收氧化再生纤维素（oxidized regenerated cellulose，ORC）（图 6-3）：与 Sepramesh 不同，Proceed 补片通过一层可吸收氧化再生纤维素作为聚丙烯与内脏器官之间的衬垫，避免补片与内脏的粘连，待缺损下新的腹膜形成后，ORC 在 2 周后被逐步吸收。此外，补片的聚丙烯由可吸收的 Polydioxanone（PDS）包裹以增强早期的强度，聚丙烯与 ORC 之间以 PDS 构成柔韧而安全的连接带。因此，该补片具有较好的抗张强度和抗粘连特性。动物实验表明，与 Marlex、DualMesh（双层 e-PTFE）、Composix 相比，Proceed 的组织顺应性最好，形成的粘连面积远小于 Marlex 组（40%），与 Composix 相当（10% VS 14%）。但也有研究发现，Proceed 仍会形成一定的粘连，较 Sepramesh 和 Dualmesh 粘连面积更大。

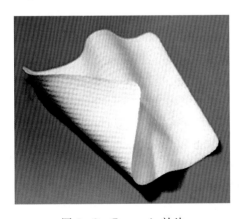
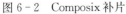

图 6-2　Composix 补片

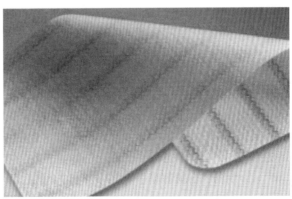

图 6-3　Proceed 补片

此外,还有聚丙烯与 polyglecaprone 复合制成的 Ultrapro 补片、钛与聚丙烯复合的 Timesh、胶原 polyethylene glycol-glycerol（聚乙二醇甘油）包被的聚酯补片 Parietex 等,都有各自的设计理念,目前仍处于动物实验和早期的临床研究中,动物实验都有不错的结果,但具体的临床结论和优缺点比较还有待于进一步的评价。

第三节　天然生物来源材料

一、基本分类和传统材料

从分类上,天然生物来源材料包括同种异体材料和异种异体材料。

较早期应用的同种异体材料主要是羊膜（Amniotic membrane）。羊膜为半透明的薄膜,包括上皮、基底膜及基质三层。人羊膜细胞不表达人类白细胞 A、B、C 或 DR 抗原,所以移植后不会发生免疫排斥反应。厚的基底膜及无血管基质是羊膜的结构特点之一,厚的基底膜有利于上皮细胞的移行、促进上皮化,无血管基质则能够防止纤维瘢痕组织的过度形成、减少免疫排斥反应的发生。相对而言,羊膜比较容易得到,且易于加工、处理、保存和运输,储存一年左右其适用性仍不会受到损害。Szabo 等利用羊膜治疗 SD 大鼠的全层腹壁缺损,结果发现羊膜有较好的抗粘连作用,同时能促进组织修复。随着羊膜在组织工程中的应用潜能不断得到重视和发挥,它有可能成为一种理想的促进组织修复的可降解生物材料。

应用的异种异体材料包括经戊二醛去抗原处理的牛或猪的心包膜、膈肌中心腱、牛腹膜等,它们都具有来源容易、取材方便、价格低廉、制备简单的优点。动物实验表明这类材料具有良好的组织相容性。张力对照实验证明在同样负荷下,这三种材料的延伸率均高于人腹膜。大鼠的动物实验表明,牛心包膜修补腹壁缺损的效果与 PTFE 相当,优于直接修补。Araujo SE 等应用牛心包膜修补 13 例直肠癌后的造口旁疝,与其他不用的 9 例相比,效果更好。

二、小肠黏膜下基质和脱细胞真皮基质

近年来,人工去细胞的组织基质以其组织引导性再生作用（tissue guided regeneration）引起医师的广泛关注。目前报道和研究最多的是小肠黏膜下基质（small intestinal submucosa, SIS）和脱细胞真皮基质（acellular dermal matrix, ADM）。

1. 小肠黏膜下基质　　小肠黏膜下基质属天然细胞外基质类材料,由猪小肠黏膜下层经去细胞等处理制备而成,具有一定的机械强度,主要成分是胶原（含量超过 90%）,还含有一定量的纤维黏蛋白、硫酸软骨素、透明质酸和多种细胞因子。SIS 与被替代的组织有良好的相容性,能很快被所替代的组织吸收,结构上具有自我调整能力,抗粘连性好,术后疝复发、感染、肠梗阻、瘘管形成等不良反应的发生率明显较低,在以上方面优于目前所用的合成材料,是目前有可能实现组织完全性再生的修复材料。

（1）制备：小肠黏膜下基质在猪麻醉后获取,机械方法去除黏膜、浆膜和肌层,留下大约 80 μm 的黏膜下层,然后用 0.1% 过氧乙酸处理后低渗盐水去除所有剩余细胞,再用环氧乙烷消毒后,8 层结构斜向 45°以 41℃真空压缩 24 h,最后用直径 0.9 mm 细针打孔,间

距为 6～7 mm。

（2）动物实验：动物实验检验了植入后的组织整合情况、作为一种可吸收生物材料在植入后一段时间的强度、宿主的免疫反应以及组织再生的分子和细胞机制。

一项狗的动物实验中，通过造成动物的部分腹壁缺损模拟腹壁切口疝，SIS 按 inlay 放置。免疫组化发现，植入后 4 周，SIS 被宿主组织完全替代。在修补部位，可以看见整齐、平滑、致密的胶原结缔组织与周围的筋膜和肌纤维束良好整合。与 Marlex 和 Dexon 相比较，SIS 的整合情况最佳，完全被整齐良好的宿主组织所取代，其间还包括分化的骨骼肌纤维。与 Marlex 比较，与大网膜形成的腹腔内粘连少。

另一项狗的动物实验检测了 SIS 植入后的强度。狗的自身腹壁抗张强度为 32.7±16.2 磅，SIS 植入时为 73.4±11.5 磅，10 d 后降至 40.0±18.0 磅，以后逐步增强，6 个月为 120.7±39.5 磅，2 年为 157.2±26.0 磅。说明 SIS 的抗张强度随着 SIS 的降解迅速降低，但随着腹壁组织的重塑，抗张强度会超过自身组织。

SIS 是一异体异种组织，但植入人体并未出现显著的排异反应。体外研究表明，SIS 所含的半乳糖基- $\alpha(1,3)$ 半乳糖表位（该表位是猪组织异种移植时，引起灵长类机体产生超急性排斥反应的主要因素）的分布和数量不足以激活人的血清成分，此结果或许可以解释 SIS 不引起人体排异的主要原因。

SIS 中含有 FGF - β 和 TGF - β 等生长因子，内皮细胞可以黏附停留在 SIS 上，这些都有助于创伤愈合和组织重塑。

（3）临床研究：M. E. Franklin 最早报道了 SIS 在 25 例污染或感染疝修补中的临床应用，经 15 个月（中位随访期）的随访，无补片相关并发症，也无复发。M. E. Franklin 在其后的报道中，进行了 53 例污染疝的腹腔镜修补，随访也无补片相关并发症，亦无复发。一例患者术后 2 年时的活检显示，SIS 完全被吸收，代之以较为整齐的胶原沉积。

Ueno 报道了 20 例应用 SIS 进行感染或污染腹壁缺损患者的修补，1 例坏死性筋膜炎患者的 SIS 网在 7 d 内被降解，5 例复发，另 14 例术后无慢性感染和复发。

L. Ansaloni 报道了一组 45 例应用 SIS 进行腹股沟疝修补的临床研究，以检验其安全性和有效性。尽管术后短期内有血清肿和发热等局部和全身并发症的发生，但都能够自行消失，没有排异和感染的发生，经 2 年随访，仅有轻度的局部不适或疼痛，均无复发，结果满意。另有一例采用下腹直肌肌皮瓣（TRAM）进行乳房再造时，腹壁缺损采用 SIS 进行修补的个案报道，随访 14 个月没有发现腹壁薄弱。

W. S. Helton 报道了应用 SIS 进行 53 例腹壁疝修补的短期随访研究。患者伤口情况包括清洁、污染和感染等，有 41% 的患者出现了并发症，包括二次手术、补片分离、补片反应和复发等。对清洁伤口患者安全、效果满意，但对感染患者并发症发生率高。

2. 脱细胞真皮基质　　近年来，脱细胞真皮基质也是迅速进入临床的生物材料之一。ADM 是采用各种理化方法去除异体或异种皮的细胞成分，剩余结构主要为胶原和细胞外基质蛋白。这两种成分无明显免疫原性，因此具有良好的生物相容性。在临床上已广泛应用于烧伤创面的治疗、眼科整形、鼓膜穿孔的修补和硬脑膜缺损的修补等软组织修复，收到良好的效果。

在腹壁缺损和疝方面，ADM 也已开始进入临床应用。目前已有商品化的 ADM，同种即人的 ADM 由 Life Cell 公司生产，商品名为 AlloDerm；异种 ADM 取自猪，由 Tissue

Science Laboratories plc 生产,商品名为 Permacol。目前多数的研究还是集中在同种,也就是人的 ADM。人的 ADM 取自自愿捐献的尸体皮,去处细胞成分后,保留的基质包括基底膜、胶原、弹性蛋白、细胞因子和生长因子,经特殊的冻干处理后可保存 2 年,应用前需再水化。

(1) 动物实验:Menon 等通过兔模型证实了 ADM 作为筋膜替代物在腹壁重建中的优越性。实验发现,植入 ADM 再血管化,并有成纤维细胞和炎症细胞的进入,其修补的有效性与 e - PTFE 相当。

(2) 临床研究:Buinewicz 报道了一组 44 例应用 ADM 进行 inlay 和(或)overlay 修补重建腹壁的临床研究,证实复发率仅为 5%,ADM 具有良好的组织整合性,机体耐受好。Kolker 等在重建腹壁缺损时结合了游离腹外斜肌腱膜减张技术(components separation),ADM sublay 与 overlay 两层放置,16 例患者经 9~13 个月的随访,仅 2 例出现血清肿,1 例补片暴露与创面分离,所有患者均无复发。因此,作者认为这样做既避免了合成补片的不良反应,又获得了最小张力的修补,所以可作为复杂和复发腹壁疝的修补。

合成补片在污染和感染创面的应用始终受到限制,因此可吸收的天然生物材料自然会成为良好的替代物。与 SIS 相似,一些学者在污染和感染创面的组织缺损时考虑到了 ADM。H. Kim 等应用 ADM 进行了 29 例高危腹壁缺损的修补,28 例(96%)患者成功修补了缺损并关闭了皮肤伤口,虽然有 13 例(45%)患者出现了创伤部位合并症,但经引流等处理,都不需要取出 ADM,且中长期随访仅有 2 例过度肥胖患者和 1 例造口患者复发。Patton 报道了应用 ADM 进行 67 例复杂和污染腹壁的重建,16 例发生伤口感染,大部分感染表浅,通过非手术处理可以痊愈,5 例需进一步手术,仅 2 例需要取出 ADM,共有 12 例复发。作者认为 ADM 作为传统合成补片在腹壁重建的替代物是安全有效的,尤其是对有污染者。但也有学者的研究得出了不同的结论,R. Schuster 认为创伤状况是预测 ADM 修补腹壁缺损是否成功的主要因素,在 18 例污染的腹壁缺损患者中,12 例能够关闭伤口者 4 例复发,而 6 例敞开伤口者有 5 例复发。因此,除非能成功关闭创面,否则不建议采用这种昂贵的材料。

近期,还有 1 篇报道比较了 SIS 和 ADM 在腹壁缺损中的应用情况,并详细探讨了产生并发症的原因以及产品的改进建议。作者认为两者的共同优点是具有一定的抗感染作用,可放置于污染或感染区域,SIS 的常见并发症是血清肿,部分患者有局部的不适和疼痛,其可能的主要原因是 SIS 的内面与人体组织不完全嵌合。ADM 有较高的复发率,主要是由于补片与筋膜、拼合的补片与补片之间常会有裂开,可能与 ADM 补片植入后本身会有 50% 左右的延长有关。

猪 ADM 目前在腹壁缺损和切口疝方面的临床报道有限,以个案报道为多,数例的报道也很少。D. M. Parker 等报道了 9 例复杂腹壁缺损患者采用猪 ADM 修补的报道,其中包括了 5 例感染或污染创面,经 18.2 个月(平均随访期)的随访,仅 1 例在缝合处出现胀肿导致补片与皮肤分离,补片最终被取出导致疝的复发。Armellino 等报道了 6 例猪 ADM 在急诊复杂切口疝中的应用,经 3~24 个月的随访,无复发和伤口感染发生。Catenad 等报道了 7 例复杂切口疝应用 ADM 进行修复的结果,没有手术相关并发症发生,未发现复发和伤口感染。最近的一篇报道是在 2009 年,Hsu 等对使用 Permacol 修补

28 例切口疝患者进行回顾性调查,疝的平均大小 150 cm² (10～600 cm²),由 6 名手术者使用标准化 underlay 术式放置 Permacol,术后平均随访 16 个月,有 3 例(10.7%)疝复发,4 例(14.3%)形成慢性非感染性积液,1 例(3.6%)切口裂开,1 例形成蜂窝织炎,所有患者通过后续治疗后均治愈,无一例患者因植入物感染而需取出材料。因此认为,对于腹壁缺损,Permacol 是一种良好、安全、有效的修复材料。

从取材角度,人 ADM 取自尸体皮,显然是猪 ADM 来源更容易。但也有一些不利的报道,由于采用化学交联,虽然成纤维细胞能够在材料表面聚集,但难以穿透进入支架内部,血管的长入也十分有限。

从本质上说,SIS 和 ADM 实际上都是提供了一个三维立体的细胞外基质支架(相当于一种组织工程的支架),植入机体后宿主的细胞、血管等很快进入这一支架内,细胞增殖、分泌胶原、血管形成等,最终完全替代植入物。在此之前,原先的细胞外基质也能够暂时提供足够抗张强度(图 6-4)。SIS 和 ADM 是否能够在临床推广,的确还需要更细致的基础与临床研究,尤其是更大宗的临床报道,需要多中心的随机对照临床研究才能得出最终的结论。

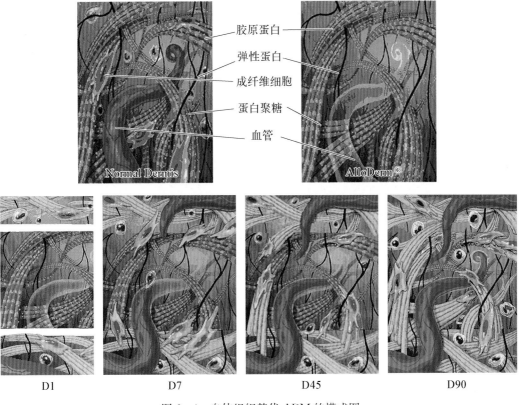

图 6-4　自体组织替代 ADM 的模式图

此外,也有学者将去细胞的细胞外基质作为一种组织工程的支架,在支架内接种骨骼肌细胞、成肌细胞、成纤维细胞等细胞成分后,再将支架植入人体。Lai 等报道将骨骼肌细胞或成纤维细胞植入后的 SIS 用于修补 Lewis 大鼠的腹壁缺损,与无细胞种植的 SIS 相比,腹壁疝的形成率显著降低,细胞种植支架的植入物在植入后其厚度大于无细胞支架植入物,强度更高,有更多的细胞浸润和不同程度的组织再生。de Coppi 等采用肌原细胞 myoblast 接种去细胞的骨骼肌细胞外基质,用以修补 Lewis 大鼠的全层腹壁缺损,结果发现,至术后 9 月,种植细胞的去细胞基质植入物的三维结构和厚度保持良好,有神经纤维的长入迹象,植入物内有散在的骨骼肌纤维的形成,但无完整肌肉束。另一篇相同单位的文章,是将含细胞的植入物植入动物的两层肌肉之间,结果发现术后 2 个月内植入物结构保存,有毛细血管的长入,并存在肌电活动,但以后补片逐步变薄,肌电活动减弱。到底是植入位置的不同,还是其他原因造成的结果差异目前尚不清楚。虽然再造完整的腹壁目前仍存在困难,但有理由相信组织工程技术在未来腹壁缺损的修补中会占据一席之地。

Cumberland 和 Scales 提出了修补用移植物的 8 点要求,五十年过去了,通过对问题研究的深入,目前认为,未来理想的生物材料在满足前述 8 点的基础上,还需要满足以下3 点标准:① 抗感染;② 抗粘连,能在脏层提供一个防止粘连的屏障;③ 可与自体组织结合,避免固定和持续修复,无瘢痕和包裹问题。毫无疑问,现有常用材料仍然都没有达到在本章引文中 Cumberland 和 Scales 所提出的 8 点要求,能够尽可能多地满足以上条件是评判当前临床修补物的标准。寻找一种完全理想的腹壁替代材料仍然需要多年的努力。

总结回顾目前腹壁缺损的临床治疗情况:聚丙烯补片仍是目前最常用的修补材料;膨化聚四氟乙烯、聚羟基乙酸和聚乳酸羟基乙酸也是常用材料;同时,采用两种合成材料制成的复合材料达到了取长补短的目的;多种天然生物来源材料的尝试使我们开辟了寻找腹壁替代材料的另一条路径;未来的组织工程技术或许能够重建仿真的腹壁。

(汤　睿　徐晓波)

参 考 文 献

卜建石,顾宝清. 1997. 创伤性腹壁缺损三种修补材料的动物与张力实验. 第四军医大学学报,18(3):235.

徐荣和,孙惠军. 2002. 人工材料与开放式无张力疝修补. 国外医学生物医学工程分册,25(3):142-145.

杨镇. 1991. 用同种异体膈肌中心腱修补腹壁缺损. 中华实验外科杂志,8(2):65.

张喜海. 2005. 腹壁修补材料的研究及应用进展. 生物医学工程学杂志,22(6):1287-1290.

Adloff M, Arnaud JP. 1987. Surgical management of large incisional hernias by an intraperitoneal Mersilene mesh and an aponeurotic graft. Surg Gynecol Obstet, 165(3):204-206.

Ansaloni L, Catena F, Gagliardi S, et al. 2007. Hernia repair with porcine small-intestinal submucosa. Hernia, 11(4):321-326.

Anwar S. 2003. The use of prosthetics in hernia repair. Hosp Med, 64(1):34-35.

Araujo SE, Habr-Gama A, Teixeira MG, et al. 2005. Role of biological mesh in surgical treatment of paracolostomy hernias. Clinics, 60(4):271-276.

Armellino MF, De Stefano G, Scardi F, et al. 2006. Use of Permacol in complicated incisional hernia. Chir Ital, 58(5):627-630.

Badylak S, Kokini K, Tullius B, et al. 2001. Strength over time of a resorbable bioscaffold for body wall repair in a dog model. J Surg Res, 99(2):282-287.

Barbolt TA. 2006. Biology of polypropylene/polyglactin 910 grafts. Int Urogynecol J Pelvic Floor Dysfunct, 17 Suppl 1:S26-30.

Bellon JM, Garcia-Honduvilla N, Serrano N, et al. 2005. Composite prostheses for the repair of abdominal wall defects: effect of the structure of the adhesion barrier component. Hernia, 9(4): 338 – 343.

Bendavid R, Abrahamson J, Arregui ME, et al. 2001. Abdominal wall hernias. New York, Springer-Verlag, 1 – 309.

Bringman S, Wollert S, Osterberg J, et al. 2006. Three-year results of a randomized clinical trial of lightweight or standard polypropylene mesh in Lichtenstein repair of primary inguinal hernia. Br J Surg, 93(9): 1056 – 1059.

Buinewicz B, Rosen B. 2004. Acellular cadaveric dermis (AlloDerm): a new alternative for abdominal hernia repair. Ann Plast Surg, 52: 188 – 194.

Burger JW, Halm JA, Wijsmuller AR, et al. 2006. Evaluation of new prosthetic meshes for ventral hernia repair. Surg Endosc, 20(8): 1320 – 1325.

Catena F, Ansaloni L, Gazzotti F, et al. 2007. Use of porcine dermal collagen graft (Permacol) for hernia repair in contaminated fields. Hernia, 11(1): 57 – 60.

Cobb WS, Harris JB, Lokey JS, et al. 2003. Incisional herniorrhaphy with intraperitoneal composite mesh: a report of 95 cases. Am Surg, 69(9): 784 – 787.

Conconi MT, De Coppi P, Bellini S, et al. 2005. Homologous muscle acellular matrix seeded with autologous myoblasts as a tissue-engineering approach to abdominal wall-defect repair. Biomaterials, 26(15): 2567 – 2574.

Cumberland VH. 1952. A preliminary report on the use of refabricated nylon weave in the repair of ventral hernia. Med J Aust, 1(5): 143 – 144.

Dayton MT, Buchele BA, Shirazi SS, et al. 1986. Use of an absorbable mesh to repair contaminated abdominal-wall defects. Arch Surg, 121(8): 954 – 960.

De Coppi P, Bellini S, Conconi MT, et al. 2006. Myoblast-acellular skeletal muscle matrix constructs guarantee a long-term repair of experimental full-thickness abdominal wall defects. Tissue Eng, 12(7): 1929 – 1936.

Ferguson RE Jr, Pu LL. 2007. Repair of the abdominal donor-site fascial defect with small intestinal submucosa (Surgisis) after TRAM flap breast reconstruction. Ann Plast Surg, 58(1): 95 – 98.

Gupta A, Zahriya K, Mullens PL, et al. 2006. Ventral herniorrhaphy: experience with two different biosynthetic mesh materials, Surgisis and Alloderm. Hernia, 10(5): 419 – 425.

Helton WS, Fisichella PM, Berger R, et al. 2005. Short-term outcomes with small intestinal submucosa for ventral abdominal hernia. Arch Surg, 140(6): 549 – 560.

Hsu PW, Salgado CJ, Kent K, et al. 2009. Evaluation of porcine dermal collagen (Permacol) used in abdominal wall reconstruction. J Plast Reconstr Aesthet Surg, 62(11): 1484 – 1489.

Jarman-Smith ML, Bodamyali T, Stevens C, et al. 2004. Porcine collagen crosslinking, degradation and its capability for fibroblast adhesion and proliferation. J Mater Sci Mater Med, 15(8): 925 – 932.

Kapan S, Kapan M, Goksoy E, et al. 2003. Comparison of PTFE, pericardium bovine and fascia lata for repair of incisional hernia in rat model, experimental study. Hernia, 7(1): 39 – 43.

Kim H, Bruen K, Vargo D. 2006. Acellular dermal matrix in the management of high-risk abdominal wall defects. Am J Surg, 192(6): 705 – 709.

Klinge U, Klosterhalfen B, Muller M, et al. 1999. Influence of polyglactin-coating on functional and morphological parameters of polypropylene-mesh modifications for abdominal wall repair. Biomaterials, 20(7): 613 – 623.

Kolker AR, Brown DJ, Redstone JS, et al. 2005. Multilayer reconstruction of abdominal wall defects with acellular dermal allograft (AlloDerm) and component separation. Ann Plast Surg, 55(1): 36-41.

Lai JY, Chang PY, Lin JN. 2003. Body wall repair using small intestinal submucosa seeded with cells. J Pediatr Surg, 38(12): 1752-1755.

Lai PH, Chang Y, Liang HC, et al. 2005. Peritoneal regeneration induced by an acellular bovine pericardial patch in the repair of abdominal wall defects. J Surg Res, 127(2): 85-92.

Leber GE, Garb JL, Alexander AI, et al. 1998. Long-term complications associated with prosthetic repair of incisional hernias. Arch Surg, 133(4): 378-382.

Macleod TM, Williams G, Sanders R, et al. 2005. Histological evaluation of Permacol as a subcutaneous implant over a 20-week period in the rat model. Br J Plast Surg, 58(4): 518-532.

Menon NG, Rodriguez ED, Byrnes CK, et al. 2003. Revascularization of human acellular dermis in full-thickness abdominal wall reconstruction in the rabbit model. Ann Plast Surg, 50: 523-527.

Novitsky YW, Harrell AG, Cristiano JA, et al. 2007. Comparative evaluation of adhesion formation, strength of ingrowth, and textile properties of prosthetic meshes after long-term intra-abdominal implantation in a rabbit. J Surg Res, 140(1): 6-11.

Novitsky YW, Harrell AG, Cristiano JA, et al. 2007. Comparative evaluation of adhesion formation, strength of ingrowth, and textile properties of prosthetic meshes after long-term intra-abdominal implantation in a rabbit. J Surg Res, 140(1): 6-11.

Parker DM, Armstrong PJ, Frizzi JD, et al. 2006. Porcine dermal collagen (Permacol) for abdominal wall reconstruction. Curr Surg, 63(4): 255-258.

Patton JH Jr, Berry S, Kralovich KA. 2007. Use of human acellular dermal matrix in complex and contaminated abdominal wall reconstructions. Am J Surg, 193(3): 360-363.

Pu LL. 2005. Plastic Surgery Educational Foundation DATA Committee. Small intestinal submucosa (Surgisis) as a bioactive prosthetic material for repair of abdominal wall fascial defect. Plast Reconstr Surg, 115(7): 2127-2131.

Read RC. 2004. Milestones in the history of hernia surgery: prosthetic repair. Hernia, 8(1): 8-14.

Rosch R, Junge K, Quester R, et al. 2003. Vypro II mesh in hernia repair: impact of polyglactin on long-term incorporation in rats. Eur Surg Res, 35(5): 445-450.

Scales JT. 1953. Tissue reactions to synthetic materials. Proc R Soc Med, 46(8): 647-652.

Schmidbauer S, Ladurner R, Hallfeldt KK, et al. 2005. Heavy-weight versus low-weight polypropylene meshes for open sublay mesh repair of incisional hernia. Eur J Med Res, 22; 10(6): 247-253.

Schuster R, Singh J, Safadi BY, et al. 2006. The use of acellular dermal matrix for contaminated abdominal wall defects: wound status predicts success. Am J Surg, 192(5): 594-597.

Sheen AJ. 2005. Prosthetics in hernia repair. Surg Today, 35(3): 196-198.

Szabo A, Haj M, Waxsman I, et al. 2000. Evaluation of seprafilm and amniotic membrane as adhesion prophylaxis in mesh repair of abdominal wall hernia in rats. Eur Surg Res, 32 (2): 12512-12518.

Welty G, Klinge U, Klosterhalfen B, et al. 2001. Functional impairment and complaints following incisional hernia repair with different polypropylene meshes. Hernia, 5(3): 142-147.

Weyhe D, Belyaev O, Muller C, et al. 2007. Improving outcomes in hernia repair by the use of light meshes — a comparison of different implant constructions based on a critical appraisal of the literature. World J Surg, 31(1): 234-244.

第七章　组织工程技术在腹壁缺损修复中的研究进展

在疝外科发展史上,Bassini、McVay、Halsted 等创造出各具特点的手术方法,被称为疝外科治疗的经典术式,至今仍占有一定的地位。但这些术式共同的缺点是采用张力缝合方式对腹壁缺损进行修补,因而术后的复发率较高。对于复杂腹壁缺损的治疗,采用张力缝合方式同样难以达到满意的治疗效果。自体组织移植是治疗复杂缺损的另外一种方法,但当腹壁缺损范围过大时,此治疗方式的应用在很大程度上会受到限制。随着科学技术的发展及材料学研究的深入,当前腹壁缺损的治疗已由传统的缝合修补转变为基于材料置入的加强修补。自 1958 年 Usher 应用聚丙烯补片修复腹股沟疝之后,各种合成材料相继应用于临床,其中聚丙烯、聚四氟乙烯、聚酯等材料在临床上较为常用。与其他合成材料相比,聚丙烯有很强的力学强度、较小的异物反应及一定的耐受感染能力。在过去的 50 年里,聚丙烯已被证实为当今疝外科最受欢迎的材料之一。然而大量实验证明合成材料限制组织间的结合能力,增加感染的机会,同时聚丙烯等合成材料在与腹腔内脏器直接接触时,还可能导致脏器粘连、组织坏死、肠瘘等并发症发生。为此,外科医师又开始探索新的材料及方法来满足复杂腹壁缺损修复的需求。

20 世纪 80 年代初,随着细胞生物学的发展及细胞体外培养技术的逐步完善,组织工程技术逐渐建立与发展起来。组织工程学原理是将具有生物活性的细胞种植于可降解材料,形成细胞材料复合物,放置于体内特定部位或者体外特殊培养条件下培养,待构建出具有一定组织形态及特定生理功能的组织后植入缺损部位,达到不同程度的缺损修复及功能重建的目的。构建过程中,可降解材料首先为细胞提供临时的三维空间支架,这样有利于种子细胞黏附并迁移在材料表面或者缝隙内;植入缺损部位后,机体细胞也可以通过迁移到复合物内加强细胞与材料的黏附。后材料逐渐降解,种子细胞及体内细胞分泌细胞外基质逐渐取代临时支架,完成缺损修复。组织工程学首先于 1984 年由 Wolter 教授提出,1987 年由美国国家科学基金会正式确定。在此后的二十多年间快速发展,目前已经能够再造骨、软骨、皮肤、肾、肝、角膜、肌肉、乳房等组织器官。采用组织工程技术修复机体缺损是现代外科学发展的重要趋势。腹壁缺损的修复及功能重建也不例外,应用可降解材料与具有生物活性的细胞构建组织工程化组织来修复腹壁缺损,同样也是疝与腹壁外科未来发展的重要方向。

组织工程学是在多学科交融渗透的基础上发展起来的,研究领域涉及材料学、工程学及生命科学。在材料学方面主要涉及可降解高分子材料、陶瓷材料、天然生物材料及提纯生物材料。在医学领域涉及细胞生物学、分子生物学、遗传学、组织胚胎学及内、外科学等临床学科。其中,细胞生物学与分子生物学是组织工程研究与发展的基础;材料科学、化学工程与生物工程丰富了组织工程在生命科学领域中的研究内容;最终内科学、外科学的临床应用为组织工程研究指明了具体的研究方向。因此,组织工程学的发生是材料学、工程学、基础医学及临床医学等多学科的相互渗透、相互交叉的最新研究成果,组织工程学的发展又对细胞生物学、分子生物学、材料学、组织学及遗传学等相关学科提出新的挑战,最终为推动生命科学的发展提供新动力。

第一节　组织工程学基本要素

一、生物支架

组织工程支架最基本功能是为细胞生长提供可黏附的三维支架,最基本的特征是可降解性,即在体内酶的作用下可以降解为参与新陈代谢的中间产物或者终产物(CO_2 和 H_2O)。组织工程支架材料大体可分为两种:人工合成高分子材料和天然生物高分子材料。人工合成高分子材料主要包括聚乳酸(polylacticacid,PLA)、聚羟基乙酸(polyglycolicacid,PGA)、聚乳酸-羟基乙酸共聚物(polylactic/glycolic acid,PLGA)及聚氨基酸(polyamino acid)等,其中 PGA 使用最为广泛。这些材料来源广泛,生物相容性好,无抗原性,人们可以根据需要制成不同孔径、不同结构、不同降解速度的立体支架。但其亲水性、细胞黏附能力差,细胞难以与支架材料发生稳定的相互作用。天然生物高分子材料主要包括胶原蛋白(collagen)、明胶(gelatin)、壳聚糖(chitosan)、人或牛硬脑膜、小肠黏膜下基质及脱细胞真皮基质等,其中对小肠黏膜下基质的研究最多,在组织工程研究中也应用最为广泛。这些天然生物高分子材料均具有来源相对广泛、无毒、具有较好亲水性及生物相容性的特点。Whitlock 等研究认为理想的生物支架必须满足以下标准:① 来源同种或者异种的生物材料,允许自体细胞重塑;② 缺乏细胞基质,减少炎性反应、疾病传播和免疫反应;③ 良好的细胞相容性;④ 材料植入后所形成的周围微环境能够促使宿主细胞种植、渗入;⑤ 生物材料应均具有较好的生物力学性能直到细胞完全重塑。目前单独应用的合成材料及生物材料都还没能达到此理想要求。在材料学方面,有学者认为可以通过精确调控复合支架降解时间间接控制支架的力学强度。在工程学方面,有学者认为可应用超声波或者电磁场等外加物理信号转变成电信号增加细胞的增殖、分化能力;应用生物反应器提供外在刺激因素模拟细胞或者组织生长微环境能够提高其本身的生物学功能。未来理想的组织工程支架应该是应用多种学科先进技术,准确调控支架的降解速度,精确构建细胞生长微环境,结合外在诱导因素定向培育具有生物学功能的支架。三维计算机辅助设计(computer aided design,CAD)和快速成形技术(rapid prototyping,RP)使加工复杂三维支架成为可能;脉冲电磁场(pulsed electromagnetic fields,PEMFs)将磁信号转变成生物信号促进细胞增殖、分化成为可能。这些技术的探索与成功将成为加工组织工程支架的重要的技术基础。

二、种子细胞

应用组织工程的技术、方法可再造组织和器官,其中能够与生物材料复合、执行主要生理功能的各类细胞,统称为组织工程种子细胞。种子细胞通过分泌大量的细胞外基质完成缺损组织的修复并维持再生组织的特定生理功能。目前常用组织工程种子细胞主要包括以下几种类型。

1. 自体细胞　　与缺损部位同源的细胞,其最大的优点是没有免疫排斥反应。机体不同部位的细胞增殖能力不同,皮肤的成纤维细胞、肌细胞增殖能力较强,软骨细胞、角膜细胞、神经细胞等增殖能力较弱,当增殖能力弱的细胞充当种子细胞时,修复缺损的能力会受到一定程度的限制。曹谊林等应用 Leghorn 鸡的自体肌腱细胞与 PGA 构建复合支架修复肌腱缺损及 de Coppi 应用肌原细胞种植于骨骼肌的脱细胞基质构建复合支架修复 1 个月 Lewis 小鼠的全层腹壁缺损均获得较好的修复结果。

2. 间充质干细胞　　存在于成年个体组织内,可以分化为该组织以外的多种其他类型细胞的干细胞,称为多能间充质干细胞。这种细胞在特定条件下可分化为其他类型的细胞,如骨髓分离出来的间充质干细胞在体外可以诱导成骨细胞、脂肪细胞及肌腱细胞。此类型的细胞是组织工程种子细胞的重要来源。广泛应用于骨、软骨、肌腱、心脏、膀胱及皮肤等组织及器官的修复。

3. 胚胎干细胞　　又称全能细胞,是哺乳动物着床前胚胎的内细胞团中分离所得的未分化干细胞,可以分化为三个原始胚层的分化细胞,在医学和农业领域内,胚胎干细胞被视为基因编辑最理想的种子细胞。此细胞在组织工程种子细胞研究中占有重要地位,研究范围广泛。

三、细胞因子

细胞外基质是细胞新陈代谢及生长的微环境,由于无法完全模拟体内生理情况下细胞和基质共同作用所形成的微环境,构建组织与正常组织可能存在不同程度的差异。其中细胞因子在促进种子细胞增殖方面能够发挥重要作用。近年来研究的细胞因子主要有胰岛素样生长因子 I(insulin-like growth factor - 1,IGF - 1)、血小板源性生长因子(platelet-derived growth factor,PDGF)、转化生长因子(transforming growth factor,TGF)、表皮生长因子(epidermal growth factor,EGF)等。Sundararaj 将 IGF - 1 承载到 PLGA 与兔骨髓干细胞构建的复合支架上修复兔胫骨近端软骨板的缺损,实验组修复效果明显优于对照组。Lee 通过复合支架缓释 PDGF 研究细胞的生物活性及渗透功能。Place 通过载体将 TGF 转运到软骨组织内促进软骨细胞生长。以上研究仅局限于单个细胞因子,而细胞生存微环境是多种因子共同作用的结果,但这些研究至少为细胞生存微环境的细胞因子研究提供了一定的实验基础,也为进一步的多细胞因子研究创造了条件。

第二节　生物支架材料修复腹壁缺损的实验研究

一、生物支架修复腹壁缺损

目前,基于材料的修补技术是治疗腹壁缺损的最主要手术方式,其中基于合成不可降解材料进行的包括腹股沟疝在内的各种腹壁缺损修补术在临床上占据主要地位。生物材料是天然生物高分子材料的一种,与合成材料相比,它主要应用于污染或者感染的腹壁缺损的修复。生物支架主要来源于哺乳动物(人、马、猪、牛)胶原富集的器官,如皮肤、小肠黏膜下基质、膀胱及心包等。发挥支架功能的是经过去细胞作用之后的细胞外基质,它是由不同含量的糖蛋白、糖胺聚糖及生长因子按照一定比例和结构组成的 3D 网状支架。胶原蛋白含量最丰富，占细胞外基质的 90%，肝素、软骨素、透明质酸等连接的细胞因子及生长因子可以蓄积水份保持细胞外基质的胶样状态，血管内皮生长因子（VEGF）、TGF-β 等生长因子能够促进细胞的迁移、增殖及分化。目前，SIS 作为最具潜力的脱细胞基质之一，被广泛应用于骨、软骨、肌腱、心脏、膀胱、皮肤及肌肉等组织的修复。

在腹壁缺损修复方面，对 SIS 和 ADM 的研究最为广泛并已应用于临床。Franklin 等应用 SIS 修复 116 例污染或感染的缺损（切口疝、腹股沟疝、脐疝、股疝等）取得较好效果。Alana 等修复 13 例儿童腹壁缺损并进行 5 年随访表明 SIS 可适度地修复巨大的腹壁缺损。Broderick 等应用脱细胞真皮基质修复大鼠的腹壁缺损，研究表明脱细胞真皮基质可得到较好的修复效果并表现出不同程度的细胞浸润、血管生成及降解情况。虽然生物材料修复腹壁缺损已经取得良好的临床效果，但生物材料同样存在有待解决的问题，包括价格昂贵，难以在基层医院广泛推行；缺少高质量的随机对照实验及长期的随访结果；非交联的生物支架的降解速度快，易导致复发；生物支架脱细胞过程不彻底，可导致免疫排斥反应发生等。因此，寻找更理想的组织工程材料是未来腹壁外科医师所要面临的重要任务。

二、组织工程支架修复腹壁缺损

以生物材料为基础的组织工程支架修复腹壁缺损大多还处于实验探索的初级阶段，相关的实验研究也较少。Lai 等将骨骼肌细胞及成纤维细胞与 SIS 结合构建组织工程支架修复 Lewis 小鼠腹壁缺损，与单纯 SIS 修复相比，结合细胞的 SIS 有较好的细胞浸润及力学强度。Conconi 等应用骨骼肌细胞与肌肉的脱细胞基质修复大鼠腹壁缺损，研究表明组织工程支架内含有较丰富的骨骼肌细胞、血管及较活跃的肌电位存在。de Coppi 等应用卫星细胞源性的骨骼肌细胞与肌肉的脱细胞基质修复 18 只 Lewis 小鼠腹壁缺损同样取得较好的修复效果。与单纯支架相比，组织工程支架有较好的血管化和生物活性、较强的力学强度及抗粘连效果。绝大多数实验研究表明组织工程支架修复缺损将更有可能成为一种有效可行的方法。

我们应用 SIS 与肌腱细胞构建组织工程支架修复全层腹壁缺损也获得了良好的结果。SIS 作为组织工程支架广泛应用于心血管、泌尿及骨骼肌系统的组织缺损修复。我们自行制备了 SIS，通过组织学染色及电镜扫描证明 SIS 内无细胞残留（图 7-1）；选择第 3 代肌腱细胞作为种子细胞并通过免疫荧光技术检测肌腱细胞的增殖能力及分泌胶原的能力（图 7-2）；构建组织工程支架并修复 SD 大鼠的腹壁缺损（图 7-3、图 7-4）；植入体内 5 周和 9 周后通过大体观察、组织学及免疫组织化学检测支架的修复效果及支架植入体内后的血管生成及炎性反应（图 7-5、图 7-6）。研究表明组织工程支架修复腹壁缺损是一种有效可行的方法。

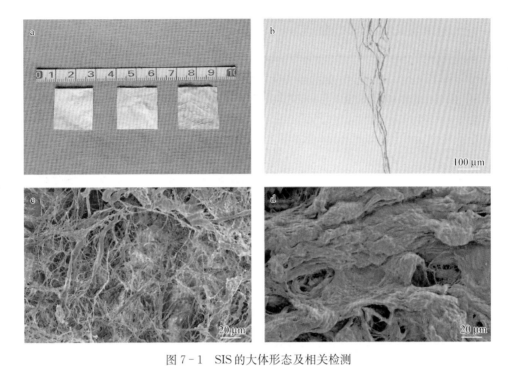

图 7-1　SIS 的大体形态及相关检测

（a）SIS 的大体形态；（b）SIS 的 HE 染色；（c）SIS 的近浆膜层表面形态；（d）SIS 的近浆膜层表面形态

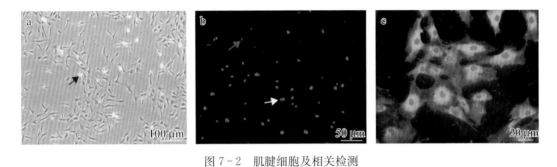

图 7-2　肌腱细胞及相关检测

（a）肌腱细胞形态；（b）Ki67 染色，蓝色代表细胞核，红色代表增殖的细胞核；（c）肌腱细胞的胶原分布情况

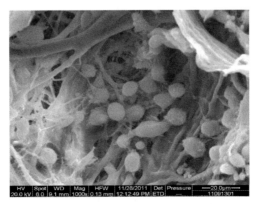

图 7-3　细胞种植于支架 2 d 后的结合状态

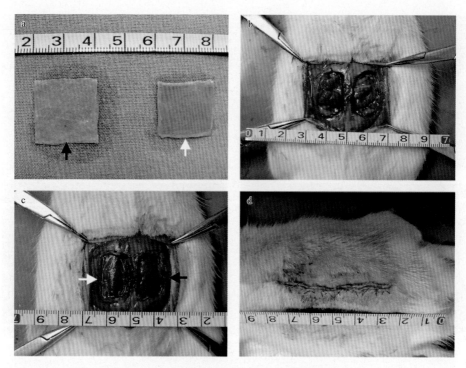

图 7-4　构建组织工程支架及修复腹壁缺损

（a）单纯 SIS 支架（黑色箭头）及组织工程支架（白色箭头）；（b）构建 SD 大鼠的腹壁缺损；
（c）两种支架修复腹壁缺损；（d）缝合皮肤

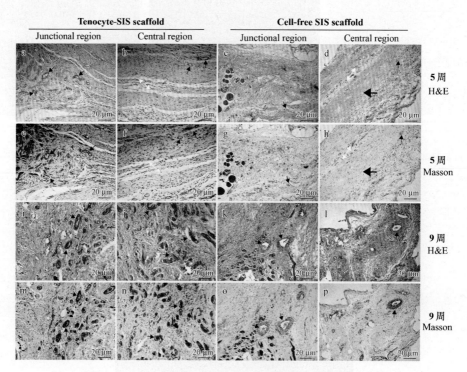

图 7-5　不同时间点、不同部位支架的血管生成及降解情况

小黑色箭头指示新生血管，大黑色箭头指示细胞浸润较少的 SIS，双向箭头指示两层平行的 SIS

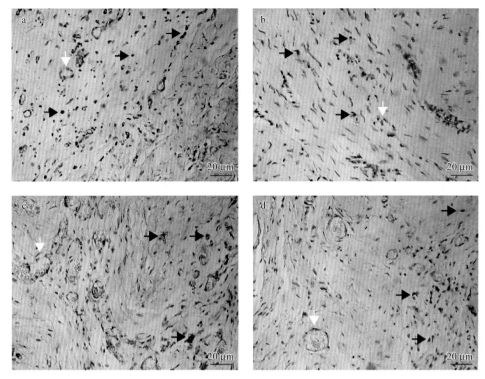

图 7 - 6　支架植入体内后的 CD45 免疫组化染色结果

白色箭头指示血管,黑色箭头指示 CD45 阳性细胞

　　总之,目前有关组织工程技术修复腹壁缺损的研究还处于起步阶段。组织工程学是在多学科交融渗透的基础上发展起来的新兴学科,发展潜力巨大。随着材料学、工程学及生命科学的进一步发展,运用组织工程技术进行腹壁缺损的治疗一定会迎来灿烂的明天,从而造福于广大的患者。

(宋致成　谷　猛)

参 考 文 献

Aznar J., I. Gomez. 2012. Possible clinical usefulness of embryonic stem cells. Rev Clin Esp, 212(8): 403 - 406.

Badylak S F. 2004. Xenogeneic extracellular matrix as a scaffold for tissue reconstruction. Transpl Immunol, 12(3 - 4): 367 - 377.

Beres A, et al. 2012. Evaluation of Surgisis for patch repair of abdominal wall defects in children. J Pediatr Surg, 47(5): 917 - 919.

Bibbo C. 2010. The porcine small intestinal submucosa (SIS) patch in foot and ankle reconstruction. J Foot Ankle Surg, 49(2): 123 - 127.

Broderick G, et al. 2012. Dermal collagen matrices for ventral hernia repair: comparative analysis in a rat model. Hernia, 16(3): 333 - 343.

Caione P, et al. 2012. Bladder augmentation using acellular collagen biomatrix: a pilot experience in exstrophic patients. Pediatr Surg Int, 28(4): 421 - 428.

Cao Y, et al. 2002. Bridging tendon defects using autologous tenocyte engineered tendon in a hen model. Plast Reconstr Surg, 110(5): 1280 - 1289.

Conconi M T, et al. 2005. Homologous muscle acellular matrix seeded with autologous myoblasts as a tissue-engineering approach to abdominal wall-defect repair. Biomaterials, 26(15): 2567 - 2574.

De Coppi P, et al. 2006. Myoblast-acellular skeletal muscle matrix constructs guarantee a long-term repair of experimental full-thickness abdominal wall defects. Tissue Eng, 12(7): 1929 - 1936.

Deng D, et al. 2009. Engineering human neo-tendon tissue in vitro with human dermal fibroblasts under static mechanical strain. Biomaterials, 30(35): 6724 - 6730.

Ezashi T, B P Telugu, R. M. Roberts. 2012. Induced pluripotent stem cells from pigs and other ungulate species: an alternative to embryonic stem cells? Reprod Domest Anim, 47 Suppl 4: 92 - 97.

Franklin M E, et al. 2008. The use of porcine small intestinal submucosa as a prosthetic material for laparoscopic hernia repair in infected and potentially contaminated fields: long-term follow-up. Surg Endosc, 22(9): 1941 - 1946.

Konstantinovic M L, et al. 2005. Comparison of host response to polypropylene and non-cross-linked porcine small intestine serosal-derived collagen implants in a rat model. BJOG, 112 (11): 1554 - 1560.

Lai J Y, P Y Chang, J N Lin. 2003. Body wall repair using small intestinal submucosa seeded with cells. J Pediatr Surg, 38(12): 1752 - 1755.

Lam M T, et al. 2013. Effective delivery of stem cells using an extracellular matrix patch results in increased cell survival and proliferation and reduced scarring in skin wound healing. Tissue Eng Part A, 19(5 - 6): 738 - 747.

Lee J, et al. 2012. The effect of controlled release of PDGF - BB from heparin-conjugated electrospun PCL/gelatin scaffolds on cellular bioactivity and infiltration. Biomaterials. 33 (28): 6709 - 6720.

Lopes J P, et al. 2012. Mesenchymal stem cell therapy in heart disease. Rev Port Cardiol, 32(1): 43 - 47.

Luo J C, et al. 2011. A multi-step method for preparation of porcine small intestinal submucosa (SIS). Biomaterials, 32(3): 706 - 713.

Mittermayr R, et al. 2012. Extracorporeal shock wave therapy (ESWT) for wound healing: technology, mechanisms, and clinical efficacy. Wound Repair Regen, 20(4): 456 - 465.

Molloy T, Y Wang, G. Murrell. 2003. The roles of growth factors in tendon and ligament healing. Sports Med, 33(5): 381 - 394.

Place E S, et al. 2012. Latent TGF - beta hydrogels for cartilage tissue engineering. Adv Healthc Mater, 1(4): 480 - 484.

Riaz A A, et al. 2004. Mesh erosion into the bladder: a late complication of incisional hernia repair. A case report and review of the literature. Hernia, 8(2): 158 - 159.

Sahoo S, Cho-Hong J G, et al. 2007. Development of hybrid polymer scaffolds for potential applications in ligament and tendon tissue engineering. Biomed Mater, 2(3): 169 - 173.

Sundararaj S K, et al. 2012. Treatment of growth plate injury using IGF - I - loaded PLGA scaffolds. J Tissue Eng Regen Med.

Tan B, et al. 2012. Tissue engineered esophagus by mesenchymal stem cell seeding for esophageal repair in a canine model. J Surg Res.

Tan M Y, et al. 2009. Repair of infarcted myocardium using mesenchymal stem cell seeded small intestinal submucosa in rabbits. Biomaterials，30(19)：3234 – 3240.

Teven C M，et al. 2012. Differentiation of osteoprogenitor cells is induced by high-frequency pulsed electromagnetic fields. J Craniofac Surg，23(2)：586 – 593.

Turner N J，et al. 2012. Biologic scaffold remodeling in a dog model of complex musculoskeletal injury. J Surg Res，176(2)：490 – 502.

van der Rest，M R Garrone. 1991. Collagen family of proteins. FASEB J，5(13)：2814 – 2823.

van 't Riet M，et al. 2003. Prevention of adhesion to prosthetic mesh：comparison of different barriers using an incisional hernia model. Ann Surg，237(1)：123 – 128.

Walther M，et al. 2007. Effects of weak，low-frequency pulsed electromagnetic fields（BEMER type）on gene expression of human mesenchymal stem cells and chondrocytes：an in vitro study. Electromagn Biol Med，26(3)：179 – 190.

Wang B，et al. 2008. Engineering of extensor tendon complex by an ex vivo approach. Biomaterials，29(20)：2954 – 2961.

Whitlock P W，et al. 2007. A naturally derived，cytocompatible，and architecturally optimized scaffold for tendon and ligament regeneration. Biomaterials，28(29)：4321 – 4329.

Witt R G，et al. 2013. Short-term experience of porcine small intestinal submucosa patches in paediatric cardiovascular surgery. Eur J Cardiothorac Surg.

Wu S，et al. 2011. Human urine-derived stem cells seeded in a modified 3D porous small intestinal submucosa scaffold for urethral tissue engineering. Biomaterials，32(5)：1317 – 1326.

Xu Z C，et al. 2008. Engineering of an elastic large muscular vessel wall with pulsatile stimulation in bioreactor. Biomaterials，29(10)：1464 – 1472.

Yi，T. and S. U. Song，Immunomodulatory properties of mesenchymal stem cells and their therapeutic applications. Arch Pharm Res，35(2)：213 – 221.

第二篇

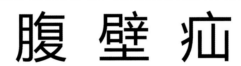

腹 壁 疝

第八章 腹壁切口疝的病因、诊断与术前准备

腹壁切口疝是由于腹壁切口的筋膜和（或）肌层未能完全愈合，在腹内压力的作用下而形成的疝，其疝囊可有完整的或不完整的腹膜上皮。在查体中可触及或影像学检查中可发现切口下的腹壁肌肉筋膜缺损，缺损处可伴有或不伴有腹腔内脏器的突出。切口疝可以导致患者的不适，严重者常影响患者生活和工作，并可发生腹腔内容物嵌顿、绞窄。切口疝的发生率为 2%～11%，占腹外疝总数的 1.5%，若发生感染，切口疝的发生率可达23%。老年人发病率显著高于青年人，大部分在腹部手术后的 12 个月内被发现，多见于阑尾、胆道、妇产科及经腹膀胱前列腺手术后。腹壁切口疝一旦形成，无自愈可能，手术是其治愈的惟一手段。给予及时、准确的诊断，充分的术前准备，选择恰当的手术时机与正确的手术方式是腹壁切口疝治疗的关键。

第一节 腹壁切口疝发生的病因

一般而言，老年人、女性、糖尿病患者、营养不良患者、肥胖患者切口疝比较多见，这与其腹壁组织薄弱、组织修复愈合能力减退、腹壁张力高等因素相关。

一、与腹壁切口疝发病相关的局部因素

1. 切口感染 切口感染是切口疝发生的主要原因。在一些污染性手术以及患者抵抗力降低的情况下，患者切口容易发生感染，感染控制后由于切口局部组织的破坏而导致腹壁切口疝出现。一项大样本的临床研究调查表明，腹部大型手术后切口感染者发生切口疝的比例是未感染者的 5 倍(23% VS 4.5%)。

2. 切口裂开 各种形式的切口裂开未经及时有效地处理均会直接导致切口疝的发生。

3. 切口选择 切口部位也与切口疝的发生相关。有研究者对两者的关系进行调查，发现纵切口占切口疝的 85.4%，斜切口占 14.6%。因此与斜切口相比，纵切口切口疝发生的危险要显著高于斜行切口。其可能原因：① 纵形切口会损伤支配腹壁肌肉的神经，造成其对支配的相关肌腱膜组织的神经营养作用丧失和腹壁肌肉的废用性萎缩；② 腹壁各层肌肉(除腹直肌外)、腱膜、筋膜纤维以及神经走向均为横向，被纵向切口切断的这些组织在缝合时很容易顺纤维方向被缝线割裂而出现裂口；③ 腹白线组织虽然坚韧，行正中切口时不致损伤腹壁神经，但其血供较差，且脐上段因两侧腹直肌内缘间有一定距离而缺乏肌肉保护，故上腹部正中切口也容易发生切口疝，但与下腹正中切口相比，由于下腹部腹直肌后鞘不完整，下腹部切口疝发生明显多于上腹切口。

4. 缝合技术和材料　　在缝合技术上,若缝合层次不对、对合组织不当、缝合过于稀疏、嵌入其他组织、缝合腹膜时留有缺口、麻醉不佳强行缝合造成缝缘组织撕裂等均可能诱发切口疝。因此腹部手术缝合时在技术上要认真仔细,尽可能地避免切口疝的发生。

手术缝合材料同样与切口疝发生密切相关。Santora 等的研究表明,切口缝合后在 1 周内缺乏抗张力,在以后 70 d 内迅速增长,1 年内达到术前的 90%。在关腹缝合筋膜时使用不吸收或慢吸收线作连续缝合是预防切口疝发生的两个重要保护因素。关腹时使用不吸收线作连续缝合,针脚距切缘 1 cm,每针间距 1 cm,这样使用的缝线长度应是切口的4 倍,这种缝合能够达到较好的腹壁关闭效果。Van′t Riet 等认为用慢吸收(迟溶性可吸收)缝线和不吸收缝线缝合腹壁切口,其切口疝的发生率显著低于用快溶性可吸收缝线,并且迟溶性可吸收缝线比不吸收缝线较少引起伤口疼痛和窦道形成,更适合于腹壁切口的关闭。而连续缝合与间断缝合之间切口疝的发生率并无显著差异。

二、与腹壁切口疝发病相关的全身因素

(1) 肥胖:肥胖患者肌肉薄弱,腹壁松弛,强度弱,手术后切口易撕裂,因而容易导致术后切口疝的发生。

(2) 糖尿病:糖尿病患者切口疝发生大约是正常人的 5 倍。围手术期血糖控制不佳的患者,其切口容易发生感染、积液、积血,组织愈合不良导致切口裂开,最终形成腹壁切口疝。

(3) 慢性疾病:老年患者常存在慢性阻塞性肺病(COPD)、前列腺增生、顽固性便秘等一系列引起腹内压增高的因素,术后容易发生切口裂开,导致切口疝发生。

(4) 营养不良、使用肾上腺皮质激素、合并代谢性疾病等也会阻碍切口的愈合过程,从而导致切口疝的发生。

(5) 胶原代谢紊乱:Ⅰ型胶原存在于皮肤、骨骼和腱膜中,能够为组织提供机械稳定性,Ⅱ型胶原主要存在于血管壁与实质性器官中,在组织修复的起始阶段发挥作用。健康人的皮肤中,Ⅰ型胶原与Ⅱ型胶原的比值是 4∶1,而切口疝患者皮肤和腱膜中Ⅱ型胶原的含量显著升高。进一步的研究表明,切口疝患者的成纤维细胞与正常人皮肤以及瘢痕组织的成纤维细胞相比,其合成Ⅰ型前胶原与Ⅱ型前胶原均增多,但两者比值明显降低,表明切口疝患者存在胶原代谢紊乱,直接影响切口愈合。目前认为胶原蛋白代谢的异常、间质结缔组织中弹性蛋白的破坏和患者结缔组织病理学改变同腹壁切口疝发生关系密切。吸烟是另一种与切口疝发生密切相关的因素,其改变胶原代谢的平衡是其致病的重要因素之一。

(6) 其他:重体力劳动、术后呼吸道感染所致的咳嗽、术后明显腹胀等因素均易造成缝线处组织切割和撕裂,引起腹壁切口愈合不良,诱发切口疝的发生与加重。

如前所述,腹壁切口疝是腹部手术的一种严重并发症,一旦发生将逐渐加重,增添患者痛苦,加重患者经济负担,极大地影响患者的生活质量。即使是使用昂贵的修补材料,也有一定复发率。因此,尽可能预防腹壁切口疝的发生是对每一个外科医师的要求。针对腹壁切口疝的病因,在消除促发因素,纠正全身因素的基础上,加强局部因素的控制,正确选择腹部切口,减轻腹壁组织损伤,防治伤口感染,使用可靠材料,提高关腹技术等,将对降低腹壁切口疝的发生起到积极的作用。

第二节　腹壁切口疝发生后的病理生理改变

Rives 称腹壁切口疝为"腹内脏器突出症(eventration disease)",表现为腹壁完整性的丧失,肌腱膜组织分离,腹壁肌向侧方移位,肌筋膜逐渐萎缩、纤维化。巨大疝在皮肤上常常可见到营养性溃疡,这些溃疡位于疝的中线和顶端,其发生往往是由于脏器的压迫导致血管闭塞和皮下组织的退化所致。有相当多的证据表明切口疝的发生是由于腱膜缘在术后早期的分离所致,腹壁切口疝一旦形成,即无自愈可能,并对全身重要脏器功能产生影响。

一、心肺功能紊乱

心肺功能与腹肌、膈肌运动及腹压改变密切相关。切口疝发生后,由于腹壁不能把脏器维系在腹腔内,呼吸时膈肌对脏器的收缩作用消失,正常的腹部二时相呼吸运动被异常的四时相呼吸运动所替代,从而导致通气功能异常。特别是在巨大切口疝,这种变化更为明显。

膈肌下降、胸内压降低、肺活量减少、回心血量增加等因素还会损害患者心肺功能储备,手术如果贸然还纳多量疝内容物,直接关闭腹壁较大缺损,将直接升高腹腔内压,限制横隔的运动,减少回心血量,加重心肺功能负担,甚至导致腹腔间隔室综合征(abdominal compartment syndrome,ACS),引起心肺功能衰竭。因此,为避免手术后出现呼吸功能不全,术前必须检查患者心肺功能状况,并做好相应的术前准备。

二、腹腔脏器功能紊乱

切口疝患者常存在腹内容物突出、腹腔容量减少、腹壁肌肉无力、腹内压下降、门静脉系统和下腔静脉系统瘀血、肠系膜水肿等改变,这常可导致腹腔脏器功能紊乱,使患者出现消化功能的紊乱以及排尿不尽、尿频感。

三、肌肉、骨骼系统功能紊乱

正常情况下,人体站立时腹壁肌肉对脊柱起着支持作用。这些肌肉的薄弱,特别是腹直肌薄弱将导致腰椎前突加重。正常脊柱弯曲时,腹直肌的收缩可起到对脊柱的保护作用,而减轻对脊柱的牵拉。在巨大切口疝,这种保护作用被破坏,患者可发生脊柱疼痛。

四、大血管功能紊乱

正常的腹内压在维持静脉回流方面起着重要作用。巨大切口疝时,由于腹内压的下降将影响下腔静脉及门静脉的回流,导致门静脉系统和下腔静脉系统瘀血,进而影响其他脏器的功能。

第三节　腹壁切口疝的诊断

一、临床表现与体征

腹壁切口疝患者一定有明确的手术史。临床表现为原手术切口部位的腹壁包块,在腹压增加时突出或增大,多数质软或质中,可被还纳而消失,并可触及切口下方的疝环。有时疝内容物与疝环或疝囊粘连则可使疝不易还纳。疝急性嵌顿可引起持续性的疼痛,并可合并肠梗阻的表现。如疝内容物绞窄,则疼痛持续且剧烈,可引起疝外被盖的炎性水肿,表面皮肤潮红、皮温升高。绞窄是切口疝非常严重的并发症,必须立即予以手术处理,否则将影响患者的生命。此外,巨大的切口疝往往合并有营养性溃疡(图 8-1、图 8-2),这种溃疡的进展有可能导致腹壁的破裂,严重时可发生肠瘘。

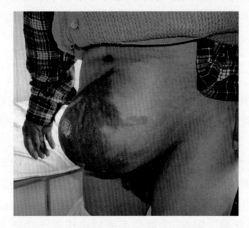

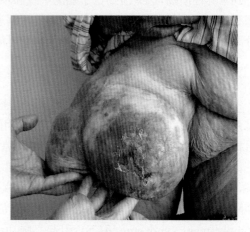

图 8-1　下腹正中巨大切口疝,局部皮肤
　　　　色素沉着

图 8-2　右下腹壁巨大切口疝,局部皮肤
　　　　合并营养性溃疡

二、辅助检查

影像学检查对于腹壁切口疝的诊断具有重要的意义。B 超、CT、MRI 均可用于腹壁切口疝的诊断。休息和腹内压增高条件下的 CT、MRI 检查除了可以清楚地显示腹壁缺损的位置、大小、疝内容物及其与腹内脏器的关系外,还可用于评价腹壁的强度与弹性,计算疝囊与腹腔容积,并可有助于发现某些隐匿疝、多发疝和嵌顿疝。

第四节　腹壁切口疝的分型分类

一、国外腹壁切口疝的临床分型

欧洲疝学会 2009 年制定了腹壁切口疝的分型方式,根据腹壁切口疝的部位、大小及是否复发对腹壁切口疝进行描述。

腹壁切口疝可分成中央区腹壁疝(medial or midline hernias)与侧腹壁疝(lateral hernias)二型。中央区腹壁的边界:上界为剑突(xyphoid),下界为耻骨(pubic bone),二侧为腹直肌鞘外侧缘(lateral margin of the rectal sheath);侧腹壁的边界:上界为肋缘(costal margin),下界为腹股沟区(inguinal region),内侧边界为腹直肌鞘外缘,外侧界为腰部(lumbar region)。中央区腹壁疝又可细分为 M1~M5 区切口疝。M1 区:剑突下切口疝(subxiphoidal),指剑突至剑突下 3 cm 区域的切口疝;M2 区(epigastric):上腹部切口疝,指剑突下 3 cm 至脐上 3 cm 区域的切口疝;M3 区:脐部切口疝(umbilical),指脐上、下 3 cm 区域内的切口疝;M4 区:脐下切口疝(infraumbilical),指脐下 3 cm 至耻骨上

3 cm 区域的切口疝；M5 区：耻骨上切口疝(suprapubic)，指耻骨至耻骨上 3 cm 区域的切
口疝(图 8-3)。侧腹壁疝分为 L1～L4 区切口疝。L1 区：肋缘下切口疝(subcostal)，指
肋缘至脐上 3 cm 区域的侧腹壁切口疝；L2 区：腹外侧切口疝(flank)，指脐上、下 3 cm 区
域内的侧腹壁切口疝；L3 区：髂部切口疝(iliac)，指脐下 3 cm 至腹股沟区的侧腹壁切口
疝；L4 区：腰部切口疝(lumbar)，指腋前后线之间区域的侧腹壁切口疝(图 8-4)。切口
疝的大小则用缺损的长度(length)与宽度(width)共同进行描述。长度指疝缺损最头端
和最尾端之间的垂直距离。宽度指疝缺损两外侧缘间的最大水平距离。如为多发疝则以
最外侧的 2 个疝缺损外侧缘间距离为准，根据距离大小分为：W1：宽度小于 4 cm；W2：
宽度大于等于 4 cm，但小于 10 cm；W3：宽度大于等于 10 cm。由此可以表格的形式对腹
壁切口疝进行准确描述(图 8-5)。

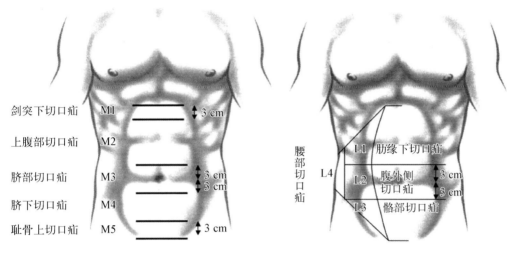

图 8-3 中央区腹壁切口疝分为 M1～M5 区　　图 8-4 侧腹壁切口疝分为 L1～L4 区

EHS Incisional Hernia Classification		
Midine	剑突下切口疝　M1	
	上腹部切口疝　M2	
	脐部切口疝　M3	
	脐下切口疝　M4	
	耻骨上切口疝　M5	
Lateral	肋缘下切口疝　L1	
	腹外侧切口疝　L2	
	髂部切口疝　L3	
	腰部切口疝　L4	
Recurrent incisional hernia?	Yes ○　No ○	
长度：　cm	宽度：　cm	
宽度 cm	W1 <4 cm ○	W2 ≥4～<10 cm ○	W3 ≥10 cm ○

图 8-5 欧洲腹壁切口疝分型表

二、国内腹壁切口疝的临床分类

根据中华外科学会疝和腹壁外科学组 2012 年《腹壁切口疝诊疗指南》,腹部切口疝的分类应包括三部分:腹壁缺损的大小、疝缺损部位以及是否为复发疝。

根据腹壁缺损的大小分为:① 小切口疝:疝环最大径<3 cm;② 中切口疝:疝环最大径 3~5 cm;③ 大切口疝:疝环最大径>5~<10 cm;④ 巨大切口疝:疝环最大径≥10 cm或疝囊容积与腹腔容积的比值>15%(不论其疝环最大径为多少)。

根据疝环缺损的部位分为:① 中线切口疝:包括剑突下切口疝、脐上切口疝、脐下切口疝、耻骨上切口疝;② 侧腹壁切口疝:包括肋缘下切口疝、腹股沟区切口疝和肋髂间切口疝。

根据是否为疝的复发分为:初发切口疝与复发切口疝。

欧洲腹壁切口疝的分型较为复杂,在实际工作中,中华外科学会疝和腹壁外科学组的分类为国内医务工作者广泛采用。中线切口疝最为常见。其中脐上切口疝往往发生在胃或胆道手术后,也可为胸骨下部手术后的并发症。由于这些部位肌肉收缩有力,疝环可迅速扩大,肌肉纤维在肋软骨缘回缩,所以肋软骨可以成为疝环的上缘,受影响部分的腹直肌会发生萎缩。脐下切口疝多见于妇女,常有一次以上的妇产科手术史。缺损可以很大并突出,疝的内容物多为大网膜或小肠,有时可含有部分结肠与膀胱。巨大的脐上、下中线切口疝常发生于初次或多次脐上、下区域手术后,这些疝可达到极大的程度,并包含几乎所有的腹部脏器,皮肤溃烂也常见。侧腹壁切口疝较中线切口疝少见,但治疗上更为困难。肋缘下切口疝常位于右肋软骨下缘下,多发生于胆道术后。缺损的肌肉上瓣发生萎缩和回缩,疝环的上缘由肋软骨缘构成,有时白线由于受对侧完整肌肉的牵拉而移向左侧。腹股沟区切口疝右侧较左侧更为常见,常发生于阑尾炎、腹股沟疝或妇科疾病而多次手术后。其下缘由腰大肌、血管蒂和耻骨水平支所构成。侧腹壁切口疝常伴有明显的腹壁撕裂,形成显著的腹壁组织的缺损。

第五节　腹壁切口疝的手术时机与指征

对于手术时机的选择,中华外科学会疝和腹壁外科学组的指导性意见为:对无感染史的初发切口疝和复发疝患者,建议在切口愈合后,经过一段时间的临床观察随访,再行修补手术;对有切口感染的患者,建议在感染彻底治愈、切口愈合后,经过一段时间观察(至少 3 个月或更长时间)再行修补手术;对曾用补片材料修补并出现感染的复发性疝患者,应在感染治愈、切口愈合后,经过半年或更长时间观察再进行修补;因病情需急诊手术时,补片材料的使用应慎重,要考虑到术后感染的风险,对有污染的创面可选择可吸收的修补材料。近年,国内外均有学者报道在有污染情况下应用生物材料直接修补腹壁缺损,并获得满意的近远期效果。伴有污染创面的腹部手术小切口疝可使用直接缝合修补;如果缺损大,可用自体组织移植或用可吸收人工材料修补。创面污染不重,可在充分术前准备下采用大网孔聚丙烯网片修补,不宜使用聚四氟乙烯及其复合材料修补。急诊手术时,使用不可吸收材料修补腹部手术切口疝需谨慎。

第六节　腹壁切口疝的术前准备

由于腹壁切口疝患者大多全身情况较差，且部分患者伴有脏器功能不全，如心肺功能减退、糖尿病、低蛋白血症、前列腺增生等疾病。故术前应详细询问病史，查找切口疝原因，制定出有针对性的治疗计划。全面而细致的术前准备对手术和预后甚为关键。除术前的常规准备（包括皮肤的清洁、手术当日放置导尿管和胃管等）外，在腹壁切口疝的术前准备中还应特别注意以下几点。

一、重要脏器功能的评估与维护

腹壁缺损大和（或）疝内容物较多，疝囊长期突出于体外者，存在严重的病理生理改变。国内曾报道腹壁巨大切口疝患者接受切口疝修补术后出现急性呼吸衰竭，国外也有切口疝修补术后发生腹腔间隔室综合征致急性肾功能衰竭的报道。所以，术前必须积极处理腹壁切口疝患者伴有的全身性疾病，改善患者全身状况，纠正低蛋白血症、凝血功能障碍，控制血糖，增强心、肺功能。严密监测呼吸功能，术前应注意有无咳嗽、咳痰和吸烟史，行胸部 X 线检查估计膈肌运动状况。肺功能测定和血气分析也非常重要，可用于评估通气功能和确定潜在的呼吸功能不全。对有呼吸功能不全的患者要进行充分的术前准备。有肺部感染的患者术前 1 周用抗生素治疗，感染控制后 1 周行手术。通过深呼吸进行胸廓及膈肌锻炼。吸烟者术前 2 周停止吸烟。对存在不可逆转的呼吸功能不全，则不宜手术治疗。要治疗各种并发症，保持二便通畅，控制血糖，保肝消除腹水，减轻腹内压，增加营养，保持蛋白摄入量，使患者一般情况得到改善。

对于巨大切口疝，由于腹腔内容物突入疝囊内，常造成腹腔容量减少，当手术将疝内容物还纳腹腔后，原来的平衡状态被打破，腹内压迅速升高，常引发腹腔间隔室综合征，导致呼吸、循环衰竭。为防止疝内物还纳腹腔后发生呼吸衰竭及腹腔室间隙综合征，术前应进行腹腔扩容及腹肌顺应性锻炼。可在术前 2～3 周始将疝内容还纳腹腔，用腹带束扎腹部，并逐步增加腹腔容量，使患者能逐步适应新的腹内压，并进行腹部顺应性锻炼，直至患者无胸闷、气促症状。在束扎初期，应密切观察患者的呼吸功能，防止突然发生呼吸功能衰竭。第 1 周应隔日行血气分析和 3 d 行 1 次肺功测定。后 2 周可根据患者情况，适当延长上述检测时间。准备 2～3 周后，患者的肺功能及血气分析结果达到前述标准便可手术。

对疝囊容积与腹腔容积之比＞20％的巨大切口疝患者的术前准备，一般需要进行腹腔扩容，即人工气腹，另外也有通过建立人工气腹升高腹内压，达到使患者适应术后横隔上移、增加腹部肌肉的顺应性、松解肠管的粘连的目的。建立气腹的方法为：还纳疝内容并使用腹带包扎，局麻下用气腹针穿入腹腔，气腹机注入空气，每次约 1.5 L，每周 2～3次，共 2 周。气体以空气为佳，CO_2 在腹腔内易被吸收，而 NO_2 费用较高。胸透证实这样能使横隔抬升 10～15 cm。判定气腹准备是否充分，可触诊两侧腹壁，感觉柔软、松弛时即可。1997 年，BeBawi 报道将人工气腹与 e‑PTFE 补片结合，成功地修补了特大切口疝。组织学研究表明，气腹可使腹部已退变的肌肉伸长、复原和恢复原有功能。

二、术前预防性抗生素的使用

腹壁切口疝术前是否常规预防性使用抗生素曾有争议。早在 1990 年,Platt 等就对切口疝修补术患者术前使用抗生素的效果作了观察。在他的研究中,301 例患者术前 1 h 静脉接受 1 g 头孢尼西,另外 301 例患者仅给予安慰剂。术后两组患者的切口感染率并无统计学意义。White 等在 250 例切口疝修补术后感染因素分析中也发现预防性抗生素的使用并不能减少切口感染率。但也有相反的临床研究报告,研究发现术前接受 1 g 头孢尼西的患者,术后伤口感染率为 6%,而未接受抗生素患者伤口感染率为 44%,两组患者差异有显著意义。因此,有学者认为术前预防性使用抗生素对预防切口疝修补术后切口感染有明显的效果。

目前国内外学者还是多主张预防性使用抗生素。因为切口疝不同于腹股沟疝,切口疝在修补时要分离的剥离面广,手术时间长,可能使用大张修补材料,渗出较多,需放置引流且时间较长,且原有的切口内可能有细菌残留(以革兰阴性菌多见)。对于较大的清洁手术,尤其需要植入材料的切口疝修补手术,预防性使用抗生素是非常合理的举措。对于高龄、糖尿病、免疫功能低下、巨大或多次复发的切口疝、使用大块合成材料修补和切口可能遭受消化道细菌污染的患者,更应常规地预防性使用抗生素。通常在手术开始前 0.5～2 h 静脉滴入抗生素,抗生素的预防性应用可有效降低腹部切口疝手术感染率。

三、肠道及其他准备

因腹壁切口疝可能存在较重的腹内粘连,必要时需行肠道准备。特别是在考虑到术中有实施肠切除可能时,应该行术前肠道的相应准备。

患者术前应准备好腹带,于手术结束患者苏醒前使用。对于存在皮肤感染或溃疡的患者,应积极行相应的清洁与抗感染治疗,必要时先切除溃疡创面再考虑进一步的手术。

(顾　岩　杨建军)

参 考 文 献

李基业,陈双,唐健雄等. 2012. 腹壁切口疝诊疗指南(2012 年版). 中国实用外科杂志,32(10):836-838.

李基业,黎沾良. 2001. 腹壁切口疝治疗进展. 中国实用外科杂志,21(2):116-118.

马宏光. 2009. 切口疝的发生率和复发率的问题. 中华疝和腹壁外科杂志(电子版),3(4):366-368.

Andrew Kingsnorth. 2006. The management of incisional hernia. Ann R Coll Surg Engl, 88(3):252-260.

Bauer JJ, Harris MT, Gorfine SR, et al. 2002. Rives-Stoppa procedure for repair of large incisional hernias: experience with 57 patients. Hernia, 6:120-123.

Bebawi MA, Moqtaderi F, Vijay V. 1997. Giant incisional hernia: staged repair using pneumoperitoneum and expanded polytetrafluoroethylene. Am Surg, 63(5):375-381.

Cahalane MJ, Shapiro ME, Silen W. 1989. Abdominal incision: decision or indecision? Lancet, 1:146-148.

Hodgson NC, Malthaner RA, Ostbye T. 2000. The search for an ideal method of abdominal closere: a meta-analysis. Ann Surg, 231:436-442.

Mudge M，Hughes LE. 1985. Incisional hernia：a 10 year prospective study of incidence and attitude. Br J Surg，72：70 - 71.

Muysoms FE，Miserez M，Berrevoet F，et al. 2009. Classification of primary and incisional abdominal wall hernias. Hernia，13(4)：407 - 414.

Platt R，Zaleznik DF，Hopkins CC，et al. 1990. Perioperative antibiotic prophylaxis for herniorrhaphy and breast surgery. N Engl J Med，322(3)：153 - 160.

Santora TA，Roslyn JJ，et al. 1993. Incisional hernia. Surg Clin North Am，73(3)：557 - 570.

Van′t Riet M，Steyerberg EW，Nellenstein J，et al. 2002. Meta-analysis of techniques for closure of midline abdominal incisions. Br J Surg，89：1350 - 1356.

White TJ，Santos MC，Thompson JS. 1998. Factors affecting wound complications in repair of ventral hernias. Am Surg，64(3)：276 - 280.

第九章　腹壁切口疝的开放手术治疗

腹壁切口疝一旦发生,不但不能自愈,且会逐渐加重,其嵌顿的发生率6%～15%,绞窄的发生率约2%,尤其在年老、病态性肥胖和多次手术的患者更容易发生。因此,及时手术修补是惟一的有效治疗手段。腹壁切口疝手术治疗的目的是关闭腹壁缺损,重建腹壁解剖结构与生理功能,恢复腹壁的正常呼吸运动和维持腹壁外形的完整。传统的直接缝合修补方法存在较高的复发率,可达30%～50%,其主要原因是修补是在有过高张力的条件下完成的,手术后出现的严重并发症比例也较高。20世纪90年代中期,以补片为基础的修补术逐渐成为修补腹壁切口疝的主要术式,治疗效果也得到了极大的改善。在腹壁切口疝上应用补片修补可使术后的复发率降到约10%,并发症发生率下降到约15%左右。在行切口疝补片修补术时怎样选择合适的材料、如何把补片正确地置入腹壁的病变部位以及材料固定的方法等,都与手术后并发症的发生和复发密切相关。

第一节　直接缝合修补

直接缝合修补就是将缺损周边的肌腱膜及肌肉层直接进行拉拢缝合,目前主要用于小切口疝的修复。

应选择能使腹壁保持良好松弛的麻醉,以全身麻醉为好,也可使用硬膜外麻醉。根据腱膜缺损的形状及疝的位置决定手术切口,一般经原切口切除瘢痕,自疝环边缘向周围分离肌筋膜层数厘米,游离疝囊,然后选择相对的安全区进腹探查,或者直接经切口切开疝囊进腹,要注意避免误伤腹腔内脏器。分离腹内粘连,将疝内容物回纳。疝囊修剪后直接缝合或做重叠加强缝合。若疝囊切除,则要留下充分的腹膜以利于缝合。沿疝环周围腱鞘或腱膜组织游离至显露其基本正常的解剖结构后进行缝合,缝合应该尽量避免过高张力,针脚距腱膜边缘1 cm,针距1 cm,做连续缝合,这样使用的缝线长度应该是切口的4倍。最好使用单股不吸收线(如1-0的prolene缝线)进行缝合,也可将腱膜边缘重叠作间断“U”形缝合(Mayo technique)。在缝合有较高张力的情况下,可使用筋膜减张切口。Gibson减张切口是在两侧腹直肌前鞘上行长的纵形切口,Clotteau Premont减张切口是在腹直肌前鞘上行2～3排长度2～3 cm的多个纵形短切口,但由于腹直肌后鞘的牵拉,其减张作用十分有限。Judd缝合要求疝环周围腱膜坚固,通过重叠缝合组织,使腹壁缺损一侧全层厚度(皮肤与皮下组织除外)向缺损另一侧拉拢缝合覆盖,达到组织缺损修复的目的。另外,对于正中切口疝、旁正中切口疝等腹壁缺损,且腹壁组织没有明显破坏者,也可进行鞋带式缝合修补。这是一种完全在腹膜外,用二层缝线进行的修补。其操作就是重建新的腹白线,将腹直肌拉到中线的两侧,重建腹直肌前鞘,并将它们重新缝合到新的腹白线上。

单纯缝合修补术是按腹壁的解剖结构进行腱膜或肌肉的重建术。这种方法多伴有张力,缺损或薄弱的腹壁部分无补片材料增强加固,因此存在较高的复发率。目前单纯缝合修补主要适用于小切口疝,或者无条件进行补片材料等其他方式修补而又必须手术的切口疝患者。

第二节　补片材料修补

如前所述,切口疝传统的手术方法仅仅是将疝囊的两边组织进行简单的缝合,但往往由于拉拢后组织有较大张力,使疝修补术后容易复发。20 世纪 60 年代以来,从尼龙缝线到 Dacron 或 Teflon 编织补片,再到聚丙烯补片、防粘连复合补片,随着修补材料的材质、工艺和结构不断改进,切口疝的材料修补技术逐渐发展并完善起来,其手术效果也在实践中不断得到提高。

目前,根据修补材料放置的位置,补片修补腹壁切口疝的手术方法常可分为以下几种术式。

一、肌腱膜上补片置入术

肌腱膜上补片置入术(onlay repair,Onlay)的具体方法是将聚丙烯等合成材料补片放置在腹壁皮下脂肪与肌腱膜(如腹直肌前鞘)之间进行修补,补片位于肌腱膜上并缝合固定(图 9-1)。早期对皮下组织不做过多分离,网片仅覆盖住缺损范围,后发现这种方法修补后复发率高,故改为缺损缘周边肌筋膜面做广泛的游离,切除瘢痕和过多的疝囊,深达腹外斜肌腱膜前方,分离要距肌筋膜缺损缘 5~8 cm,并成周圈样。对于侧腹壁的大切口疝,可以上到肋骨下到髂骨,外侧到锁骨中线。疝囊切开后回纳疝内容物,切除大部分疝囊后关闭疝囊。对于特别肥胖的患者可切除大网膜。补片裁剪要比肌筋膜缺损缘的直径大 3~5 cm 或以上,以保证足够的组织重叠,补片用 1-0 的 Prolene 线做间断缝合固定,也可用双圈缝合法。内圈缝合是在肌腱膜缺损缘上或稍靠外,外圈缝合是在补片外周缘内 1 cm 处。每针缝合间隔 1 cm。手术完成需要放置闭式引流。Onlay 修补术的优点是操作简单,最大限度地减少了修补材料与腹腔脏器接触的机会,对于那些肌筋膜后间隙难于分离的患者使用较为方便。缺点是该方法常形成术后皮下血清肿和切口感染。

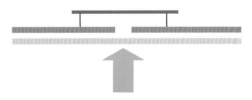

图 9-1　肌腱膜上补片置入术模式图
(Onlay 修补术)

二、筋膜前(腹膜前)肌下补片置入术

筋膜前(腹膜前)肌下补片置入术也称肌后腹膜前置网修补术(sublay repair,pre-peritoneal repair,retromuscular prefascial placement,Sublay)。其方法同样是采用聚丙烯等合成材料补片,在腹直肌肌肉与后鞘之间或腹直肌与腹膜之间对腹壁缺损进行修补(图 9-2)。这种方法目前被认为是修补复杂切口疝较理想的方法之一。1973 年,Rives 首先创建了这一方法,后被 Wantz 和 Stoppa 等作了改良,其方法也被称为 Rives-Stoppa-Wantz 技术。补片放置在筋膜前(腹膜前)肌下的位置。由于补片与内脏无接触,因而减少很多并发症。而且由于补片未置入在皮下也可以减少浆液肿和切口感染的发生。手术方法:处理疝囊及内容物,确定肌筋膜的缺损界限后,进入缺损周缘的腹膜前

间隙并向两侧解剖。如果肌腱膜缺损延及耻骨联合,则解剖要深及超过耻骨联合的
Retzius 腹膜前间隙内。待缺损二侧完全分离结束后,由于已减张,一般都能关闭缺损。
补片置入深达筋膜前(腹膜前)或腹直肌后鞘的间隙内(图9-3)。对延及耻骨联合的缺
损,应将补片的两侧固定在耻骨梳韧带上。当肌腱膜缺损延及剑突时,补片应置于肋床
后。下腹切口疝(阑尾手术后)补片要置入深到腹膜和骨盆之间的间隙。为了使补片与正
常组织接触的范围尽可能大,补片置入要超过肌腱膜缺损缘外缘3~5 cm 以上。虽然补
片可被腹膜保护和以腹压使其定位,但是在大多数情况下还是需要缝合固定,尤其在补片
的外侧部分。在补片的外侧缘可以不可吸收线穿过腹壁做 U 形缝合进行悬吊固定,为使
缝线打结时线结置在皮下,可在穿出前局部皮肤做一小切口然后打结。使用同样的方法
把补片的上、下界固定在腹壁上。补片上的腹壁缺损要尽量闭合,同时要放置负压引流。

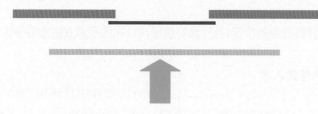

图9-2　筋膜前(腹膜前)肌下补片置入术模式图(Sublay 修补术)

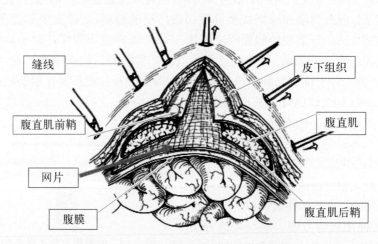

图9-3　Sublay 修补术的补片置入位置

　　Sublay 修补术要求置入补片前必须关闭腹腔。大多数情况下,当腹膜已广泛游离
时,完全可将腹膜缝合。当不能关闭时,可以生物材料或可吸收合成补片沿疝环口周围缝
合来关闭腹腔。也可使用大网膜作脏器和网片间保护层,大网膜的后面可腹膜化,而前面
提供肉芽组织面包裹网片。

　　该术式由于将补片置于肌肉后,在腹内压作用下补片将会紧贴于肌肉的深面,便于血
运丰富的肌肉及结缔组织长入与其融合,使补片在腹壁内永久性固定而加固腹壁。另外,
补片前腹壁肌肉的收缩可减弱或抵消腹内压对补片的作用,有效防止复发,因而 Sublay
修补术为很多外科医师所推荐作为腹壁切口疝开放治疗的首选式。

　　另外,也有医师对巨大、复发的切口疝采用双层网片修补术(Sandwich 技术)来进行腹壁

缺损的修复。缺损缘缝合或不强行对拉缝合,但在肌后和肌筋膜前各放置聚丙烯网片一张作加强或桥式修补。这种双层补片修补腹壁缺损的临床效果是否优于单纯 Sublay 修补还有待进一步的临床验证,但其缺点在于会引起修补区僵硬感更明显并增加了手术费用。

三、缺损处直接补片置入术

缺损处直接补片置入术也称肌肉与肌肉间修补术(inlay repair,Inlay)。Inlay 修补术是通过将聚丙烯、聚四氟乙烯等合成材料补片直接与腹壁缺损的边缘进行缝合修补来完成腹壁缺损修复(图 9-4)。

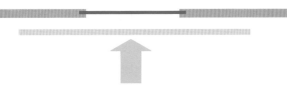

图 9-4　肌肉与肌肉间修补术模式图(Inlay 修补术)

手术方法:切除手术瘢痕,暴露疝囊。打开疝囊后游离腹腔内粘连,切除疝环瘢痕直到正常的肌组织和腱膜组织。在松弛状态下测定患者缺损的大小,按缺损的大小修剪补片,直接将补片与腱膜缺损缘做连续缝合。在腹膜不能缝合时,只能使用 e-PTFE 补片或其他防粘连补片。皮下层要置入引流管进行引流。目前,Inlay 修补术由于其较高的术后复发率已很少在临床用于切口疝的修补。

四、腹腔内网片修补术

腹腔内网片修补术也称完全腹腔内修补术(intraperitoneal onlay mesh repair,IPOM)。该术式是将修补材料衬垫在腹腔内对腹壁缺损进行修补,这种修补方法必须采用防粘连补片进行(图 9-5)。

手术方法:切开皮肤、皮下组织和疝囊外的覆盖组织,直接切开疝囊,往往并不需要对疝囊进行游离和切除。如发现疝囊内容物与疝囊有粘连,则需要对粘连进行分离。

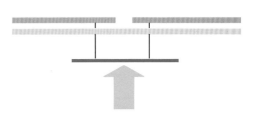

图 9-5　完全腹腔内修补术模式图
(IPOM 修补术)

分离的范围要超过疝环边缘 5 cm 以上,尽可能关闭腹壁缺损。选择适当尺寸的补片,补片的周边要超过缺损边缘至少 5 cm。采用不可吸收的单股缝线在补片上预置悬吊缝线,将补片平整地置入腹腔,再将所有悬吊缝线向外拉紧,使补片充分展开,并使其与腹腔内腹壁贴紧,将所有悬吊缝线打结于皮下组织内,补片上方放置闭式引流,尽量闭合包括疝囊在内的补片上的肌筋膜缺损,缝合皮下组织和皮肤(图 9-6)。

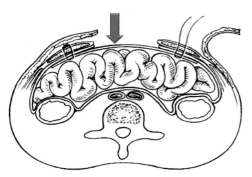

图 9-6　IPOM 补片的放置

IPOM 修补术对于修补材料的要求就是面对腹腔的一面必须是抗粘连的,而面对腹壁的一面则要求与组织有较好的相容性。除 e-PTFE 外,目前广泛采用的是各种复合防粘连补片,如聚丙烯与 e-PTFE、聚丙烯与氧化再生纤维素等复合补片,这些补片均能安全地应用于 IPOM 切口疝修补。

开放性的 IPOM 修补术较其他修补方法的优点在于:

(1) 手术操作简单:由于没有过多的分离,手术创伤较其他方法明显减少,患者术后恢复快。IPOM 修补术不要求像 Onlay 修补术、Inlay 修补术或 Sublay 修补术那样去完整游离疝囊、游离肌鞘前的软组织或进入肌后或腹膜前间隙,因而技术操作上相对简单。但 IPOM 修补术对于腹腔内严重粘连患者的优势并不明显,因而要严格掌握手术指征。

(2) 手术适应证更宽:由于 Onlay 修补术和 Inlay 修补术补片的前方没有坚强的组织遮盖,当腹腔内压力升高、年龄增加、组织强度减弱时,补片就有可能会被顶出或出现移位,复发率较高。因此,这两种方法在巨大的腹壁切口疝的应用受到了一定的限制。而 IPOM 修补术的前方有较为坚强的组织遮挡,因此就适用于各种尺寸腹壁缺损的修复,手术适应证就更宽。

目前欧美国家较推崇的是 Sublay 修补术与 IPOM 修补术。因为治疗腹壁切口疝至关重要的一点就是要降低复发率和术后并发症发生率,而 Onlay 修补术和 Inlay 修补术的修补方法虽然比直接的组织对组织的修补方法有较低的复发率和并发症发生率,但较 Sublay 修补术和 IPOM 修补术,其并发症和复发率仍偏高。Rudmik 等报道 Inlay 修补术复发率可高达 48%,Onlay 修补术为 14%,Sublay 修补术与 IPOM 修补术为 4.5%~10%。根据目前总结的经验,一般认为 Inlay 修补术由于过高的复发率已基本淘汰,Onlay 修补术操作简单,可以作为补片加强(mesh reinforcement),也就是疝环关闭+Onlay 修补术补片加强,选择性使用,Sublay 和 IPOM 修补的效果是目前各种修补方法中较为理想的,显著降低了患者术后复发率和并发症发生率,因而为广大腹壁外科医师所采用。

腹腔镜技术是近年来腹部外科的重要进展之一,其优点是显著降低了术后并发症,缩短患者住院时间,并能及时发现多发性缺损的存在(相关内容详见第十章)。但是某些腹腔镜修补的并发症要严重于开放手术。在开放手术的并发症中,大多数是手术后切口相关的并发症,如血清肿、感染等。而腹腔镜手术并发症中 28% 是肠损伤或严重腹腔感染,而这类并发症在开放手术组中仅 7%。因此近年来,有腹壁外科医师将腹腔镜和开放手术结合进行切口疝的修补。Carbonell 将这一术式定义为"杂交(Hybrid)"手术,也就是有计划和有序地将腹腔镜技术与常规的开放手术技术进行相互结合,发挥各自的优势以提高手术效率和治疗的安全性与效果。杂交切口疝修补术式主要适用于各种困难切口疝,包括粘连严重的肥胖患者、开放修补术难度大、多次修补后复发,特别是使用过补片修补的切口疝患者。

杂交手术方法:多通过开放手术进入腹腔,直视下游离腹腔内脏器粘连,使用防粘连补片修复腹壁缺损,补片悬吊缝合固定于腹壁。随后在外侧腹壁置腹腔镜,补片上关闭腹壁缺损,逐层缝合关闭开放手术切口。然后置人工气腹,对已经被悬吊固定的补片用钉枪进一步固定或追加缝合固定。该术式主要解决了手术中肠管探查回纳和致密肠管粘连的分离问题,可显著降低肠管损伤的概率,同时避免了由于组织的大面积分离所导致的一系列并发症的发生,还能修整过多的皮肤和瘢痕,获得腹壁美容效果。因此是治疗复杂腹壁切口疝的一种有效术式,正为越来越多的医师所采用。

第三节 切口疝修补材料的种类与选择

可用于切口疝修补的材料包括合成材料与生物材料二大类,合成材料又可分为可吸收材料和不可吸收合成材料两种。前者常用于感染创面或暂时闭合腹壁,而不可吸收合成材料是当前切口疝治疗的主要选择,包括聚丙烯、聚酯、e‑PTFE 以及各种复合材料等。生物材料主要包括同种(同体、异体)及异种(异体)材料两大类,常用在特殊情况下的腹壁切口疝修补。

合成材料中聚丙烯补片的优点是网孔较大,有利于纤维组织长入,提高了组织的强度和抗张性。白细胞和巨噬细胞可自由进入网孔内,因此不易藏匿细菌,故具有一定的耐受感染能力。该类补片的缺点是质地较硬,不能单独放置在腹腔内,若在腹腔内放置,易引起肠粘连甚至肠瘘等严重并发症。聚酯补片国内应用较少,其在体内炎性及异物反应最重,因此不能单独放置在腹腔内,否则易导致肠粘连或肠瘘的发生。微孔结构的 e‑PTFE 植入后仅被组织包裹而不是嵌入融合,愈合强度偏低,但其优点是可以和肠管接触。因此,当伴有腹膜缺损、人工补片必须直接朝向腹腔脏器时,可采用 e‑PTFE 以 IPOM 修补术进行修复,但其缺点是一旦发生感染,补片通常需要取出。

复合防粘连补片是 IPOM 修补术所采用的主要修补材料,能够显著降低置入材料与腹腔内肠管和腹内器官的粘连,减少严重并发症的发生。早期复合补片由聚酯和可吸收材料 Polyglactin 组合而成,但用后仍出现肠瘘及肠内移位,以后停止使用。目前通常是将聚丙烯与另一种不可吸收或可吸收材料进行复合,如聚丙烯和 e‑PTFE 材料的复合、聚丙烯和动物胶原、植物性材料等的复合等,这种复合兼顾了二种材料的优点,既可安全放置于腹腔内,又具有足够的力学强度,满足了临床 IPOM 修补术的需求。

生物材料近年来在切口疝修补领域逐渐引起人们的重视。传统的自体组织(同种同体)修补,如自体阔筋膜、腹直肌前鞘、股薄肌及真皮组织移植都曾被用于切口疝修复,但由于手术不仅时间长、损伤范围广和创伤大,而且还损伤自身的正常组织,现已很少使用。目前使用较多的是取自同种异体(人 ADM、羊膜等)或异种异体(SIS、猪 ADM、牛心包等)的组织。经脱细胞工艺处理,将组织中可引起宿主免疫排斥反应的抗原成分去除掉,同时完整地保留了原有组织相同的立体支架结构。其除能在机体中起支撑、连接细胞的作用外,还为细胞的生长、代谢提供了场所,并在细胞的生长代谢过程中发挥重要的调节与组织诱导作用。这种生物材料是无细胞的天然组织支架,主要成分是胶原,植入人体后宿主的自身细胞会在该支架材料上生长,同时分泌细胞外基质,最终通过内源性组织再生完成腹壁缺损的修复。因而理论上是一种较理想的修复材料,但其临床应用时间尚短,有关其力学强度及效果的研究还未得出最终的评价,且价格昂贵,尚需要更多的循证医学证据来获得结论。

合理地选择切口疝修补的补片是影响到手术效果与术后并发症的重要因素。从材料学角度考虑,对于行腹膜外修补(非 IPOM 修补术)的切口疝,现有的各种补片均可选用,目前临床应用最多的是聚丙烯补片;而行 IPOM 修补术时,则必需选用复合补片、

e-PTEF补片或生物材料补片;对于伴有严重污染或感染的切口疝,建议使用单纯缝合修补、生物材料修补或可吸收合成材料修补。聚丙烯材料在污染腹壁缺损的使用仍存在争议。Schmitt 等早在 20 世纪 60 年代就报道了在越战中应用聚丙烯材料(Marlex 网片)修补战伤感染的腹壁缺损。70 年代 Casson 等报道了用 Marlex 网片修补结肠癌和腹壁转移癌同时切除后的腹壁缺损。但大部分外科医师仍视这种治疗方法违反了经典外科原则,反对在有污染和感染条件下使用不可吸收的合成材料。大网孔聚丙烯材料引流通畅,血液和细菌不易积蓄其中,巨噬细胞和抗生素可渗透其中而杀灭细菌和清除坏死组织,国内外均有在污染条件下使用的报道,但尚缺乏高强度的循证医学证据支持。因此,虽然大网孔聚丙烯补片具有一定的耐感染性,但其使用指征还是要严格掌握。

第四节　手术方式选择

根据腹壁缺损的分类可以指导切口疝修补方式的选择。中华医学会外科学分会疝和腹壁外科学组的建议是小切口疝可采用不可吸收缝线连续缝合(缝线长度:切口长度=4:1);中切口疝以上应采用加用补片的腹壁缺损修复;位于中线或近中线的腹壁大和巨大切口疝可采用组织结构分离技术(component separation technique,CST)+补片修补,通过腹壁减张扩容,达到腹壁缺损修复的目的(有关 CST 技术见第十七章、第二十一章)。

腹壁切口疝作为一种疾病,有其共同的内在规律,但对每一个患者来说却各有特点。修补腹壁切口疝应着眼于避免修补后肌腱膜的张力过高,这与疝复发直接相关;避免修补后腹内压升高过高,这反映了患者病理生理状态的改变。如何围绕这两个指标进行全面、及时、准确、动态的评价,是指导腹壁切口疝修补术个体化的关键所在。国外有学者使用弹力计测量关腹时肌腱膜的张力来帮助式的选择。如果张力<1.5 kgf(1 kgf=9.8 N),采取直接缝合修补;如果>1.5 kgf,就采取人工材料补片修补的方式。对患者进行精确的个体化治疗方案的选择将是未来发展的方向。

第五节　手术中的注意事项

切口疝修补的成功与否主要取决于以下因素:患者病情及相关因素(如缺损大小、肥胖、胶原纤维代谢、腹腔内脏器的粘连情况等),修补材料的选择和尺寸大小,手术方法的选择,外科医生的经验和技术。其中与手术相关的以下几点因素需特别注意。

(1)手术应选用使腹肌充分松弛的麻醉,一般情况下多选用全麻,以保证在肌肉松弛状态下进行手术修补。

(2)术中应进行仔细的探查,确定疝环的大小与范围,特别应该小心探查有无第二或更多的疝环口存在。

(3)创面清洁程度是决定术后是否发生感染的重要因素。因此,应严格无菌操作,尽量用电凝止血,不做大块结扎,减少线头异物,防止术后感染及窦道形成。

(4)补片放置区域的解剖间隙一定要足够大,一般要求超过缺损边缘至少 3~5 cm,甚至更大,以保证补片能充分展平。

（5）尽可能关闭肌筋膜缺损，以加强修补的方式进行切口疝修复。补片与肌筋膜缺损周围正常组织至少应有 3～5 cm 的重叠层面，在 IPOM 修补中往往需要大于 5 cm 的重叠。同时，对补片要进行牢固可靠的固定。

（6）放置聚丙烯或聚酯补片时，要保证腹膜的完整性，避免补片与腹腔内组织接触，否则将有可能出现严重的粘连甚至肠瘘。如一旦出现腹膜及肠管损伤，有肠内容物溢出时应放弃合成不可吸收材料修补。而行 IPOM 修补时，要注意补片的防粘连面朝向腹内器官。

（7）置入补片后要安装闭式引流，否则易出现术后切口血清肿与血肿，并容易发生感染或切口裂开。

第六节　腹壁切口疝的术后处理及注意事项

尽管术前充分的准备对预防患者术后出现并发症非常重要，但年老体弱，特别是合并有慢性心肺疾病等脏器功能受损的患者，由于麻醉、手术的创伤及术后腹内压相对升高，易导致原发疾病加重，故术后应严密监测病情变化，以便及时对症处理。

（1）术后应严密监测呼吸、循环功能变化，卧床休息，可采用半卧位，避免膈肌抬高。尽快促进胃肠道功能恢复，纠正营养不良。

（2）术后早期应避免剧烈运动，防止腹内压突然增高。补片修补术后，一开始可在床上活动，2～3 d 后可下地行走。术后即应该使用腹带加压包扎，并连续使用 6 个月。术后3～6 个月内禁止剧烈活动和重体力劳动。

腹带使用的优点在于：防止术后最初几天内形成血肿，血肿的形成将容易导致感染的发生；术后前几个月腹带的使用可以用来支撑腹壁的肌肉，因为切口疝复发最易发生在腹壁还没有完全愈合的这段时间，此时补片还没有为机体肉芽组织所覆盖和长入。

（3）术后要注意患者体温变化并经常查看切口，如果术后体温仍持续升高、切口红肿，要警惕切口感染的发生，必要时给予抗生素治疗，同时进行细菌学的检测，根据细菌培养结果调整抗生素的使用，抗生素应用时间可根据患者具体情况决定。

（4）术后处理的另一关键是引流。引流的目的是引流积液和血液，因此一定要保证闭式引流的通畅和无菌。根据引流量在术后 3～5 d 内拔除引流管。手术创面大、引流物多时，可适当延长拔管时间，巨大切口疝引流有时需要 7～10 d 才能拔除。过早拔管可产生腹腔积液从而诱发感染。拔除引流管后仍要注意局部有无积液、积血。

第七节　切口疝术后并发症

补片材料的使用虽然显著降低了腹壁切口疝术后复发的风险，但与补片相关并发症的出现同样会引起严重后果，甚至危及生命，因此必须给予高度的重视。

一、近期并发症

1. 全身并发症　　主要包括呼吸道的并发症、术后肠梗阻、肠瘘、伴有肺栓塞的静脉血栓等。有报道切口疝术后病死率约为 1.2%,大多与术后的呼吸衰竭有关,因此术前呼吸道的准备具有非常重要的意义。肠瘘是另外一个严重并发症,若未及时发现可致腹膜炎,同样危及患者生命。

2. 局部并发症　　主要包括出血、血肿、血清肿形成及感染。出血多与术中广泛的组织分离有关,术中仔细止血是预防出血的重要措施。血清肿是皮下间隙浆液的积聚,其发生同样多由于广泛地组织分离,皮下缝合和加压包扎可用于预防血清肿的形成。大部分血清肿会逐渐吸收,如果吸收缓慢也可将其抽出,但应严格无菌操作。切口感染是更严重的并发症,其中浅部感染的发生率为 1%~7%,深部感染的发生率为 0.75%~2.75%。感染是切口疝复发的主要原因,在行合成材料修复的切口疝一旦发生深部感染,往往需将补片去除,感染才能治愈。严重的深部感染还可导致败血症的发生。

二、远期并发症

1. 复发与膨出　　切口疝的复发与是否使用补片密切相关。未用补片修补的切口疝复发率可达 30%~50%,甚至更高,而使用补片修补后切口疝的复发率约为 10%。其中大部分的复发发生在术后 3 年内,45% 发生在术后 1 年内,但也有 10 年后复发者。感染与肥胖是复发的重要因素,麻醉效果不满意、呕吐、咳嗽、腹胀等也与复发密切相关。除复发外,部分患者还会抱怨术后腹部出现膨出,这会影响患者对于美观的需要。

2. 迟发感染、慢性窦道形成、肠瘘　　迟发感染的发生在很大程度上与补片的类型有关,与 e-PTFE 相比,聚丙烯与聚酯补片的迟发感染相对较为少见,e-PTFE 迟发感染率可达 4%。这种感染往往伴有慢性窦道的形成,甚至发生肠瘘(图 9-7)。

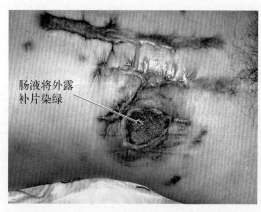
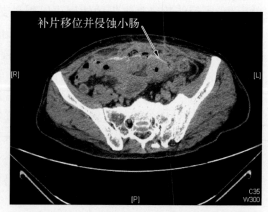

图 9-7　切口疝术后感染、肠瘘、补片外露　　　图 9-8　IPOM 修补术后补片移位并侵蚀小肠

3. 复发性血清肿　　在巨大切口疝术后发生血清肿并不多见,主要发生在肌前置补片者,而筋膜前肌后者较前者要少。

4. 修补材料移位　　国内外均有文献报道切口疝术后出现修补材料移位并侵袭到腹腔内器官的病例,以 IPOM 修补术后多见。这种情况可通过 CT、MRI、瘘道造影、结肠镜或再次手术得到诊断(图 9-8)。

5. 慢性疼痛　　与腹股沟疝一样,切口疝术后的慢性疼痛同样是处理起来非常棘手的难题,其发生往往和补片与腹壁固定缝合相关。预防非常重要,术中应注意避开神经,合理排列固定钉与缝线位置,减小组织机械牵拉张力,术后腹带包扎,可有效避免术后慢性疼痛。也有学者提出用生物蛋白胶固定补片可明显降低慢性疼痛发生率。若疼痛剧烈,可选择甾体类或非甾体类止痛药物口服或利多卡因局部封闭。若疼痛持续存在,则需考虑再次手术探查,松解或去除缝线、固定钉等。

第八节　典型病例

　　患者,男性,65 岁。因结肠肿瘤术后 3 年,腹壁切口肿物突出且逐渐加重 2 年入院。术前诊断腹壁切口疝(图 9-9a、图 9-9b、图 9-9c)。

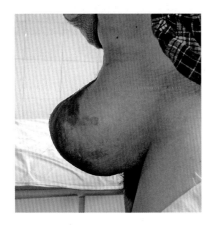

图 9-9a　术前患者下腹壁切口可见明显隆起

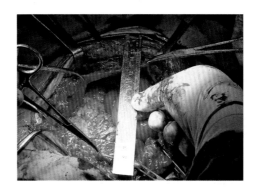

图 9-9b　术中测量腹壁缺损范围 13 cm×8 cm

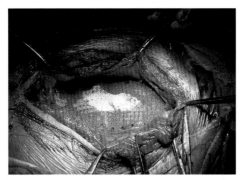

图 9-9c　行 IPOM 修补术,防粘连补片置入腹腔,补片与腹壁重叠 5 cm,并悬吊固定

【典型病例 2】

　　患者,男性,78 岁。腹壁切口疝 Onlay 修补术后 1 年,腹壁切口再次肿物突出入院。术前诊断腹壁切口疝术后复发(图 9-10a~图 9-10e)。

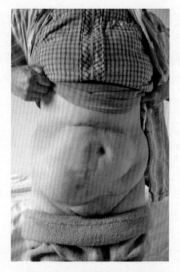

图 9 - 10a　术前右中下腹壁切口处肿物突出明显

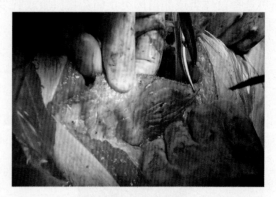

图 9 - 10b　术中首先取出肌筋膜前方的补片（原 Onlay 补片取出）

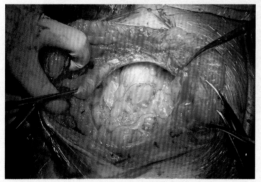

图 9 - 10c　术中测量腹壁缺损范围 12 cm×7 cm

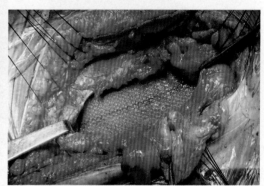

图 9 - 10d　行 IPOM 修补术，防粘连补片置入腹腔，补片与腹壁重叠 5 cm，周围悬吊固定

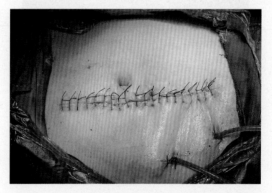

图 9 - 10e　补片前放置引流，关闭腹壁肌筋膜缺损，完成开放 IPOM 修补术

（顾　岩）

参 考 文 献

陈双,王亮,江志鹏.2012.应用杂交技术修补腹壁巨大切口疝.中华疝与腹壁外科杂志,6(2):1-2.

李基业,陈双,唐健雄等.2012.腹壁切口疝诊疗指南(2012年版).中国实用外科杂志,32(10):836-838.

李基业.2011.杂交技术在切口疝修补术中的应用.临床外科杂志,19:365-367.

唐健雄.2008.腹壁切口疝诊断和治疗中值得注意的几个问题.中国实用外科杂志,28(12):1012-1014.

Carboneil AM. 2011. Hybrid open and laparoscopic ventral hernia repair. The American Hernia Society. Hernia Repair 2011 Annual Meeting. USA：San Fran cisco.

Griniatsos J，Yiannakopoulou E，Tsechpenakis A，et al. 2009. A hybrid technique for recurrent incisional hernia repair. Surg Laparose Endose Percutan Tech，19：177-180.

Memon MR，Shaikh AA，Memon SR，et al. 2010. Results of stoppa～sublay mesh repair in incisional and ventral hernias. J Pak Med Assoc，60：798-801.

Rudmik LR，Schieman C，Dixon E，et al. 2006. Laparoscopic incisional hernia repair：a review of the literature. Hernia，10：110-119.

第十章　腹壁切口疝的
经腹腔镜修补术

切口疝传统的治疗方法是采用开放式的技术在腹壁或腹腔内植入一块补片，而腹腔镜技术通过几个微小的穿刺孔(5～12 mm)，可以植入同样甚至更大的补片达到相同的治疗效果，这种方法给外科医师最直观的感受就是创伤小、恢复快、住院时间短，因此吸引了许多医师尝试开展该项技术。由于医疗资源和腔镜技术的不平衡，欧美国家开展较多，国内起步较晚，尚缺乏循证医学的论证。2007 年，美国的一个医疗机构对切口疝的术式选择进行了一项网上调研(www. surveymonkey. com)，结果显示 85％～96％的临床医师了解腹腔镜腹壁切口疝修补术(laparoscopic ventral/insicional hernia repair，LVHR)，但只有 10％的医师真正使用过这项技术，其中绝大多数都是有腔镜手术经验、高年资的医师或疝外科医师。有 81％的医师表示暂时不准备开展 LVHR，最主要的原因(占 52％)是还未看到具有权威性的疗效报道，他们担心的问题主要集中在四个方面：肠道损伤、手术时间、手术费用和操作经验。在已开展过此项技术的医师调查中，85％的临床医师表示会继续开展 LVHR 术，最主要的原因(占 42％)是复发率低。从目前的证据来看，切口疝还没有金标准术式，有疝手术和腹腔镜手术经验的医师可以开展 LVHR 术。与开放式手术相比，LVHR 的手术指征和禁忌证、手术方式、复发率与并发症的预防和处理、学习曲线的长短、费用等问题是必须考虑的因素。

第一节　手术适应证和禁忌证

腹腔镜是一种辅助器械，我们做的仍然是腹壁切口疝修补手术。因此，从理论上讲，LVHR 术的手术指征和开放式修补术的指征是一样的。但从具体的操作上考虑，在选择 LVHR 术时可能仍会有一定的限制。

一、绝对禁忌证

腹腔内广泛粘连和不能耐受全麻是 LVHR 术的绝对禁忌证。腹腔内广泛粘连会增加腹腔镜下手术操作的难度，尤其是肠管的粘连会增加肠管损伤的概率，污染手术野，如再在腹腔内植入补片有感染的风险而导致手术失败。切口疝患者有时在术前无法精确地判断腹腔粘连的严重程度，在 LVHR 术中是否要及时中转为开放式手术完全取决于术者的操作技术和对感染风险的预判经验。建议在开展 LVHR 术的初期，应根据前次手术的类型、体检和影像学检查对腹腔粘连的等级进行初步的评估，以选择正确的手术方式。LVHR 术需要全麻，因此不能耐受全麻一度被认为是 LVHR 术的绝对禁忌证。但最近有文献报道了 25 例在脊麻下进行的 LVHR 术，手术在患者 ASA 评价 Ⅰ 到 Ⅱ 级并在小于

10 mmHg的低气腹压力的条件下,被证明是安全的。由于例数较少,目前这种麻醉方式还未被广泛接受。

二、相对禁忌证

肥胖、嵌顿性疝、腹腔内存在污染因素、巨大切口疝、边缘部位切口疝曾一度被认为是LVHR术的相对禁忌证。随着技术的普及,肥胖已不再是相对禁忌证。从某些报道来看,对于肥胖患者,应用LVHR术可能比开放手术有更好的效果。嵌顿性切口疝,如嵌顿的内容物为肠管并且在回纳时有肠管损伤的风险,或者内容物有坏死污染手术区域的情况下,可选择开放式手术,如没有肠管损伤和感染的风险,选择LVHR术仍然是安全的。对于巨大切口疝,LVHR术的手术指征也逐步放开,究竟多大的缺损不适宜腹腔镜修补没有一个明确的界定,临床上主要根据自己的经验选择合适的术式。笔者认为,如果疝缺损大到影响腹腔内操作空间或影响到疝环的关闭时,选择开放式手术更为合理。对于某些边缘部位的腹壁切口疝如剑突下切口疝、肋缘下切口疝、耻骨上疝、腰疝等,补片边缘的覆盖和固定较为困难,不合理的固定会引起复发或不必要的并发症。因此,在早期用LVHR术治疗有一定的争议,但从现有的证据来看,只要采取正确的固定方法,LVHR术治疗边缘部位腹壁切口疝完全是安全可行的。

第二节 手术方法

纵观LVHR术的发展史,可总结为三种方法。这三种方法在开放式手术中都可以找到相对应的修补层次。

一、腹腔内网片修补术

腹腔内网片修补术的思路来源于腹股沟疝的腹腔内修补术。1991年,Toy和Smoot联合报道了腹股沟疝的腹腔内补片植入术,将一块防粘连补片覆盖疝缺损处,然后再与周边的腹膜固定。1993年,LeBlanc将这种技术首次应用到腹壁疝的腹腔镜修补术中,修补层次相当于开放式的腹腔内修补术(intraperitoneal repair)。因其创伤小、操作简单、符合力学原理,迅速被医师接受,成为腹腔镜治疗腹壁切口疝的金标准手术。其特点是补片不受尺寸限制,可以充分覆盖疝的缺损。

二、经腹腔腹膜前修补术

这种手术方式的思路来源于腹股沟疝的经腹腹膜前修补术(TAPP),在腹腔内打开腹膜后,将补片植入腹膜前间隙,覆盖疝缺损,再关闭腹膜。2003年,印度的Chowbey首次报道了腹壁切口疝的TAPP术,这种方法的修补层次相当于开放式的Sublay修补术。由于切口疝患者大多腹膜不完整,因此只适用于小于3 cm的腹壁疝患者。

三、缝合修补术

在腹腔镜下直接对缺损部位进行缝合或经皮全层悬吊缝合。这类手术属于有张力修补,因此,只适合较小的腹壁疝患者,如脐疝等。

第三节　手术步骤

以腹腔镜下 IPOM 修补术为例,手术可分为以下几个步骤。

一、手术室布局

1. 正中部位的腹壁切口疝　　如果缺损位于中腹部,术者和助手可选择患者的任何一侧进行手术,监视器置于对侧,患者取平卧位。如果缺损位于上腹部,可选择上述相同的布局,也可选择改良截石位,术者位于患者的两腿之间,监视器置于患者头部附近,助手位于患者的一侧。如果缺损位于下腹部(如耻骨上疝),术者可位于患者的肩部一侧,助手位于肩部的另一侧,监视器置于患者的足部,患者取 15°头低位。

2. 非正中部位的腹壁切口疝　　患者取平卧位,术者和助手都位于腹壁缺损的对侧,监视器置于患侧。

所有的腹壁切口疝手术都必须使用 30°镜头。其他必须使用的器械包括无创伤抓钳、带电凝的剪刀、解剖分离钳、钩线穿刺针(suture passer)、5 mm 疝固定器等。必要时准备超声刀、钛夹、吸引器等备用。

二、穿刺孔的选择

通常采用 3 个穿刺孔,一个 12 mm 穿刺孔置放镜头,两个 5 mm 穿刺孔置放操作器械。如果缺损巨大,可在对侧加行一个 12 mm 和一个 5 mm 穿刺孔以方便固定补片。

置放第一个 12 mm 穿刺孔时有三种方法:① 采用开放式方法置入套管;② 采用可透视的套管(如 Hassan 套管)直接穿刺入腹腔;③ 在脐孔或左侧肋缘下用 Veress 气腹针穿入腹腔,建立气腹后直接穿刺置入套管。

另外两个 5 mm 套管的置入较为简单,因为可在直视下置放。所有的穿刺孔都应该远离补片的修复区域,一是可以避开粘连区域,二是可以有足够的空间进行手术操作尤其是固定补片。

三、粘连的分离

每个患者的粘连程度都是不一样的,没有具体的模式可循,但原则是尽可能地避免在分离过程中损伤肠管,有几点建议可供参考。

(1) 在分离肠管与腹壁的粘连时首选锐性分离,可选择锋利的剪刀进行分离,尽量不要用超声刀,因为超声刀的高温会引起蛋白凝固,一旦损伤肠管术中不易发现,但会引起术后迟发性肠穿孔。

(2) 当肠管与腹壁粘连致密时,可切除部分腹膜组织或腹直肌后鞘,尽可能避免肠管的损伤。

(3) 严重致密的粘连应及时中转为开放式手术,也可采用杂交技术(Hybrid),即在原手术部位行切口,在开放式的情况下进行粘连分离,然后再关闭切口行腹腔镜下补片的固定。

四、缺损的评估

粘连分离后需要对缺损的范围、部位、深度进行重新评估，这一步骤比术前评估更为重要，可能会发现新的隐匿性缺损，需一并修补。在测量缺损范围时必须降低气腹压力至 8~10 mmHg，在皮肤上对缺损的位置以及需要放置补片的位置做标记，也可在腹腔内测量缺损的大小，腹壁外的测量和腹腔内的测量有时会有一定的出入，前者的数据更为准确。

五、疝环的关闭

在 IPOM 修补术开展的早期，疝环是不关闭的。随着技术的成熟和随访时间的延长，外科医师越来越意识到疝环关闭的重要性。有两种报道的方法可关闭疝环：① 在腹腔内用连续缝合的方法直接缝合筋膜关闭疝环，这种方法并没有把缺损全层关闭；② 用钩线穿刺针经皮穿刺入缺损的两侧肌筋膜进行全层缝合关闭疝环。笔者强烈建议用后一种方法关闭疝环，这是一种用加强的方法（reinforcement）代替了以前桥接的方法（bridge），它有三大好处：防止术后膨出（bulge），减少术后皮下积液，相对增加补片覆盖正常组织的面积。

六、补片的固定

补片的固定有两种方法：疝固定器固定和经皮全层缝合固定（full-thickness transfascial suture，俗称悬吊法）。这两种方法的效果是否一致有不同的报道。一项动物实验表明悬吊固定的抗张强度是疝钉固定的 2.5 倍，在临床上也有术者报道悬吊固定的复发率要低于疝钉固定，但大多数文献的报道是这两种固定方法与复发率无相关性。疝钉固定操作简单，但不是全层固定，且异物感较强。悬吊固定操作繁琐，皮肤上的穿刺孔会增加潜在感染的概率。目前最常用的方法是采用两者结合的方法：即用疝钉将补片固定两圈，在补片的四角行悬吊固定。

在具体的操作上，疝钉固定多采用两圈固定的方法（double crown technique）。目前国内应用较多的疝固定器是 5 mm 的 Protack，深度是 3.8 mm，属不可吸收材料。国外应用较多的是可吸收疝钉（国内也已开始少量使用），如果在长期随访中证明这种新型材料是安全的，将会解决 LVHR 的主要问题即术后疼痛，但还需解决费用贵的问题。另外，近来也有报道使用纤维蛋白胶水固定的方法，其临床安全性及有效性有待进一步随访论证。

悬吊固定可通过两种方法完成：① 在补片上预置几根不可吸收缝线，打结后留出两根长线头以用于随后的补片固定。在腹壁相对应的固定点上做 2 mm 的皮肤小切口，用钩线穿刺针从该切口分两次穿刺入腹腔，注意在腹腔内的穿入点必须有 5 mm 左右的距离，然后将两根线头分别引出，在皮下打结，不拆线。② 用疝钉先将补片固定，然后也用上述的方法将钩线穿刺针分两次穿刺入腹腔，所不同的是第一次穿刺是将缝线的一端送入腹腔，第二次穿刺是将该缝线引出腹腔，在皮下打结，不拆线。

第四节　并发症的处理和预防

一、术中并发症

(一) 血管损伤

1. 原因　　血管损伤主要发生在气腹针穿刺、置入套管、固定补片以及分离粘连的时候。前三种情况损伤的多为腹壁血管,发生率约 2.5%。上腹壁通常是一些动静脉丛,而下腹壁以单独的大血管为主,因此下腹壁血管的损伤往往更严重一些。分离粘连时损伤的多为系膜或网膜血管,处理相对简单。

2. 预防　　① 掌握气腹针及套管的穿刺技术;② 第一套管的穿刺点应远离原切口部位,尽量使用非切割型套管穿刺,必要时采用开放式的方法置入第一套管;③ 确保在腔镜直视下进行第二和第三套管的穿刺;④ 分离粘连时可使用电凝或超声刀预防出血,但注意不要损伤邻近的肠管;⑤ 手术结束前仔细检查分离过的粘连组织以及各套管的穿刺部位。

3. 处理　　① 套管穿刺部位出血,可使用另一直径更大的套管从原穿刺孔插入作为临时性压迫止血措施;② 腹壁血管出血可尝试用电凝或超声刀止血,无效时采用腹壁贯穿缝合止血;③ 若出血发生在缝线全层缝合固定补片的部位,应立即收紧缝线止血。

(二) 肠管损伤

1. 原因　　肠管损伤是一种严重并发症,未及时发现或处理不当会造成严重的后果。文献报道,LVHR 术中肠管损伤的发生率与开放式手术差异无显著性。分离肠管与腹壁的粘连是引起肠管损伤的主要原因。

2. 预防　　① 套管的穿刺应遵循上述的原则;② 必须使用无损伤的抓钳牵拉肠管;③ 粘连致密时使用剪刀锐性分离,尽量减少电凝和超声刀的使用,尤其是超声刀的热传导可能引起肠管的迟发性损伤;④ 宁可切除部分腹壁组织如腹直肌后鞘等也不要损伤肠管;⑤ 黏连严重致密时及时中转为开放式手术或采用杂交技术;⑥ 怀疑有肠管损伤时及时予以缝合修补。

3. 处理　　根据肠管损伤的程度有不同的处理原则.

(1) 单纯浆膜损伤:在分离粘连中时常发生。确认肠管没有全层破裂的情况下,使用缝线进行浆膜层的修补缝合是安全的。

(2) 肠管全层损伤:早期的观点是放弃使用补片,行肠管修补后等待二期手术或中转为开放式的单纯缝合修补术。但近年来对于这种观点有不同的看法,如术中损伤的是小肠,且没有明显污染的情况下,在肠管修补的同时继续进行腹腔镜修补术被认为是安全的手术。如污染较明显,可终止手术,以后再行二期手术,也可中转为开放式缝合修补术,或中转为开放式 Onlay 修补术或 Sublay 修补术。如术中损伤的是结肠,尽管也有类似的报道,但由于污染较重,原则上应中转为开放式缝合修补术或等待二期手术。二期手术的时机通常是 6~12 个月后。

(3) 肠管隐性损伤:术中不能发现的肠管损伤称为隐性损伤。这是一个严重的并发症,可表现为迟发性肠穿孔或肠瘘,必须再次手术治疗,并取出补片。

二、术后并发症

(一) 血清肿

1. 原因　　无论是腹腔镜还是开放式手术,血清肿都是最常见的并发症。粘连分离后造成的创面、残留的疝囊组织以及补片与皮肤间的空腔是引起血清肿的主要原因。

2. 预防　　① 可在疝缺损的中央行补片的经皮全层缝合以缩小死腔;② 尽可能多地切除疝囊,或电灼疝囊壁使其与周围组织粘连;③ 术后腹带加压包扎至少 2～3 个月,可减少血清肿的持续时间;④ 放置引流并不能减少血清肿的发生率,因此在腔镜手术中,为了避免补片的感染,不建议放置引流。

3. 处理　　事实上,几乎所有的患者术后在 B 超下均可发现皮下积液,但只有一小部分患者表现出临床症状。小的血清肿可自行吸收,无须处理。若血清肿较大、持续时间较长,可在严格无菌条件下进行穿刺抽吸,同时进行腹带加压包扎。

(二) 腹腔/补片/切口感染

1. 原因　　术中肠管损伤与血清肿继发感染是引起腹腔感染的两大主要原因。腹腔感染处理不及时必然会累及补片而引起补片感染。LVHR 术切口小且远离修补区域,切口感染的发生率远低于开放式手术,通常是由腹腔或补片感染继发引起的。

2. 预防　　严格的无菌操作、术后仔细检查肠管是否损伤以及及时正确地处理血清肿是预防感染的关键。腹腔/补片感染发生率很低,但却是一个相当严重的并发症,因此还应该采取一些措施来减轻发生后所产生的后果,例如:① 术前严格的肠道准备;② 用不可吸收的单股缝线如 Prolene 线来固定补片;③ 切忌盲目反复的血清肿穿刺,以减少外源性的感染机会;④ 术中补片尽可能展平,以免补片的粘连层外露与肠管发生粘连。

3. 处理　　一旦确诊为腹腔/补片感染,应及时手术,进行腹腔清洗和引流,原则上都应该取出补片,尤其是对于含有 e-PTFE 成分的补片。补片取出后,可在二期手术前使用生物材料进行过渡性的修补,但失败率较高。二期手术前可进行皮下穿刺细菌培养,以确定有无细菌残留。

(三) 肠瘘

1. 原因　　可能与肠管的隐性损伤或迟发性穿孔有关。肠瘘的发生率较低,从 Le Blanc 对 LVHR 术后各种肠瘘的综述中,我们可以对这一并发症有一个全面的了解。肠瘘的发生率约为 1.78%,其中大肠的肠瘘约占 8.3%;LVHR 术的病死率很低,约为 0.05%,但一旦发生肠瘘,病死率可升至 2.8%;肠瘘如不及时处理,病死率高达 7.7%,即使及时处理,仍有 1.7% 的病死率。

2. 预防　　主要避免肠管的隐性损伤和迟发性穿孔,具体的预防措施同上所述。

3. 处理　　怀疑肠瘘,首先应与补片感染形成的脓液瘘道相鉴别,必要时可行 CT 检查。确诊肠瘘后,必须及时手术,行瘘管肠段切除和腹腔引流术,同时取出补片。

(四) 肠梗阻

1. 原因　　有麻痹性肠梗阻和机械性肠梗阻两种。麻痹性肠梗阻的原因不明,在排除腹腔感染的情况下,可能与补片的刺激或术中小肠的干扰有关。机械性肠梗阻最主要的原因是肠段疝入补片与腹壁的间隙内或者肠段与补片的粘连层发生粘连所致,穿刺孔疝的形成也会引起机械性肠梗阻。

2. 预防　　主要是针对机械性肠梗阻:① 固定补片时,两个固定点之间的间距应小于3 cm,在补片的边缘和疝环处固定两圈,以防止肠段的疝入;② 防止补片的粘连层外露,以免引起肠管与补片发生粘连;③ 术后套管植入的部位尽量全层缝合,以防止穿刺孔疝的发生。

3. 处理　　麻痹性肠梗阻一般可以鼓励早期活动,行胃肠减压等措施,均能起到良好的效果,但必须首先排除腹腔感染的可能。机械性肠梗阻发生后,应及时行摄片、CT 等检查,在保守治疗无效的情况下,尽快行腹腔镜或剖腹探查,并进行相应的处理。

(五) 致死性小肠缺血

1. 原因　　致死性小肠缺血(fatal intestinal ischemia)是一种罕见但致命的并发症。目前仅有 14 例报道,发生的原因不明。但其中 70% 的患者拥有心血管或者肾脏疾患,可能与病因有一定的关系。

2. 预防　　患者的选择、合理的补液、手术时尽可能降低气腹压力、缩短手术时间、间歇性降低气腹压力可能会减少这种并发症的发生率。

3. 处理　　及时的手术干预,行坏死小肠肠段切除。

(六) 气胸

1. 原因　　气胸只发生于肋缘下切口疝修补术后,原因是固定补片上缘时疝钉或缝线穿入胸膜腔所致。

2. 预防　　肋缘下切口疝是否适合腹腔镜修补曾有过争议,原因正是可能会引起气胸。合理的病例选择、谨慎的补片固定是预防的关键。

3. 处理　　进行胸腔闭式引流可起到良好的效果。

(七) 其他

肺部感染、尿路感染、腹腔间隔室综合征等并发症的原因、预防和处理与开放式手术相同。

三、中、远期并发症

(一) 慢性疼痛

1. 原因　　与补片的固定有关。固定方法有两种:经皮全层缝合固定和疝钉固定。前者的抗张强度强,但疼痛较后者明显,可能是缝线压迫神经或肌肉所造成的。疼痛一般都会自行缓解,若持续时间超过 3 个月,称为慢性疼痛。

2. 预防　　在固定补片时采用经皮全层缝合与疝钉相结合的方法,既可增加抗张强度,又可最大程度地减轻疼痛及疼痛的持续时间。

3. 处理　　在疼痛部位局部注射止痛药物通常是有效的方法。如疼痛不能缓解,称为顽固性疼痛,处理相当棘手,有文献报道再次行腹腔镜手术去除缝线,虽然可能增加复发的概率,但对于顽固性疼痛来说可能是惟一有效的方法。

（二）穿刺孔疝

1. 原因　　穿刺孔疝大多发生于置放镜头的 12 mm 套管穿刺部位，切口疝患者的腹壁薄弱、腹内压高，穿刺孔疝的发生率要高于其他腹腔镜手术。

2. 预防　　① 使用钻入式套管代替切割型套管；② 操作孔尽可能采用 5 mm 的套管穿刺；③ 手术完成后使用缝线逐层或贯穿缝合关闭 5 mm 以上的切口。

3. 处理　　手术治疗。

（三）复发

1. 原因　　复发的原因很多，与腹腔镜技术有关的原因主要有两点：补片过小和固定有误。

2. 预防　　① 补片应充分覆盖疝缺损边缘；② 采用疝钉固定和悬吊固定相结合的方法固定补片；③ 应在补片的边缘和疝环处固定两圈；④ 不要遗漏隐匿性疝的处理。

3. 处理　　再次行腹腔镜或开放式手术进行修补，不建议去除先前放置的补片。

第五节　LVHR 术与开放式手术的比较

2008 年，Sajid MS 报道了一项含 5 个随机对照试验（RCT）、共 366 例切口疝病例的 Meta 分析结果，具有一定的权威性。LVHR 的并发症率低于开放式手术，住院天数短于开放式手术，其中部分试验提示 LVHR 的手术时间可能短于开放式手术，而两者的术后疼痛和复发率差异无显著性。同年，M. Kapischke 在另一项含 RCT、大宗的回顾性及病例对照研究的 Meta 分析报道中提示：LVHR 的术后感染率低于开放式手术，但血清肿的发生率高于开放式手术。N. Ballem 于 2008 年报道了 331 例切口疝修补术，其中 119 例 LVHR 术、106 例开放式补片修补术（O-M）和 86 例开放式缝合修补术（O-S），对它们的 5 年复发率进行了比较，这是第一篇满 5 年随访的长期对照研究。结果显示 1 年和 5 年的复发率在 LVHR 术中分别为 15% 和 29%，O-M 分别为 11% 和 28%，O-S 分别为 10% 和 19%，三者差异无显著性。进一步的分层分析后提示对于较大的切口疝（>15 cm），O-S 的复发率高于其他两种手术（$P<0.02$）。从上述这些论证强度较高的证据来看，对于较小的切口疝，无论哪种方法都可以取得好的疗效，而对于较大的切口疝，无张力修补是合理的术式，选择腹腔镜还是开放式修补并不是决定复发率高低的主要因素。在住院时间、恢复活动时间、创伤程度等方面，LVHR 术要优于开放式手术。

就学习曲线而言，LVHR 术的解剖结构与开放式手术完全相同，而在腔镜视野下对腹腔粘连程度、隐匿性缺损等的判断更为直观。因此，LVHR 的学习曲线并不长于开放式手术，大约为 20 例，只要掌握一定腹腔镜操作经验的医师都可以进行 LVHR。文献报道，不足 10 例手术经验的医师进行 LVHR 术的复发率约为 18%，有 20 例以上手术经验者在 8% 左右，可见术者的经验对 LVHR 术的手术效果还是有一定影响的。

第六节　边缘部位腹壁切口疝的处理

腹腔镜治疗位于腹部中央的腹壁切口疝相对简单，但是对于位于边缘部位的腹壁切口疝如耻骨上疝、剑突下疝、肋缘下疝、腰疝等,腹腔镜治疗有其特殊性。难点主要体现在补片的固定上,如果用上述的常规方法去固定补片,手术必然是失败的。原因有两个:一是边缘部位补片没有足够的覆盖空间;二是边缘部位的解剖结构特殊,不恰当地固定会引起复发或严重的并发症。

切口疝可分为中线切口疝和侧腹壁切口疝两大类,耻骨上切口疝和剑突下切口疝属于中线切口疝中的边缘切口疝,而侧腹壁切口疝可分为四个亚类:肋缘下、侧腹部、腹股沟区和腰部,其中肋缘下切口疝和腰部切口疝属于侧腹壁切口疝中的边缘切口疝。

一、耻骨上疝

位于耻骨联合上 3 cm 之内的腹壁疝称为耻骨上疝。没有手术史的原发性耻骨上疝在临床上往往被误诊为腹股沟直疝进行治疗,结果必然引起复发。两者的区别在于腹股沟直疝是位于一侧的腹直肌之外,而耻骨上疝是位于两侧的腹直肌之间。因此治疗腹股沟直疝,补片只需覆盖同侧的腹直肌即可,而治疗耻骨上疝,补片必须覆盖住两侧的腹直肌。

继发性耻骨上疝大多是下腹部正中切口手术如直肠、妇科、前列腺术后引起。腹外斜肌腱膜、腹直肌和腹直肌前鞘附着于耻骨联合之上,如果手术切口过于靠近附着点,就有可能发生耻骨上切口疝。耻骨上切口疝的确切发生率不明,Palanivelu 等报道了一组 500 例的耻骨上切口手术,有 17 例发生耻骨上疝,发生率为 3.4%,可供参考。

耻骨上疝可以选择腹膜前修补或腹腔内修补两种方法治疗。

1. 腹膜前修补   可通过开放式手术或腹腔镜手术来完成,开放式手术最早由 Stoppa 等于 1989 年报道,腹腔镜手术采用的是 TAPP 修补术的方法,最早由 Chowbey 等于 2003 年报道。这两种方法都是将补片植入在腹膜前间隙,手术的关键点在于解剖暴露耻骨膀胱间隙(Retzius 间隙),将补片固定在耻骨联合和耻骨梳韧带上。腹膜前修补有两个特点:① 耻骨膀胱间隙的显露比较方便;② 补片既可以抵挡腹腔内容物、又可以抵挡膀胱的突出。但 TAPP 只适用于较小的耻骨上疝。

2. 腹腔内修补   较大的耻骨上疝可选择腹腔镜腹腔内网片修补(IPOM),其优势是可以避免前腹壁组织经受再次的创伤。IPOM 修补术的关键点与腹膜前修补术相同,也必须将补片与耻骨联合和耻骨梳韧带固定,由于补片被植入在腹腔内,腹膜的后方有膀胱及两侧的髂血管和腹壁下血管,如果担心损伤而不将补片与耻骨结构固定,必然会引起术后复发。如何将补片与耻骨结构正确地固定是手术的难点。有些医师不打开腹膜,直接将补片连同腹膜固定在耻骨结构上,这种固定方法当膀胱空虚的时候是不会损伤膀胱的,但术后会影响膀胱的充盈而引起尿频尿急。正确的固定方法应该是在耻骨联合的上方横形打开腹膜,切断两侧的脐内侧韧带,充分解剖暴露耻骨膀胱间隙,然后将补片的下缘插入其中,与耻骨联合和耻骨梳韧带固定,这是 IPOM 修补术中最关键的一个步骤,最后可以将游离下来的腹膜瓣再与补片固定,相当于补片的下方是植入在腹膜前间隙内,而补片的上方是植入在腹腔内,这种 TAPP 修补术和 IPOM 修补术杂交的方法有报道称之为 TAPE。

二、剑突下切口疝

剑突下切口疝多见于经胸骨并延伸至上腹部的切口如心脏外科手术术后,上腹部手术如切除剑突也可能发生剑突下切口疝。剑突下切口疝的上方是胸骨,两侧是肋弓和腹直肌,后方是膈肌,处理较为复杂。单纯缝合修补术由于不能缝合两侧的肋软骨,复发率极高,目前不建议使用这种方法。剑突下切口疝必须采用无张力的方法进行修补,开放式无张力修补术可采用 Onlay 修补术或 Sublay 修补术的方法,腹腔镜都采用 IPOM 修补术。2001 年,O. Landau 等首先报道了 IPOM 修补术治疗剑突下切口疝,由于术式合理,目前在该医院已成为常规方法。

IPOM 修补术治疗剑突下切口疝的关键点在于补片上方的固定,直接将补片固定在胸骨、肋软骨或膈肌上会引起慢性疼痛,甚至可能产生致命的心肺并发症。为了避免这种并发症的发生,在胸骨和肋弓上方的补片是不能进行固定的,但必须有一个足够大的覆盖范围,而在胸骨和肋弓下方的补片必须进行加强固定。具体的操作要点为:① 切除肝圆韧带和肝镰状韧带,尤其是对于经胸骨切口的剑突下切口疝,肝镰状韧带需切至肝静脉平面之上,这样可以保证补片在疝缺损的上方有超过 5 cm 的覆盖,且气腹放气后覆盖在胸骨和肋弓上的补片上方正好位于肝脏与膈肌间隙内,不会移位;② 补片其余部位的固定与常规方法相同,但沿着胸骨和肋弓的下缘,必须对补片进行加强固定,单纯使用疝钉固定是不够的,还需经皮全层缝合的方法进行悬吊固定,间距在 3 cm 左右。这样,补片的下方有一个很好的固定,而补片的上方有一个足够的覆盖,并可利用胸骨和肋弓自然的抵挡住腹腔内容物的突出。总之,IPOM 修补术治疗剑突下切口疝如果能做到膈下间隙的充分显露、足够的补片覆盖以及胸骨、肋弓下的加强固定这三个原则,就可以把复发率控制在最低范围。

三、肋缘下切口疝

肋缘下切口疝多发生于胆道、肝脏或胰腺手术术后,可以选择开放式的 Onlay 修补术或 Sublay 修补术来治疗,但要在肋骨和腹膜之间分离出一个合适的间隙有时比较困难,因此 IPOM 修补术理论上应该是更好的选择。由于肋弓的存在,IPOM 修补术治疗肋缘下切口疝的关键点在于补片上方的固定。肋缘下切口疝可以看作是剑突下切口疝向两侧的延续,因此补片固定的原则与剑突下切口疝是一致的。首先必须切断肝镰状韧带,将补片的上方置于膈下间隙,充分覆盖肋弓后方的膈肌 5 cm 以上,补片其余部位的固定与常规方法相同,最后再用经皮全层缝合固定的方法沿着肋弓的下缘对补片进行加强固定。

四、腰疝

位于肋弓和髂棘之间、腋前线之后、脊柱之前的腹壁缺损称为腰疝。无手术史的原发性腰疝大多为先天性,是否需要及时手术治疗有一定的争议;继发性腰疝多由创伤、感染或手术(肾脏、血管或髂骨手术)引起。尽管有些腰疝早期没有症状,但继发性腰疝的发展较快,常常会因神经压迫而引起疼痛。文献报道,25%会引起嵌顿,8%会引起绞窄。因此,及时的手术治疗还是明智的选择。

腰疝的特点是腹壁缺损的后方有结肠的滑入。腰疝可以选择开放式 Sublay 修补术和腹腔镜两种方法进行治疗。Sublay 修补术不进入腹腔,可以有效地避开结肠的阻碍,但腰部的腹膜外间隙组织非常疏松,分离面较大时可能会引起血清肿、继发感染、皮瓣坏死等并发症。腹腔镜治疗腰疝最早由 A. Burick 等于 1996 年报道,应用的是 IPOM 的方法,最大的特点是避免了腹壁组织的过度分离,微创优势明显。Moreno - Egea A 等比较了 9 例腹腔镜和 7 例开放手术治疗腰疝,前者在手术时间、术后并发症、住院天数、疼痛、恢复正常活动时间方面均优于后者。

纵观文献,腹腔镜治疗腰疝有三种方法:① TAPP 修补术:适用于缺损较小的腰疝。进入腹腔后在疝环的前方 2 cm 左右切开腹膜,将腹膜连同其后方的结肠向中央游离,将补片植入在腹膜外间隙,补片的上、下、前方与肌层组织固定,再缝合关闭腹膜。② TEP 修补术:该方法原理与 Sublay 修补术相同,也适用于缺损较小的腰疝。直接进入腹膜外间隙,用手指进行一定的分离,然后置入腹腔镜器械,回纳疝囊,将补片植入在腹膜外间隙,并于周围的肌层组织固定。③ IPOM 修补术:这是目前最常用的方法,适用于缺损较大的腰疝。由于结肠的存在,IPOM 修补术的关键点在于补片后方的固定。具体的手术步骤可归纳为以下几个要点:① 像做结肠癌手术一样先打开结肠侧腹膜,将结肠向中央游离,进入后腹膜间隙,暴露腰大肌和棘旁肌,注意不要损伤后腹膜器官如输尿管、神经、血管等;② 将补片的后方与腰大肌间断缝合,补片的前方用疝钉与肌层组织固定,补片的上方与肋缘下肌层组织固定,补片的下方与髂骨固定;③ 如腹壁缺损的下方超过髂棘,则应将补片与耻骨梳韧带及髂耻束固定,注意在耻骨梳韧带和髂耻束下方不能固定补片,以免损伤血管、神经等;如缺损的上方超过肋缘,应将补片充分覆盖膈肌 5 cm 以上,但不能与膈肌固定,以免引起肺部或心脏等并发症;④ 最后应该将结肠的肠脂垂或结肠浆膜间断缝合在补片上,恢复结肠的腹膜间位器官特性,相当于补片的前方被植入腹腔内,而补片的后方被植入在腹膜外间隙,同时也正好利用结肠自然地挡住了腹壁缺损的后方。

(李健文　陈　鑫)

参 考 文 献

Ballem N, Parikh R, Berber E, et al. 2008. Laparoscopic versus open ventral hernia repairs: 5 year recurrence rates. Surg Endosc, 22(9): 1935 - 1940.

Berger D, Bientzle M, Müller A. 2002. Postoperative complications after laparoscopic incisional hernia repair. Surg Endosc, 16: 1720 - 1723.

Burick A, Parascandola S. 1996. Laparoscopic repair of a traumatic lumbar hernia: a case report. J Laparoendoscopic Surg, 6: 259 - 262.

C Palanivelu, M Rangarajan, R Pathasarathi, et al. 2008. Laparoscopic repair of suprapubic incisional hernias: Suturing and intraperitoneal composite mesh onlay, A retrospective study. Hernia, 12: 251 - 256.

Carbonell AM, Kercher KW, Sigmon L, et al. 2005. A novel technique of lumbar hernia repair using bone anchor fixation. Hernia, 9(1): 22 - 25.

Ceccarelli G, Patriti A, Batoli A, et al. 2008. Laparoscopic incisional hernia mesh repair with the "double-crown" technique: a case-control study. J Laparoendosc Adv Surg Tech A, 18(3): 377 - 382.

Chowbey PK, Sharma A, Khullar R, et al. 2003. Laparoscopic ventral hernia repair with extraperitoneal mesh: Surgical technique and early results. Surg Laparosc Endosc Percutan Tech, 13(2): 101 - 105.

Cobb WS, Kercher KW, Heniford BT. 2005. Laparoscopic repair of incisional hernias. Surg Clin North Am, 85: 91 - 103.

Dion YM, Morin J. 1992. Laparoscopic inguinal herniorrhaphy. Can J Surg, 35: 209 - 212.

Eriksen JR, Bech JI, Linnemann D, et al. 2008. Laparoscopic intraperitoneal mesh fixation with fibrin sealant (Tisseel) vs. titanium tacks: a randomised controlled experimental study in pigs. Hernia, 12(5): 483 - 491.

Ferrari GC, Miranda A, Sansonna F. et al. 2008. Laparoscopic management of incisional hernias ⩾ 15 cm in diameter. Hernia, 12(6): 571 - 576.

Griniatsos J, Yiannakopoulou E, Tsechpenakis A, et al. 2009. A hybrid technique for recurrent incisional hernia repair. Surg Laparosc Endosc Percutan Tech, 19(5): e177 - 180.

Habib E. 2003. Retroperitoneoscopic tension-free repair of lumbar hernia. Hernia, 7(3): 150 - 152.

Kapischke M, Schulz T, Schipper T, et al. 2008. Open versus laparoscopic incisional hernia repair: something different from a meta-analysis. Surg Endosc, 22(10): 2251 - 2260.

Landau O, Raziel A, Matz A, et al. 2011. Laparoscopic repair of poststernotomy subxiphoid epigastric hernia. Surg Endosc, 15(11): 1313 - 1314.

Langer C, Schaper A, Liersch T, et al. 2005. Prognosis factors in incisional hernia surgery. Hernia, 9: 16 - 21.

LeBlanc KA, Booth WV. 1993. Laparoscopic repair of incisinal abdominal hernias using expanded polytetrafluoroethylene: preliminary findings. Surg Laparosc Endosc, 3: 39 - 41.

LeBlanc KA, Elieson MJ, Corder JM. 2007. Enterotomy and mortality rates of laparoscopic incisional and ventral hernia repair: a review of the literature. JSLS, 11(4): 408 - 414.

LeBlanc KA, Whitaker JM, Bellanger DE, et al. 2003. Laparoscopic incisional and ventral hernioplasty: Lessons learned from 200 patients. Hernia, 7: 118 - 124.

Lepere M, Benchetrit S, Bertrand JC. et al. 2008. Laparoscopic resorbable mesh fixation. Assessment of an innovative disposable instrument delivering resorbable fixation devices: I - Clip(TM). Final results of a prospective multicentre clinical trial. Hernia, 12(2): 177 - 183.

MacDonald E, Pringle K, Ahmed I. 2008. Laparoscopic repair of incarcerated ventral abdominal wall hernias. Hernia, 12(5): 457 - 463.

Mairy AB. 1974. A new procedure for the repair of suprapubic incisonal herna. J Med Liban, 27: 713 - 718.

Moreno-Egea A, Carrillo A, Aguayo JL. 2008. Midline versus nonmidline laparoscopic incisional hernioplasty: a comparative study. Surg Endosc, 22: 744 - 749.

Moreno-Egea A, Torralba JA, Morales G, et al. 2005. Laparoscopic repair of secondary lumbar hernias: open vs. laparoscopic surgery. A prospective, nonrandomized study. Cir Esp, 77 (3): 159 - 162.

Nicolau AE. 2010. Laparoscopic repair of abdominal ventral hernias. Chirurgia (Bucur), 105(6): 817 - 822.

Palanivelu C, Jani KV, Senthilnathan P, et al. 2007. Laparoscopic sutured closure with mesh reinforcement of incisional hernias. Hernia, 11(3): 223 - 228.

Perrone JM, Soper NJ, Eagon JC, et al. 2005. Perioperative outcomes and complications of laparoscopic ventral hernia repair. Surgery, 138(4): 708 - 715.

Rudmik LR, Schieman C, Dixon E, et al. 2006. Laparoscopic incisional hernia repair: a review of the literature. Hernia, 10(2): 110 - 119.

Sajid MS, Bokhari SA, Mallick AS, et al. 2009. Laparoscopic versus open repair of incisional/ventral hernia: a meta-analysis. Am J Surg, 197(1): 64 - 72.

Sakarya A, Aydede H, Erhan MY, et al. 2003. Laparoscopic repair of acquired lumbar hernia. Surg Endosc, 17: 1494.

Salameh JR, Salloum EJ. 2004. Lumbar incisional hernias: diagnostic and management dilemma. JSLS, 8(4): 391 - 394.

Sharma A, Dey A, Khullar R, et al. 2011. Laparoscopic repair of suprapubic hernias: transabdominal partial extraperitoneal (TAPE) technique. Surg Endosc, 25(7): 2147 - 2152.

Shekarriz B, Graziottin TM, Gholami S. 2001. Transperitoneal preperitoneal laparoscopic lumbar incisional herniorrhaphy. J Urol, 166(4): 1267 - 1269.

Toy FK, Smoot RT Jr. 1998. Toy-Smooth laparoscopic hernioplasty Surg Laparosc Endosc, 1: 151 - 155.

Tzovaras G, Zacharoulis D, Georgopoulou S. et al. 2008. Laparoscopic ventral hernia repair under spinal anesthesia: a feasibility study. J Am Surg, (196): 191 - 194.

van't Riet M, Steenwijk V, Kleinrensink GJ, et al. 2002. Tensile strength of mesh fixation methods in laparoscopic incisional hernia repair. Surg Endosc, 16(12): 1713 - 1716.

Wassenaar EB, Raymakers JT, Rakic S. 2007. Fatal intestinal ischemia after laparoscopic correction of incisional hernia. JSLS, 11(3): 389 - 393.

Wassenaar EB, Raymakers JT, Rakic S. 2007. Removal of transabdominal sutures for chronic pain after laparoscopic ventral and incisional hernia repair. Surg Laparosc Endosc Percutan Tech, 17(6): 514 - 516.

第十一章　单孔腹腔镜技术在腹壁疝修补中的运用

　　创伤越来越小是当今外科的发展方向，外科手术已经经历了从传统的开腹手术到微创的腹腔镜手术的过渡，如今又正从多孔腹腔镜手术向单孔手术发展。腹腔镜技术已为微创外科领域带来了巨大的变革，因其术后疼痛轻，美容效果好，住院时间短，患者创伤小而在临床获得了广泛应用。由于在腹腔镜手术中减少穿刺孔的大小和数量同样能达到治愈的目的，目前临床医师们仍在研究如何进一步减小创伤，取得更好的美容效果。由此出现了一系列单孔腔镜技术（laparoendoscopic single-site surgery，LESS）。主要包括：经自然腔道内镜手术（natural orifice translumenal endoscopic surgery，NOTES）、单切口腹腔镜手术（single-incision laparoscopic surgery，SILS）、经脐单孔腹腔镜手术（transumbilical-single-port surgery，TUSPS）等。

　　其中，NOTES 和 SILS 得到广泛关注。目前临床开展的单孔腹腔镜手术主要是指经脐单孔腹腔镜手术。肚脐是胚胎时期的自然孔道，既能够达到隐藏腹部瘢痕的效果，又避免了经胃、阴道或直肠时感染的问题，还可以使用常规腹腔镜器械。因此，虽然还处于探索阶段，但由于该术式美容效果明显、术后疼痛轻、康复快、穿刺孔感染率低等优点，经脐单孔腹腔镜手术已经成为现阶段最具可行性的"无瘢痕"技术。与 NOTES 相比，单孔腹腔镜技术的优点还包括手术环境相对无菌，可利用现有器械，学习曲线更短，无须对空腔脏器进行修补等。

　　自从 1969 年 Clifford Wheeless 首先报道了经脐单孔腹腔镜输卵管结扎术以来，已有越来越多的关于单孔腹腔镜技术在普外科、泌尿外科以及妇产科手术中得到运用的报道。其中最为常见的是单孔腹腔镜胆囊切除术和阑尾切除术。由于技术难度更大，单孔腔镜技术在疝修补中的应用相对较晚，直到 2008 年 11 月 Jaksa Filipovic 报道了第 1 例单切口腹股沟疝 TEP 修补术。

第一节　单孔腹腔镜技术在腹壁缺损修补中的应用

　　传统的腹腔镜技术运用 1 个 10 mm 或 12 mm 的穿刺孔放置腹腔镜套管，另外增加 2～4 个 5 mm 穿刺孔在腹壁对侧部位以放置其他手术器械。运用单孔技术时手术切口的位置一般选择在缺损或原切口的左边，也可以以左右侧肋缘与髂前上棘的连线中点为准。切口长度 1～2 cm。操作时可以通过单孔多通道设备（如 Triport）放置器械，也可以直接将套管从这一切口插入腹腔，在放置第 2 个套管的时候即可通过已经置入腹腔的内窥镜头以 30°角观察其活动。根据需要还可以放置第 3 根套管，这样可以在腹壁处形成操作三角。随后可行分离解剖。单孔腹腔镜下切口疝操作要点与传统腹腔镜修补方法相同，要求补片超过疝环周边 5 cm 以上并将补片确切固定在腹壁上，要求行两圈固定，外圈固定之间的距离不得大于 2 cm 以避免腹腔组织钻入补片和腹壁之间。有学者建议在放置补片时在其中间缝合一针,以便固定在腹壁,缝合时用手压迫腹壁以便在缝钉与腹壁之间形成一个 90°的夹角来完成缝合,直至将补片的四周都牢牢固定。轻拍腹壁,有助于避免补片出现折层,并和腹壁充分接触。最后取出套管,切口处用 0 号、4 号线缝合。

传统的腹腔镜腹壁疝修补可以出现多达 5 个的穿刺孔,这样就使得腹壁组织出现更多的薄弱部位,增加术后出现穿刺孔疝的风险。在单孔腹腔镜的手术中,外科医师所做的实际上和多孔手术相似,使用传统的腹腔镜器械也可完成,术后效果和多孔技术一样。R. Erica 等通过单孔技术对 30 例腹壁缺损患者进行手术后发现,手术时间以及住院时间都是和传统腹腔镜技术相似。与传统腹腔镜切口疝修补术相比,单孔技术具有以下优势:① 术后疼痛轻、与穿刺相关的并发症更低。单孔腹腔镜是将传统的腹腔镜多个体表穿刺操作孔道集中在一个操作孔道上,穿刺孔数目由原来的 4～5 个减少到 1 个,从而减少对腹壁的创伤。随着穿刺孔数目的减少,与穿刺相关的并发症发生率即可下降,患者术后疼痛感也更轻微。② 对腹腔脏器等组织的副损伤小。由于单孔腹腔镜 Triport 装置的构成,使得光源和操作钳处于同轴平行线上,操作钳始终在视野的监视状态下,避免传统腹腔镜下操作钳操作范围广,容易处于视野外,引起无必要的副损伤。

单孔腹腔镜切口疝修补时应选择小或中等大小的切口疝,而且腹腔粘连轻。这类切口疝,手术时所需视野不大,操作者运用简单的直线运动以及使用腔内缝合器就可完成操作,手术安全而且手术时间也较短,符合微创的要求。由于单孔腹腔镜技术是在传统腹腔镜技术的基础上发展的,操作受到孔道数目的限制,器械置入部位集中,难以形成操作三角,且同时进入引起器械互相干扰,故不建议对直径大于 10 cm 的巨大切口疝和腹腔粘连重的切口疝应用单孔腹腔镜技术进行修补。巨大切口疝修补要求在腹壁多处采用腔内缝合器和悬吊固定相结合的方法来进行修补,操作复杂,在单孔腹腔镜下完成较困难。另外,腹腔粘连重,单孔下视野游离时可能会损伤肠管组织,也视为单孔腹腔镜下修补的相对禁忌证。单孔腹腔镜技术行切口疝修补的技术难点在于伸入的器械和修补材料的固定均在腹壁同一水平上,常常需要翻转镜头来观察腹壁内侧面,其术者使用腔内缝合器时常需要半蹲位操作,故对术者技术水平要求较高。建议由有较高腹腔镜技术水平的医师主刀或指导,以减少和避免手术并发症。

除了术后更加美观、减少穿刺孔疝发生的可能性以外,有学者还认为这种方法可以减少潜在的腹腔粘连的风险。有证据显示术后的疼痛与穿刺孔的数量有关,因此,单孔技术还可以减少术后疼痛的发生。但是,与传统腹腔镜技术相比较,单孔腔镜技术除了美观、降低术后疼痛及穿刺孔疝发生的概率以外的其他优势还需要其他研究来证明。

第二节　单孔腹腔镜技术的器械问题与改进

手术过程中的困难及局限:① 由于各手术器械平行进入腹腔,操作空间受到限制,手术过程中器械之间容易发生碰撞,无疑会给术者和助手操作时带来困难。虽然可以通过不断发展的可弯曲、可活动器械来减少这些困难,但是在分离组织,尤其是在固定补片的时候,通过单孔进行手术要远远难于多孔手术。此时往往需要操作者对侧的一只手来协助完成。

② 手术过程中,腹腔镜镜头始终与操作杆处在同一视角,难以形成操纵三角,使得手术过程中组织的牵拉和分离显得更加困难,同时也会妨碍术者的位置觉。③ 手术过程中传统腹腔镜器械带给术者的触感由于可旋转或可活动器械的使用而消失,需要通过多次手术后的经验来重新产生。④ 操作受患者体型影响较大,如肥胖患者、身材较高患者手术较为困难。⑤ 由于放置单孔通道装置时需做一个比传统腹腔镜技术更大的切口(12～30 mm VS 5 mm),因此单孔技术是否会降低传统腔镜手术术后穿刺孔疝发生率还需要调查。

单孔腹腔镜技术的兴起带来了相应器械的研发,以下是文献资料中描述的已用于临床的单孔手术器械。

1. Uni-X　　呈倒锥形,有 3 个器械入口,可插入 5 mm 器械,橡胶活瓣可防止气体漏出。Uni-X 通过缝合于筋膜层固定。脐部切口长度 15～35 mm。已应用于经脐单孔肾活检、根治性肾切除、曲张静脉切除、右半结肠切除等。

2. R-Port　　呈盘状,切口长度 15～25 mm,可容纳 2 个 5 mm 及 1 个 12 mm 器械。通过内外环固定于腹壁。用于防漏气的活瓣由热塑弹性体制成,已应用于腹腔镜经脐单孔胆囊切除术、前列腺切除术、睾丸固定术、睾丸切除术、输尿管切开取石术、肾切除术、肾盂成形术等。

3. Gelport　　呈盘状,由内外环组成,切口 10～25 mm,Gelport 下的数层抗菌防水防护膜可防止气体漏出,能够插入 3～5 个器械,避免了因器械少显露困难而需要缝线悬吊的情况。已用于腹腔镜经脐经膀胱的前列腺摘除及根治性肾切除等。

4. Triport　　呈盘状,切口长度 15～25 mm,可容纳 2 个 5 mm 及 1 个 10 mm 器械,通过内外环固定于腹壁,用于防漏气的活瓣由热塑弹性体制成。已用于腹股沟疝修补术、回结肠切除术。

5. 其他器械　　包括可弯曲的内镜、抓钳、持针器、剪刀等。

第三节　对单孔腹腔镜技术的展望

如今,我们正处在科技爆炸的年代,外科技术的飞跃为我们带来了单孔腹腔镜技术。虽然其尚处于探索阶段,但具有明确的优势:无瘢痕,加强了美容效果,同时因切口减少使术后疼痛减轻,康复快,穿刺孔疝和穿刺孔感染发生的概率降低等。

NOTES 手术要应用于临床尚有不可忽视的安全问题需要克服,如切口的安全闭合和腹腔感染的预防。经脐单孔腹腔镜技术被认为是现阶段最具可行性的"No Scar"技术。它是 NOTES 时代的中间过渡期,是目前腹腔镜外科的发展方向。尽管尚面临着手术难度较大、与传统腹腔镜相比其确切优势还需进一步调查等问题,但随着相应器械的研发,单孔腹腔镜手术之路将更加宽广,单孔技术在疝修补中的应用范围也将逐渐扩大。

(樊友本　伍　波)

参 考 文 献

Agrawal S, Shaw A, Soon Y. 2009. Single-port laparoscopic totally extraperitoneal inguinal hernia repair with the TriPort system: initial experience. Surg Endosc.

Bucher P, Pugin F, Morel P. 2009. Single port laparoscopic repair of primary and incisional ventral Hernia Re: Single port laparoscopic repair of incarcerated ventral hernia, MacDonald et al. Hernia, 13(5): 569 - 570.

Bucher P, Pugin F, Morel P. 2009. Single port totally extraperitoneal laparoscopic inguinal hernia repair. Re: Single incision total extraperitoneal (one SITE) laparoscopic inguinal hernia repair using a single access port device, B. P. Jacob et al. (2009) Hernia, June 27 (Epub ahead of print). Hernia, 13(6): 667 - 668.

Cugura JF, Kirac I, Kulis T et al. 2008. First case of single incision laparoscopic surgery for totally extraperitoneal inguinal hernia repair. Acta Clin Croat, 47(4): 249 - 252.

Filipovic-Cugura J, Kirac I, Kulis T, et al. 2009. Single-incision laparoscopic surgery (SILS) for totally extraperitoneal (TEP) inguinal hernia repair: first case Surg Endosc, 23(4): 920 - 921.

Jacob BP, Tong W, Reiner M et al. Single incision total extraperitoneal (one SITE) laparoscopic inguinal hernia repair using a single access port device. Hernia, 13(5): 571 - 572.

Kroh M, Rosenblatt S. 2009. Single-Port, Laparoscopic Cholecystectomy and Inguinal Hernia Repair: First Clinical Report of a New Device. J Laparoendosc Adv Surg Tech A. , 19(2): 215 - 217.

Menenakos C, Kilian M, Hartmann J. 2009. Single-port access in laparoscopic bilateral inguinal hernia repair: first clinical report of a novel technique. Hernia.

Podolsky ER, Mouhlas A, Wu AS, et al. 2010. Single Port Access (SPATM) laparoscopic ventral hernia repair: initial report of 30 cases. Surg Endosc.

Rahman SH, John BJ. 2009. Single-incision laparoscopic trans-abdominal pre-peritoneal mesh hernia repair: a feasible approach. Hernia.

Tai HC, Lin CD, Wu CC et al. 2010. Homemade transumbilical port: an alternative access for laparoendoscopic single-site surgery (LESS). Surg Endosc, 24(3): 705 - 708.

第十二章　切口疝手术并发症的诊断与处理

　　进行过较大剖腹手术的患者中,2%～11%的患者会产生腹壁切口疝,其中有三分之一表现出临床症状。就目前的医学技术而言,手术仍是根治腹壁疝的惟一手段。但是,任何手术都会产生并发症,腹壁切口疝修补术(ventral and incisional hernia repair, VIHR)也同样存在这种可能性。关于这些并发症最常见的报道包括:术中损伤(1%～3.5%),血清肿(2.6%～100%),人工生物材料的感染(0.7%～1.4%),术后肠梗阻(1%～8%),持续的术后疼痛(1%～2%)等,其中一部分并发症是外科手术共有的并发症,还有一些是腹壁切口疝修补术特有的并发症。这两方面并发症的存在,对腹壁切口疝的成功修补构成了挑战。

　　腹壁切口疝修补的手术方式主要有以下几种:

　　1. 基本修补(组织缝合)　　包括连续缝合、间断缝合以及重叠缝合修补缺损。

　　2. 开放式切口疝网片修补(疝成形术)　　包括层上修补(筋膜浅层,Onlay 修补术)、层间修补(缺损边缘,Inlay 修补术)、腹膜前或腹直肌深面修补(Sublay 修补术)、腹腔内修补(intraperitoneal)。

　　3. 腹腔镜下切口疝修补　　主要是腹腔内修补,也有部分采用腹膜前修补。

　　需要指出的是,手术并发症的发生与手术方式密切相关,部分并发症的发生就是手术方式的固有缺陷所致。

第一节　切口疝缝合修补后并发症

　　切口疝缝合修补后(不使用合成材料)可发生多种并发症,如出血、感染和肠梗阻。这在所有腹部外科手术中都可发生。另外,还有腹壁切口疝修补本身特有的并发症,如肺部并发症、腹腔间隔室综合征、疝复发等。

一、出血

　　与常规的手术切口相比,腹壁疝修补常需要做更广泛地游离,故可能会发生出血并发症。应在术前充分考虑到并发症的预防,术中细致止血是预防的主要措施。同时,以下措施对预防出血也有帮助。

　　(1)详细询问病史,了解有无出血的既往史和出血性疾病家族史,有无易引起患者凝血功能异常的疾病等。

　　(2)术前应停用抗凝血药,如阿司匹林、双香豆素和肝素等。

　　(3)皮下放置引流常用于处理出血并发症,但引流仅可确定有无出血,而不能预防出血。

二、血清肿

血清肿的定义是皮下间隙浆液积聚。这一情况常出现在为找出疝环边缘而广泛分离组织时。White 等研究表明引流并不明显减少血清肿形成率,但许多外科医师仍主张短期(2~4 d)内使用闭式负压引流。通过皮下缝合和加压包扎消除死腔来预防这一并发症被证明是有效的。如果血清肿持续存在,应在严格的无菌操作条件下将其抽出。如果医师及患者都能谨慎处理并耐心等待,大部分血清肿会逐渐吸收。

三、伤口感染

出血、血清肿易发展成为更严重的并发症——伤口感染。伤口感染是切口疝复发的主要原因。Bucknall 等表明感染伤口发生切口疝的危险增加 4 倍。原因在于伤口感染能延长炎性反应,延迟胶原沉积,并引起缝合物排异,所有这些导致伤口抗张能力降低。另外,感染时组织水肿可导致组织薄弱,使缝线更容易撕裂组织。

因此,预防伤口感染在切口疝修补中具有非常重要的意义。主要通过以下步骤减少伤口感染的发生。

(1) 不在有蜂窝组织炎、伤口窦道或感染异物存在的情况下行疝修补术。应在修补前处理这些病变。

(2) 小心准备皮肤。术前用抗菌肥皂清洁皮肤,剃毛、备皮应当在手术开始前实施。可以使用无菌薄膜。

(3) 预防性使用抗生素。因为修补失败率随感染的发生而增加,而手术前无法估计每个病例疝修补的困难程度,也不能预料手术时间的长短或是否有切开肠管的危险。因此,预防性抗生素使用是适应证。

(4) 细致的外科操作可减少伤口感染率。在巨大切口疝做广泛分离时,这可能是一个大的挑战。通过轻柔地处理组织,锐性分离,少结扎组织,避免组织脱水来减少组织的创伤和坏死。

(5) 使用细线或可吸收线减少伤口异物量。

(6) 瘢痕及萎缩的皮肤应当切除,因为这种皮肤易坏死感染。尽可能完全去除老的缝线,这种缝线中隐藏着可引起伤口感染的细菌。

(7) 关闭切口前冲洗伤口,可减少伤口内异物及坏死组织量。

(8) 细致地止血和消除死腔以减少血肿和血清肿形成,这些都是易引起感染的因素。

当感染发生以后,可以通过使用抗生素以及脓肿引流治疗,这与其他腹部手术后感染的处理无差异。

四、腹腔高压

发病已久的巨大切口疝常伴有腹壁功能丧失,腹内脏器开始居于疝囊内。修补这些缺损是相当大的挑战。在张力下关闭这些伤口增加复发的危险。张力也增加腹内压力,产生一系列问题,甚至导致腹腔间隔室综合征(ACS),也就是因各种原因引起腹内高压(IAH)导致心血管、肺、肾、腹腔内脏、腹壁和颅脑等功能障碍或衰竭的综合征。ACS 以腹内高压、严重腹胀合并少尿、呼吸窘迫为特征。

腹内压急性升高时,最终会引发以高通气压力、低氧血症及高碳酸血症为特点的呼吸衰竭。膈肌升高导致静态和动态肺顺应性下降。腹内压升高也可导致肺总通气量、功能残气量及残气量下降,通气血流比例失调和通气不足,分别引起低氧血症和高碳酸血症。肺泡氧张力下降和胸内压增加可导致肺血管阻力增加。

腹内压的升高可以导致心输出量下降。这是由于下腔静脉和门静脉直接受压使其血流量减少,同时胸腔压力增加导致上、下腔静脉血流进一步减少所致。胸腔压力增加使心脏受压,舒张末期心室容积下降。IAH 可以明显增加心脏负荷。所有这些均可导致心搏出量减少及代偿性心率增加。大多数患者表现为心率加快,严重的先出现血压升高后期出现血压下降等循环功能衰竭的表现。胸腔压力增加及膈肌升高与心室顺应性下降有关,加之心脏后负荷增加,导致心脏收缩力降低。

腹内压升高使得除肾上腺外其他腹腔内及腹膜后器官的血流均有不同程度的减少。肠道对腹内压升高最为敏感,一般在出现典型的肾脏、肺及心血管症状之前即有损害的迹象。而且,腹内压升高除了减少动脉血流之外,还直接压迫肠系膜静脉、门静脉,从而造成静脉高压及肠道水肿,而内脏水肿又进一步升高腹内压,因而导致恶性循环,以致胃肠血流灌注减少,组织缺血,肠黏膜屏障受损,发生细菌易位。腹内压继续升高还可导致肠坏死。

少尿进展至无尿及对扩容无反应的肾前氮质血症是 ACS 造成肾功能不全的特征。肾功能不全和呼吸功能不全是 ACS 最常发生的严重并发症。同时,ACS 对中枢神经系统也有影响,它可增高颅内压,降低脑血流灌注。

为了应对腹内高压带来的危害,对可能产生术后腹内高压的巨大切口疝需要充分的术前准备。

呼吸功能检查对准备行巨大切口疝手术的患者非常重要。了解患者有无慢性肺部疾病史,术前有无咳、痰、喘等临床症状。常规行胸部 X 线、肺功能测定和动脉血气分析,评估肺通气功能,确定有无隐匿呼吸功能不全。对有慢性咳嗽、肺部感染者,应用黏液溶解剂及抗生素治疗,待症状改善,感染控制后 1 周再手术。吸烟者术前 2 周以上停止吸烟,进行胸廓和膈肌锻炼,指导患者学习有效的深呼吸和腹式呼吸,以减轻术后呼吸受限及通气不足。对呼吸功能不佳者,术前先治疗使肺功能及血气分析指标达到以下标准:① 肺功能:肺活量$\geqslant 80\%$,残气量$\leqslant 40\%$。② 血气分析:$SaO_2 > 93\%$,$PaO_2 > 85$ mmHg,$PaCO_2 35 \sim 45$ mmHg。手术能否进行部分取决于准备的效果,若准备后患者各项指标仍无改善,即使患者强烈要求,也不宜手术。

20 世纪 40 年代创立了气腹技术来预防术后腹腔高压导致的腹腔间隔室综合征。早在 1940 年,Goni Moreno 医师就介绍了用氧气腹内注射对巨大切口疝患者进行术前准备。但由于氧气可较快地被腹腔吸收而降低了气腹效果。因此,又有人不断地改进,现在注入的就是一般的空气。人工气腹的腹腔扩容这一方法已被很多的医师所接受。

术前人工气腹的适应证包括:① 预见修补时困难较大,如粘连多且致密。② 疝囊突出体外较明显,即所谓的"第二腹腔",患者的疝囊容积与腹腔容积之比超过 20%。人工气腹的具体操作方法为:采用 Seldinger's 穿刺技术,即针穿入腹腔后放入引导钢丝,经引导钢丝再放入猪尾导管(5F),穿刺部位应远离切口的前腹壁,置管后用 60 ml 注射器,缓慢注入空气,建立气腹。注气时要观察患者的耐受情况,一般每次注入空气

的量在 $500 \sim 1\,000$ ml,适应后可逐渐加量,当患者主诉腹部、肋下或肩部疼痛,有或无轻度恶心感,触诊腹壁两侧柔软而松弛即停止注气,每周 $2 \sim 3$ 次,约 2 周时间。对一些困难患者,可用腹腔镜气腹机术前在手术室行气腹。人工气腹的优点在于:① 可扩大腹腔容积,减少腹内脏器的膨出。② 增加腹部肌肉的顺应性。③ 松解腹内粘连,利于术中肠管等组织的分离,减少手术时间和风险。④ 改善了大血管功能。但还要注意防止人工气腹时的并发症,包括:① 皮下及腹膜后气肿。② 并发纵隔气肿、气胸。③ 心血管并发症。④ 其他极少见的并发症,如胆囊分离、肠气囊肿等。这些并发症通常是暂时的,多无严重后果。

对于年老体弱不能耐受人工气腹的患者,可采用腹带加压包扎来提高患者的胸式呼吸能力。按患者的耐受情况逐渐加压包扎腹部,直至疝内容物全部还纳,并维持 1 周以上。这种方法无创,简单易行,但缺点是腹腔容积增加不明显。将疝内容物还纳后,待患者肺功能及血气分析指标达标后即可手术,否则应放弃手术。

手术中通过在侧腹筋膜做减张切口,预防伤口张力增加导致腹压增高及术后复发。然而,巨大切口疝修补术后出现的伤口及腹腔张力增加问题最好应用现代合成材料行无张力修补来解决。

一旦发生腹内高压甚至导致 ACS,首先要挽救患者的生命,具体措施如下。

1. 补充血容量　　充分的液体扩容对器官功能的维护是十分重要的。

2. 呼吸支持　　ACS 常并发呼吸功能衰竭,需要及时给予强有力的呼吸支持,必要时气道开放、正压通气。

3. 腹腔减压　　通常可采用多部位腹腔穿刺、敞开腹部切口等措施。

4. 抗感染　　抗感染治疗的效果直接影响到患者整个治疗的成败。

5. 营养支持　　如果患者能够耐受,强调肠道营养支持。

腹腔减压后出现的疝复发问题可以在以后改善患者条件的基础上通过无张力修补手术治疗。

五、复发

无合成材料切口疝缝合修补术后复发的危险性很高。某些文献报道可高达 50%。大部分疝复发发生在术后 3 年内,45% 发生在术后第 1 年,但也有术后 10 年复发者。许多因素可引起疝术后复发。例如前面所提到的伤口感染的患者复发率更高;肥胖的患者腹内压高,增加了缝线的张力;麻醉不完全、呕吐、咳嗽或腹胀可增加缝线张力,引起组织压迫性坏死或撕裂等。Hesselink 认为疝的大小有重要意义。他的研究结果表明疝环小于 4 cm 的疝术后复发(25%)明显低于 4 cm 以上者(41%)。

减少和避免复发的措施主要有:① 术前戒烟,充分呼吸道准备。② 良好的麻醉技术及胃肠减压,避免在张力下强行关闭腹壁缺损。③ 优秀的外科技术的运用:术中细致操作来减少血肿及伤口感染,使用缝合技巧、无张力下闭合伤口。

发生复发以后,可以再次手术修补。提倡使用合成材料的无张力修补术,往往可以达到满意的疗效。

第二节　使用合成材料的修补后并发症

在张力条件下关闭伤口将增加疝或复发疝的危险。缝线可切割组织，引起如 Krukowsiki 和 Matheson 所描述的"纽扣"疝。张力下缝合的缝线可压迫组织引起坏死，导致筋膜弱化和感染，进一步增加了疝复发的机会。所以，对疝环超过 4 cm 的较大腹壁疝使用张力缝合的方法其实违背了最基本的外科原则。

目前随着材料技术和外科技术的进步，使用合成材料的修补手术逐渐成为腹壁疝修补的标准术式。根据手术入路的不同，修补手术方式可分为开放手术和腹腔镜手术。开放术式中又有 Onlay 修补术、Sublay 修补术、IPOM 修补术等方法。腹腔镜手术主要是 IPOM，也有部分 Sublay 修补术。但大部分腔镜下切口疝修补术的并发症与开放式修补没什么不同。常见的腔镜下疝修补的并发症比例为 5%～30%，而开放术式下的比例为 27%～34%。所以我们将它们放在一起讨论。

它们的并发症主要有：① 术式本身引起并发症，如出血、血肿、血清肿等。② 与合成材料相关的并发症，如合成材料感染、肠瘘和肠梗阻等。

一、术中出血

文献中几乎没有关于这一事件的报道。因此精确的发生率未知。然而，出血在任何外科手术中都可能发生。术中出血在开放手术中比较少见，常出现在分离疝环和筋膜以及腹腔粘连松解过程中。腹腔镜手术中，出血多数发生在穿刺腹壁置入穿刺器（Trocar）时，因此非切割性穿刺器更安全。另外，开放气腹技术也会降低出血的风险。

如果发生出血，关键在于发现。只要发现出血点，借助任何一种止血方法都可以有效止血。例如替换一个更大的 Trocar 压迫出血点，移除 Trocar 并在出血点烧灼止血，或者在局部缝合。出血点的控制对防止肌内和腹膜外血肿的形成至关重要。在使用电刀或超声刀松解腹腔粘连的过程中，术者必须特别注意操作不要太靠近肠管。因为热传导可以导致肠壁的微小灼伤，几天后该点可能会发生穿孔。因此，靠近肠管区域止血时可以使用缝合结扎或止血夹等手段。

手术过程中固定合成材料时也容易发生出血。悬吊缝合线或固定钉枪都能刺破或割裂腹壁前的小血管或腹壁下血管。随后明显的出血或血肿很快形成。小血管的出血通常自行止血。如果损伤了腹壁下血管，就要尽快处理。可以将筋膜层悬吊缝合线打结控制出血，或者直接压迫出血点并且在周边筋膜缝合结扎出血血管。

二、肠管损伤

在切口疝修补手术中分离粘连是必需的，在分离粘连过程中如果损伤肠管的浆膜，但没有打开肠腔，可以在修补浆膜面损伤后继续原计划的手术。而打开肠腔后就要慎重对待了。公开文献报道，肠管损伤（进入肠腔）的发生率为 6%～14.3%。关于肠管损伤后的处理目前还有争议。很多中心在发生这一情况时，会选择终止疝手术。术者要么在腹腔镜下，要么转为开放下修复损伤。疝是否需要修补取决于污染的程度，一般建议延期几天或几周后进行。

最近有报道称,如果手术中肠管损伤,但在不伴随大量肠内容物溢出的前提下,可以修复损伤并完成疝修补。即修补损伤处,然后按既定方式进行植入合成材料。也有人切除坏死的肠管并完成疝修补。报道称这种决定并未带来不良的结果。然而,如果未发现肠管损伤,或者对电热引起的肠坏死范围估计不足,坏死就可能扩大并导致腹腔脓肿形成,这就需要剖腹、切除坏死肠管并取出网片。因此,笔者认为最安全的方法也许是简单关闭损伤,然后行开放的传统疝缝合修补术或延期行无张力疝修补。

结肠损伤后继续疝修补会带来严重的后果。因此,大多数术者会简单修补损伤然后通过缝合进行疝修补。少部分医师会在术前充分肠道准备,一旦发生结肠损伤就同时行结肠切除术和疝修补,据报道也取得了满意的疗效。

约有 6% 的患者会面临未被发现的术中肠管损伤,这会导致严重的并发症。损伤主要是分离粘连时的牵拉和热烧伤。大多数损伤在术后最初的几小时是不明显的。尽管手术完成后会检查肠管,这也不能保证损伤不存在,因为早期损伤较难识别。术后早期出现持续疼痛、发热、腹胀时应该进行实验室检查和 CT 检查来了解是否存在肠管损伤。VIHR 后不应该有明显的腹膜内积气积液现象,即使是采用 CO_2 气腹的腹腔镜切口疝修补,术后 3 d 内 CO_2 也应该完全吸收。如果腹腔存在腹水或者游离气体,患者就有再次手术探查的指征,可以行腹腔镜探查或直接剖腹探查。如果腹腔镜探查未发现异常,那么没有进一步处理的必要。如果发现显著的污染,通常需要开放下剖腹手术来切除肠管和网片。

三、血肿

术后血肿的发生率随术式不同而不同。有报道见于 1%～15% 的患者。由于腹壁上肌肉组织内小血管损伤或者腹壁下血管损伤,均可导致血肿发生。术中细致地止血将减少血肿形成的概率。在开放式 IPOM 修补术和腹腔镜手术中,使用穿刺针或 Trocar 进入腹腔都有形成血肿的风险。血肿会在穿刺位置或疝囊内发展。穿刺位置的血肿由于肌肉压迫可以自愈,发现后热敷可促其吸收。疝囊内部的血肿通常表示损伤了腹膜上没有注意的血管,或者是含有血液成分的血清肿。通常依靠超声或者 CT 扫描确诊。可以通过观察和保守治疗处理,也可以使用腹带来增加疗效。通常不需要引流,因为这将增加感染的机会。如果患者有症状或血肿持续几个月,那么必须进行引流。

四、血清肿

血清肿是伴随开放或腹腔镜无张力疝修补术最常见的并发症之一,尤其当术中分离形成较大的腔隙时更容易发生。通常轻微的血清肿 6～8 周可消退并不留后遗症,但严重的血清肿或有明显症状时需要多次的穿刺抽吸,相应二次感染的风险也增加了。

使用合成材料修补术后血清肿非常常见,以至于很多医师认为这不是真正的并发症。Heniford 曾报道了 850 例 VIHR 患者绝大多数都发生血清肿。Susmallian 等表示当使用超声诊断时,腹腔镜下疝修补术后血清肿的发生率为 100%。根据现有文献计算患者 VIHR 术后有显著临床症状的血清肿的发生率为 4%～5%。事实上,预防血清肿的发生是不可能的。Kirshtein 曾尝试用 Veress 针缝合生物材料,但发现这对血清肿的发生率没有任何可见的效果。其他如使用带孔的 DualMesh 补片,但与此关联的术后血清肿发生率接近 12%。因此,将产品打孔或使用聚丙烯材料并不能对阻止血清肿的发生提供任何帮助。在一项近期小型的随机对照研究中提示,腹腔镜和开放式 VIHR,血清肿的发生率分别为 5% 和 8%,开放术式下疝修补血清肿的发生率稍高于腹腔镜下疝修补,但差异无显著性。

为了控制和减少血清肿的发生,很多医师推荐使用腹带。从手术结束开始,一般使用 3～14 d。腹带的大小,推荐使用时间的长短,是否着宽松衣服还没有标准化,但这似乎能降低血清肿的大小和持续时间,有文献提示在临床上可显著下降 50%。

大多数医师认为 3 个月后血清肿将消退。所以一般不尝试抽吸血清肿,除非患者症状持续 6 个月以上,并且超声显示血清肿没有显著的消退。如果患者有明显的疼痛症状,可以在严格无菌操作前提下早期穿刺抽吸。穿刺前应行超声检测以确保肿块内是液体而不是复发疝。

五、术后持续疼痛

术后疼痛持续超过 6～8 周被认为是持续术后疼痛,可发生在 1%～2% 的患者中。此种疼痛性质通常被描述为尖锐、间歇、强烈的,并随运动、深呼吸和咳嗽而加剧。

如果存在术后持续疼痛,首先应该通过超声或 CT 检查疝发生部位来了解有无血清肿或复发疝所导致疼痛,以便给予相应治疗。如果没发现上述情况,首选的方法是使用非甾体类或类固醇类药物对症治疗。如果无效,疼痛部位注射布比卡因可以完全解除症状。在症状开始的时候就可以尝试这种方法,如果有效,通常仅须 1～2 次注射即可。

如果疼痛一直持续,就有必要手术探查。可以松解粘连,拆除疼痛点上的缝线和钉子。以大多数医师的经验,这对消除患者疼痛都很有效。

六、感染

合成材料修补切口疝发生感染是一种严重并发症,感染的发生率最高为 16%,但通常在 2% 以内。常需要移去合成材料,所以应当采取各种合理的预防伤口感染的措施来控制感染。包括:

(1) 术前从伤口内去除任何存在的异物。

(2) 对开放的窦道必须将其切除和治愈。

(3) 对有感染的疝,必须在感染治愈后相当长时间再施行合成材料修补手术。

(4) 在开放伤口表面上或远处有感染面者不应行合成材料修补术。

(5) 术前细致准备皮肤。

(6) 对暴露的腹壁使用皮肤保护膜来减少术中的皮肤和合成材料间的接触。

(7) 预防性地使用抗生素,最好使用对皮肤菌群有效的广谱抗生素。

(8) 使用含有抗菌成分的生物材料修补。

(9) 所有这些都是以严格的无菌技术为基础的。

当网片区域发生感染时,实验室检查通常表现为白细胞增多、血沉加快。感染有时会从手术区自行引流排出脓液得到证实。但如果没有这种征象,术后发热且通过抗生素治疗反应不佳时,应通过 CT 进行评估。超声检测帮助不大,因为可能被手术区域的血清肿或肠腔气体干扰。

如果确诊感染,少数病例可通过引流、抗生素冲洗得到治愈。但在大多数病例中,只有取出网片才能根除感染。如果网片含有 e-PTFE(膨化聚四氟乙烯)成分,就只有取出了。使用聚丙烯网片也不能保证面对感染时网片不被取出。当然,取出网片几乎总是伴随着原有疝的复发。

随着网片因感染而被取出,会出现治疗的难题。被移除网片的部位仍有较大的筋膜缺损,患者原来被修复的疝肯定复发。此时采用基本的组织修复方法大多会失败,这是由于大多数疝环大于 4 cm,并且已经伴随感染,这两种情况会增加复发的概率。小的疝有时可以通过缝合的方法关闭,较大的疝也许只能关闭皮肤。随后患者很快会在原来位置出现明显的复发疝。针对这种情况,有两种方法可供选择。

(1)如果患者病情稳定没有化脓,可以选择切除中间部分的网片。残留的材料可缝合以便组织生长接近,3～10 d 后再切除网片中的其他部分。在此期间,继续伤口监护、换药和静脉用抗生素。2～3 周内,缺损筋膜边缘的组织可生长靠近到足够完成基本的疝缝合修补,而不会导致切口高张力、腹腔高压、腹腔间隔室综合征的发生。随后关闭切口。虽然这种处理仍有高复发的风险,但风险比直接关闭感染的疝缺损要低。

(2)使用基于胶原成分的生物材料或可吸收材料来修复筋膜缺损,在取出感染补片后使用。修复与开放式式相同。这已经在一些中心使用。但使用这种方法,患者应该被告知复发率很高。然而,这可以起到临时关腹的效果。这个领域需要更多的研究。

如果取出修补材料后仅关闭皮肤,最好等待 6～9 个月以便组织完全清除细菌。再次手术前可做该区域皮下组织活检和培养来确认没有残余细菌。

最后需要注意的是,在疝缺损上覆盖的正常皮肤可能会出现明显的红斑。通常在腹腔镜疝修补术后几天内出现。发生在 2%～13% 的患者中。这类情况通常见于肥胖患者、有隐匿疝的患者或者术中切除大量组织的患者。这种情况在文献中描述不多,由于手术区域出现这一表现会使医师怀疑存在感染,所以应引起重视。但这种情况并不伴随发热、疼痛或白细胞增多,不需要处理,通常 4～6 周就会痊愈。

七、肠梗阻

这是 VIHR 的另一个并发症。明确诊断最为重要。患者可以有急腹症表现。诊断和处理要求迅速、准确。多数患者肠梗阻症状可以通过保守治疗解决。没有缓解的肠梗阻应该进一步检查来排除器质性梗阻或遗漏的损伤。建议进行 CT 检查了解腹部情况。CT 能够显示肠腔积液、气液平或腹腔游离气体。腹腔镜疝修补术后肠梗阻发生时,不应该忘记穿刺孔疝也是肠梗阻的可能原因。

部分文献中报道肠梗阻的发生率在 0.3%～3%。各家文献先后报告了 6 例患者。有 3 人是由于小肠钻入补片和腹壁之间所致,考虑是由于补片固定点之间间距过大。所以使用钉枪钉合的间距一般应该在 1～1.5 cm。其他患者梗阻的原因是术后肠粘连。

如果没有发生肠坏死,可以进行胃肠减压、补液支持治疗。如果经治疗患者的病情没有改善,甚至加剧,需要腹腔镜或剖腹手术探查。

八、肠瘘

这是 VIHR 较少见的一种并发症,不同中心的文献报道了 3 例肠瘘,发生率分别是 0.3% 和 1.4%。见于术后的早期和晚期。仅有 1 个案例通过非手术的方式成功处理。另外两个案例需要开放的手术切除病灶或简单的缝合修补加引流。肠瘘的原因可能是术中未注意的损伤导致。此外,固定补片的钉子腐蚀进入肠管也是可能的一种病因。

肠瘘不同于补片感染脓肿引流,这可以从引流液的量和性质区分。同时患者合并腹胀、腹痛、呕吐、发热等症状,实验室检查可有白细胞升高。

一旦怀疑肠瘘应尽快处理,可以通过 CT 检查和瘘管造影了解病变情况。

非手术治疗是一种选择,但手术干预似乎更为有效。手术方式主要有剖腹探查、引流、补片取出,如果肠管炎症较为局限,可考虑切除病变肠管。

九、呼吸及泌尿系统并发症

肺炎和其他肺部并发症在所有外科手术中都很常见。有时可以避免,但无法完全消除。有肺部疾病史、全麻、胃肠减压、腹腔镜二氧化碳气腹、术后肠麻痹等都易使患者产生肺部并发症。文献报道呼吸道并发症出现在 0.49%~3.5% 的患者。处理这些并发症最合理的方法是根据患者状况个体化处理。呼吸功能检查和准备对此类患者非常重要。包括了解患者有无慢性肺部疾病史、胸部 X 线、肺功能测定和动脉血气分析,评估肺通气功能。吸烟者术前 2 周以上停止吸烟,指导患者学习有效的深呼吸和腹式呼吸。对有慢性咳嗽、肺部感染者,术前应用黏液溶解剂及抗生素准备,待症状改善,感染控制后 1 周再手术。手术能否进行部分取决于准备的效果。术后吸氧、雾化吸入、鼓励咳嗽排痰、使用抗生素,鼓励患者早期下床活动,均有助于预防和控制呼吸道并发症。

尽管少见,还是有气胸的报道。由于肋下穿过筋膜的缝合进入胸膜腔导致。可以通过闭式引流解决。

泌尿系统并发症也可见于一些案例,是疝修补常见的并发症,如尿潴留或泌尿系统感染。通常的发生率为 0.74%~3.6%,多见于老年男性患者。可以给予留置导尿处理。

十、穿刺孔疝

见于腹腔镜疝修补术开展的早期。通常的位置是 5 mm 以上的穿刺孔处。发生率为 0.25%~3%。过去更多使用大的 Trocar,而现在则更多使用小尺寸 Trocar 和非切割性 Trocar,可产生更小的缺损,有助于穿刺孔疝的预防。腹腔镜手术完成后,大的穿刺孔部位应该用钩线穿刺针牵引缝线全层关闭。另外,术中明显操作过的穿刺孔可能会扩大,因此也应该缝合这个位置。

穿刺孔疝的修补可使用开放术式或腹腔镜术式。缺损的具体大小可能是比较复杂的。无论选择了哪一种方法,都推荐使用人工网片。

十一、复发

切口疝组织修复的复发率可高达 50%。Luijendijk 的研究提示利用人工网片行开放式疝修补术,术后复发率将降低到大约 13.3%。现有文献中腹腔镜疝修补累积的复发率约为 5.6%。但这些文献大多仅随访了 3 年。

近期至少有 6 篇专著比较了开放和腔镜下疝修补。2002 年,Thoman 总结了其中的 5 篇。除了一个对照研究之外,所有的研究都表明腔镜下疝修补有更低的复发率。另一项研究比较了开放术式下不用网片、开放下修补用网片和腹腔镜修补。这些患者的复发率分别是 9%、6% 和 1%。提示使用网片可以降低疝复发率,并且微创方法可以进一步降低复发率。

回顾文献可以发现,复发多发生在学习曲线的早期,或者由于疝修补后并发症(感染或者肠瘘)所致。另外,手术过程中补片缺少缝合、补片太小或者与筋膜重叠不足易导致复发。

确保疝修补术后不复发是所有医师的目标。虽然有些高危因素如高龄、肥胖、肝肺功能不全、使用类固醇类药物等无法避免,但同样可以通过手术技巧来降低复发风险:

(1) 术中遗留的缺损可导致后期复发,必须保证发现伤口内所有缺损并给予治疗。

(2) 缺损周边充分游离以及完整的筋膜接触面以便让网片充分接触,进而得到最大程度的组织长入。

(3) 小心地将合成材料在无张力下适当放置。

(4) 无论采用何种材料,必须覆盖超越缺损边缘 3～5 cm 甚至更多。这个距离显示可以降低复发率。但对于肥胖、疝位于腹壁较高位置、较低位置、非常规位置的病例,应该采用更大的重叠覆盖。较大的覆盖可以明显减小修复的张力,有助于防止复发。在疝修补手术中,由于疝的位置造成补片固定越困难的,越需要使用更大的网片覆盖缺损边缘,以便组织长入起到固定的目的和预防皱缩。放置大补片还可以预防切口上、下形成新的疝。

(5) 进行有效地固定,固定必须包括筋膜缝合。最好利用钩线穿刺针,距离网片边缘不超过 5 cm 缝合。但也有不同的观点,Berger、Carbajo 仅利用缝合线确定网片位置,随后用疝钉固定补片。他们认为缝合将增加术后疼痛。但一项最近的实验研究确认单纯贯穿缝合比疝钉固定网片力度更强。因此认为经腹壁贯穿缝合结合疝钉固定补片更牢固。在缝合固定基础上,腹腔镜修补可以采用间距 1～1.5 cm 的两排疝钉。这是对网片最好的固定。

如果怀疑复发,可以通过超声检查与血清肿进行鉴别。CT 检查是较好的诊断办法。通过 CT 检查,医师可以了解疝有无复发,复发区域腹壁缺损面积,腹腔内情况包括疝内容物性质、腹内粘连情况,有助于再次修补手术的规划。

一旦复发,应该再次修补。虽然在复发疝修补手术中可能会受到原补片的影响,但应该尽可能展开整张网片并做更多的缝合。尤其是使用膨化聚四氟乙烯网片时,由于材料的微孔特性使组织很少长入,网片固定依赖于固定方法。不推荐移除之前放置的网片。

十二、移植物的并发症

合成材料本身可发生一定并发症。目前修补切口使用的合成材料有 3 类。第一种是 1956 年开始使用的聚酯。第二种是 1958 年开始使用的编织聚丙烯网,这种材料已经过许多改进成为目前临床上使用最普遍的疝修补材料。第三种是 20 世纪 70 年代开始使用的膨化聚四氟乙烯。近年来,生物补片也逐步投入临床应用。

聚丙烯和聚酯材料网片往往以网丝为核心产生显著的炎性反应,组织长入网内形成坚硬的瘢痕以增加修补的强度。e-PTFE 不会产生强大的炎性反应,组织长入 e-PTFE 只能在显微镜下看到,这种组织的掺合不明显增加修补的强度,须依赖于补片本身的强度、周边筋膜的强度和持久的补片缝合固定达到修补目的。生物补片则是利用脱细胞的基质为组织细胞生长提供一个平台,达到利用自身组织修补缺损的效果。

聚丙烯和聚酯材料补片可发生多种并发症,部分是由于它们导致强烈炎性反应所致。有报道聚丙烯可发生网片外露、伤口感染、侵蚀腹腔脏器、难治性血清肿、肠瘘等。这两种补片都能形成致密的粘连。所以应置于腹膜外位置。可放置于腹直肌前或后。不可将其置入腹腔内。如果只能置于腹腔内,可在网片和肠管之间放 1 层大网膜。

e-PTFE 很少与肠管形成致密粘连。这种性质使得 e-PTFE 成为腹腔内放置的好选择。新的组织隔离式补片和生物补片也能起到好的防粘连作用。所以用 e-PTFE 材料、组织隔离式补片或生物补片修补切口疝粘连并发症少。

像任何异物一样,合成材料可感染,治疗上很棘手。虽然感染补片有成功治愈的报道,但大部分感染需去除补片,并导致很高的疝复发率。聚丙烯和聚酯材料网片抗感染能力较强,因为大的网片间隙不隐藏细菌。单丝聚丙烯也消除了隐藏细菌的裂隙。e-PTFE 网眼小(22~25 μm),这种间隙利于细菌增殖,使细菌难以清除。生物补片可用于感染伤口。

合理地选择疝修补材料已有许多报道。在使用材料时,决定使用何种材料将是一个影响术后并发症发生与否的重要因素。因此,外科医师必须了解材料特性和合理的应用知识。通过临床实践我们总结出以下的经验:

(1) 经开腹或腹腔镜腹膜内放置合成材料修补腹壁疝时,最好使用 e-PTFE 片,也可使用组织隔离式补片。

(2) 腹壁疝、切口疝行腹膜外修补时,聚酯、聚丙烯、e-PTFE 材料均可获得满意效果。

(3) 对于胸壁全层或膈肌缺损,用 e-PTFE 材料。

(4) 对有污染或有严重感染的腹壁缺损,可用可吸收网片作暂时的关闭,或者使用生物补片。

第三节　典型病例

患者,女性,58 岁。1996 年行剖腹探查阑尾切除术。术后切口感染,经治愈合。随后患者原切口下方出现肿块,呈半球形,开始如鸡蛋大小,平卧可回纳入腹腔,后肿块逐渐增大。

患者 2001 年行缝合修补术,术后不久复发。2006 年行补片修补手术。修补术后切口感染迁延不愈,先后行 4 次伤口切开引流术,但症状无缓解。切口疝在术后不久即再次复发。故决定在充分术前准备的前提下再次手术。

第一次手术发现腹壁切口下方巨大切口疝,大小 30 cm×25 cm×15 cm,疝环直径 12 cm,部分小肠沿疝囊伸展至皮下。在疝环处有一张 8 cm×6 cm 的聚丙烯补片与腹膜 和肠管粘连。该区域有 15 cm 小肠肠管与补片致密粘连。补片已经卷曲,卷曲的补片中 央形成一个脓腔,含 10 ml 脓性液体并与体表 3 cm 直径的窦道相通,周围瘢痕致密。予 以完整取除补片、切除窦道,分离肠粘连,未作疝修补(图 12-1、图 12-2)。

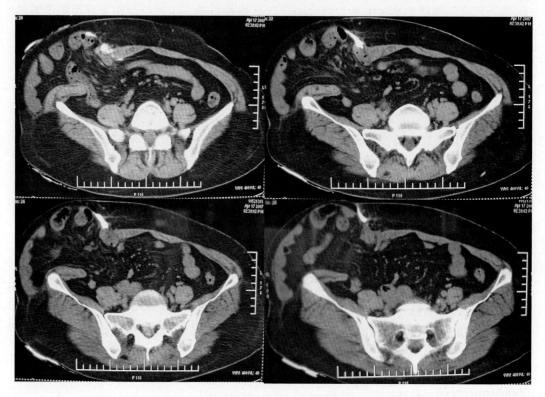

图 12-1 入院后经感染窦道注射造影剂后 CT 表现

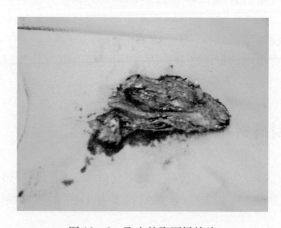

图 12-2 取出的聚丙烯补片

一年后再行切口疝无张力修补(IPOM),术后恢复良好,随访无复发(图 12-3、 图 12-4)。

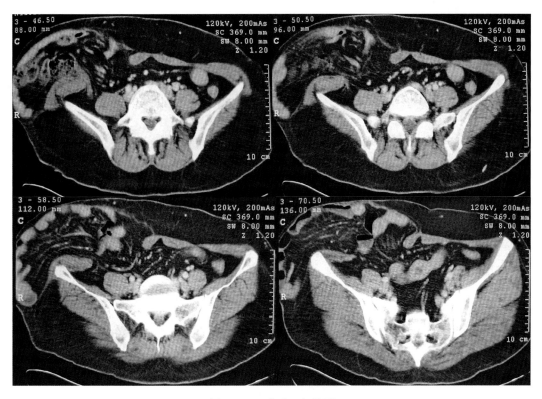

图 12 - 3　术后 1 年情况

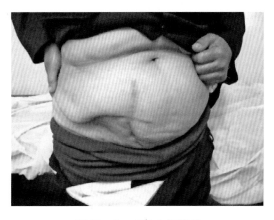

图 12 - 4　术后 1 年情况

　　腹部切口疝的修补是一个重要手术,不可轻视。使用合成材料已大大地减少了复发风险,但并发症的阴影始终存在。术前充分地准备,术中正确地判断、精细地操作,术后仔细地观察有助于减少并发症的发生。进一步发展生物相容性更好和具备抗感染能力的合成材料也有助于减少腹部切口疝修补的并发症。一旦发生并发症,早发现、早判断、早处理才能得到更安全的结果。但是,针对并发症最重要的原则应该是预防和避免其发生。

(吴卫东)

参 考 文 献

孙家邦,毛恩强,刘续宝等. 2006. 腹腔室隔综合征若干问题的讨论. 中国实用外科杂志,26(5): 346 - 349.

Andrew Kingsnorth. 2006. The management of incisional hernia. Ann R Coll Surg Engl, 88(3): 252 - 260.

Aura T, Habib E, Mekkaoui M, et al. 2002. Laparoscopic Tension-Free Repair of Anterior Abdominal Incisional and Ventral Hernias with an Intraperitoneal Gore-Tex Mesh: Prospective Study and Review of the Literature. J Laparoendosc Adv Surg Tech A, 12: 263 - 267.

Berger D, Bientzle M, Muller A. 2002. Postoperative complications after laparoscopic incisional hernia repair. Surg Endosc, 16: 1720 - 1723.

Burger JW, Luijendijk RW, Hop WC, et al. 2004. Long-term follow-up of a randomized controlled trial of suture versus mesh repair ofincisional hernia. Ann Surg, 240(4): 578 - 583.

Carbajo MA, Martin del Olmo JC, Blanco JI, et al. 1999. Laparoscopic treatment vs. open surgery in the solution of major incisional and abdominal wall hernias with mesh. Surg Endosc, 13: 250 - 252.

Carbonell AM, Harold KL, Mahmutovic A, et al. 2003. Local injection for the treatment of suture site pain after laparoscopic ventral hernia repair. Am Surg, 69: 688 - 692.

Farooqui MO, Bazzoli JM. 1976. Significance of Radiologic Evidence of Free Air Following Laparoscopy. J Reprod Med, 16: 119 - 125.

Feingold DL, Widmann WD, Calhoun Teigen EL, et al. 2003. Persistent post-laparoscopy pneumoperitoneum. Surg Endosc, 17: 296 - 299.

Heniford BT, Park A, Ramshaw BJ, et al. 2003. Laparoscopic repair of ventral hernias: nine years experience with 850 consecutive hernias. Ann Surg, 238: 391 - 400.

Heniford TB, Park A, Ramshaw BJ, et al. 2000. Laparoscopic ventral and incisional hernia repair in 407 patients. J Am Coll Surg, 190: 645 - 650.

Hesselink VJ, Luijendijk RW, de Wilt JHW, et al. 1993. An evaluation of risk factors in incisional hernia recurrence. Surg Gynecol Obstet, 176: 228 - 234.

Leber GE, Garb JL, Alexander AI, et al. 1998. Long-term complications associated with prosthetic repair of incisional hernias. Arch Surg, 133: 378 - 382.

LeBlanc KA, Booth WV. 1993. Laparoscopic repair of incisional abdominal hernias using expanded polytetrafluoroethylene: preliminary findings. Surg Laparosc Endosc, 3: 39 - 41.

LeBlanc KA, Whitaker JM, Bellanger DE, et al. 2003. Laparoscopic incisional and ventral hernioplasty: Lessons learned from 200 patients. Hernia, 7: 118 - 124.

Lin BHJ, Vargish T, Dachman AH. 1999. CT findings after Laparoscopic Repair of Ventral Hernias. AJR Am J Roentgenol, 172: 389 - 392.

Luijendijk RW, Hop WC, van den Tol MP. et al. 2000. A comparisonof suture repair with mesh repair for incisional hernia. N Engl J Med, 343(6): 392 - 398.

McGreevy JM, Goodney PP, Birkmeyer CM, et al. 2003. A prospective study comparing the complication rates between laparoscopic and open ventral hernia repairs. Surg Endosc, 17: 1778 - 1780.

Mudge M, Hughes LE. 1985. Incisional hernia: a 10-year prospective study of medicine and attitudes. Br J Surg, 72(1): 70 - 71.

Park A, Birch DW, Lovrics P. 1998. Laparoscopic and open incisonal hernia repair: A comparison study. Surgery, 124: 816 - 822.

Raftopoulos I, Vanuno D, Khorsand J, et al. 2003. Comparison of open and laparoscopic prosthetic repair of large ventral henias. JSLS, 7: 227 - 232.

Ramshaw BJ, Esartia P, Schwab J, et al. 1999. Comparison of Laparoscopic and Open Ventral Herniorrhaphy. Am Surg, 65: 827 - 832.

Robbins SB, Pofahl W, Gonzales RP. 2001. Laparoscopic ventral hernia repair reduces wound complications. Am Surg, 9: 896 - 900.

Rosen M, Brody F, Ponsky J, et al. 2003. Recurrence after laparoscopic ventral hernia repair. Surg Endosc, 17: 123 - 128.

Susmallian S, Gewurtz G, Ezri T, et al. 2001. Seroma after laparoscopic repair of hernia with PTFE patch: Is it really a complication? Hernia, 5: 139 - 141.

Tsimoyiannis EC, Siakas P, Glantzouissis G, et al. 2001. Seroma in Laparoscopic Ventral Hernioplasty. Surg Laparosc Endosc Percutan Tech, 11: 318 - 321.

White T, Santos MC, Thompson J S. 1998. Factors affecting wound complications in repair of ventral hernias. Am Surg, 64(3): 276 - 280.

White TJ, Santos MC, Thompson JS. 1998. Factors affecting wound complications in repair of ventral hernias. Am Surg, 64: 276 - 280.

Wright BE, Niskanen BD, Peterson DJ, et al. 2002. Laparoscopic ventral hernia repair: Are There Comparative Advantages over Traditional Methods of Repair? Am Surg, 68: 291 - 296.

第十三章 造瘘口旁疝

造瘘术是为了转流肠内容物或尿液而将肠道或输尿管从腹壁穿出的手术,主要包括结肠造口术、小肠造口术和输尿管造口术。造瘘口旁疝(parastomal hernia)是指以小肠为主的腹腔内容物从造瘘口旁疝出,多发生在术后 2 年内。造瘘口旁疝是造瘘术后的常见并发症,疝囊通常位于薄弱的腹壁内,有些病例可以经皮下途径接近造瘘口。

第一节 流行病学

由于各家报告资料的不可比性,导致造瘘口旁疝的发生率差别较大。很多临床报告中仅把有症状的患者包括在内,并没有包括那些在查体时发现的无症状患者或偶然在包括 CT 检查在内的影像学检查时发现的患者。

造瘘口旁疝的发生率与其造瘘口的肠管密切相关。结肠造瘘口旁疝的发生率为 1%～50%,回肠造瘘口旁疝的发生率是在 1%～10%。Birnbaum 等报告 596 例结肠造瘘术后造瘘口旁疝的发生率为 3.2%。Cheung 回顾分析了 322 例造瘘的病例,其中 156 例(48.5%)是乙状结肠末端造瘘,这组患者的造瘘口旁疝的发生率为 36%。另有临床资料显示,单腔造瘘术后造瘘口旁疝的发生率高于双腔造瘘术。Burns 报道 208 例单腔造瘘术后造瘘口旁疝的发生率为 7.2%,99 例双腔造瘘术后造瘘口旁疝的发生率为 1%。而且造瘘口旁疝的发生与造口的位置也有一定的关系。其中,经腹直肌造瘘术后最少见,在腹股沟区造瘘者术后造瘘口旁疝发生率最高,经手术切口造瘘者也较高。

第二节 病因与分类

一、造瘘口旁疝的病因

1. 手术操作不当

(1) 手术操作粗暴,血管或神经损伤过多,导致肌肉萎缩,腹壁强度降低。

(2) 无菌操作不严格,止血不彻底,术后出现切口感染。

(3) 麻醉不满意,强行牵拉缝合,局部张力过大以及各层组织对合不良。

2. 造瘘口位置选择不当 一般认为,造瘘口旁疝的发生率和造瘘口位置的选择有密切关系。研究表明,由于腹直肌的约束功能,经腹直肌造瘘,造瘘口旁疝发生率较低。而经腹直肌旁和经切口造瘘,造瘘口旁疝发生率相对较高。腹膜外造瘘,可显著降低造瘘口旁疝以及手术后早期疝的发生率。

3. 全身性疾病的影响 营养不良、恶性肿瘤、贫血、低蛋白血症、过于肥胖、糖尿病、肝肾功能不全及缺乏维生素等,均可影响造瘘口周围组织愈合,增加造瘘口旁疝的发生机会。

4. 腹内压力的升高　　术后患者出现剧烈咳嗽、严重腹胀、排尿困难、腹水或腹内存在较大的肿瘤以及婴幼儿啼哭等,均可导致腹内压升高,进而诱发造瘘口旁疝的发生。

二、造瘘口旁疝的分型

造瘘口旁疝可以分为 4 种类型(图 13-1)。

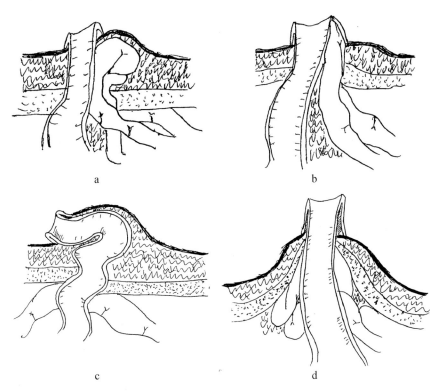

图 13-1　造瘘口旁疝及其类型
(a) 真性造瘘口旁疝;(b) 造口间疝;(c) 皮下脱垂;(d) 假性疝

1. 真性造瘘口旁疝　　最为多见,占 90%,为一腹膜囊自扩大的筋膜缺损突出所形成。

2. 造瘘口间疝　　多半合并脱垂,腹腔内肠襻伴随造瘘口肠襻向皮下突出,筋膜缺损扩大。

3. 皮下脱垂　　筋膜环完整,皮下肠襻冗长突出,非真性疝。

4. 假性疝　　由于手术导致腹直肌外侧神经损伤,腹壁薄弱向外膨出所致。

第三节　造瘘口旁疝的临床表现与诊断

一、症状

造瘘口旁疝的临床表现与其大小以及是否出现并发症有关。早期无明显临床症状或仅在造瘘口旁有轻微的膨胀。巨大的造瘘口疝可影响患者日常生活,一般无特殊不适,有时疝囊膨胀牵扯腹壁和造口,引起腹痛。疝内容物的反复突出和回缩,交替牵拉腹壁皮肤,可破坏造瘘口装置的密闭性,导致腹腔内的液体外漏,刺激皮肤。如造瘘口旁疝处肠管发生嵌顿或坏死,可出现急性肠梗阻的临床表现,但绝大多数造瘘口旁疝由于囊颈宽大,一般不易发生嵌顿。

二、体征、辅助检查与诊断

体格检查可发现在造瘘口局部出现一个隆起。在平卧时巨大疝囊的内容物会返回到腹腔内,但是在站立时内容物又会进入疝囊内。也有少数在造瘘口周围出现漏液以及伴发的皮炎。严重的皮炎造成的皮肤溃烂也往往是需要手术的原因。巨大疝膨出可严重影响体型。当有的患者病史提示似有疝但查体不明显时,则应做腹部超声或 CT 检查帮助明确诊断。如同常见的腹部疝一样,小肠肠襻可被嵌顿于造瘘口旁疝的疝囊内而发生绞窄,体格检查将发现局部的炎性改变和不能回纳的肿块,甚至出现小肠坏死而造成的腹膜炎体征。

造瘘口旁疝的临床诊断就是依据患者的造瘘口手术史,以及相关的症状体征,B 超、CT 和 MRI 检查可以帮助获得明确而清晰的诊断,并有助于了解造瘘口旁疝的程度以及与相邻脏器的关系。且影像学检查对于手术的实施具有重要的指导价值。

第四节　造瘘口旁疝的治疗

造瘘口旁疝是造瘘术后常见的并发症,属于复杂腹壁缺损范畴。虽然目前存在许多手术方案,但手术效果,特别是远期效果并不能令人满意。

造瘘口旁疝的治疗方式可以分为非手术治疗和手术治疗。

非手术治疗适合疝较小,患者无明显不适症状者;或晚期肿瘤患者包括姑息性手术以后和发生腹腔或远处转移的患者;以及合并严重内科疾病,一般情况差不能耐受手术的患者。造瘘口旁疝非手术治疗的目的是加强腹壁强度和减少腹内压,以加强腹肌锻炼,避免肥胖和过度消瘦为主。另外可以采用专用的造瘘口带或腹带加压行局部压迫,防止疝进一步突出。非手术治疗无法达到造瘘口旁疝治愈的目的,仅能达到一定的延缓造瘘口旁疝继续发展的作用。大部分患者非手术治疗可以取得到良好的效果。但是 25%～30%的患者最终还是需要进行手术治疗。

手术治疗的适应证:① 造瘘口旁疝直径大于 15 cm 以上。② 造瘘口处肠襻脱出,引起造瘘口不完全、完全梗阻或功能不良者。③ 疝的存在严重影响到造瘘口的护理。④ 需要去除原造瘘口或者进行造瘘口移位,拟在造瘘口复位或移位时,一并行疝修补。⑤ 严重影响患者的美观和生活质量。⑥ 疝囊颈过小,复位困难,有发生急性绞窄性肠梗阻的潜在风险的患者。

手术治疗可以分为造瘘口旁疝原位修补和移位修补(造瘘口重建并修补原有缺损)两大类。造瘘口旁疝修补术前均应进行肠道准备。对于拟行合成补片修补的患者应加强围手术期的抗生素使用,术前标记造瘘口及再造的位置,以利手术的顺利进行。

一、造瘘口旁疝原位修补

原位修补按术式可以分为造瘘口旁疝周围组织修补和补片修补术。

（一）造瘘口旁疝周围组织修补

对于腹壁筋膜缺损较小的造瘘口旁疝，可以在造瘘口旁做侧切口，找到并切除疝囊，回纳疝内容物后，游离周围健康组织，间断缝合以关闭原缺损。也有文献报道利用周围组织环绕原切口，以缩小造瘘口，但对于缺损较大的患者直接修补有难度。周围组织直接修补术后复发率为 46%～100%，由于较高的复发率目前周围组织修补方法已不建议采用。

（二）造瘘口旁疝补片修补

该术式又可以分为局部造瘘口旁疝肌腱膜上补片修补（Onlay 修补术）、腹膜前肌下补片修补（Sublay 修补术）、开放式腹腔内网片修补（IPOM 修补术）及腹腔镜下补片修补术。

1. Onlay 修补术　　一般在皮下组织层与肌层之间围绕造瘘口和疝周围分离较广泛的范围，然后游离疝囊并回纳其内容物，筋膜缘按适当大小的造瘘口做缝合，补片在筋膜上方做加强使用，使造瘘肠襻从补片中央通过，用不可吸收线缝合固定。Onlay 修补术优点为方法简单，补片易于放置，但由于其高术后复发率与并发症发生率，目前临床已很少使用。

2. Sublay 修补术　　沿原手术切口或正中/旁正中切口常规进腹后，分离粘连，回纳疝内容物。自切口由内向外进行腹直肌后鞘腹膜前间隙的游离，范围要足够大，至少能够超过缺损边缘 3～5 cm。在腹膜前间隙内充分显露造瘘口肠管及疝环，关闭肌筋膜缺损，但要保留 2～3 cm 间隙，以便造瘘口肠管顺利通过，不受过度挤压。根据疝环大小选择合适的聚丙烯补片置于腹膜前间隙，经补片一侧中点剪开至补片中心，在补片中心剪一恰好能够容纳肠管通过的圆孔，铺平补片并使其与周围组织有 3～5 cm 重叠，固定补片，补片剪开处以 2-0 聚丙烯缝线连续缝合，关闭分离时损伤的腹膜以避免补片与腹腔内容物直接接触。

该术式的优点在于由于是在腹膜前间隙操作，因此对于多次手术患者，尤其是腹腔内粘连严重，无法分离足够间隙放置复合补片者，该术式更适用。同时，由于补片不与腹腔内脏器直接接触，故可选用价格低廉的聚丙烯补片，与 IPOM 修补术需采用防粘连补片比较，可显著减轻患者经济负担，并防止因聚丙烯补片诱发的肠梗阻、肠粘连及肠瘘等并发症。

3. IPOM 修补术　　一般采用经原造瘘口内侧旁正中或造瘘口边缘探查切口，把补片置入腹腔内，在置入前，回纳疝内容物，较小的疝囊用缝线间断缝合紧缩造瘘口后，置入补片。较大疝囊无法缝合可以选用相应尺寸的大补片，要求补片边缘必须超过最大缺损处 3～5 cm，然后用不吸收缝线间断或 U 形缝合固定于周围健康组织上。

具体手术方式：进入腹腔，在疝内容物被回纳后，仔细游离造瘘口近端的肠襻，测量造瘘口旁疝疝环缺损的大小，选择合适的防粘连补片。然后将一张大的中央剪有圆形开口的已裁剪补片套在肠襻上。圆形开口的四周与肠襻浆膜层固定，再将补片与造瘘口旁疝周围的腹壁组织重叠固定，并行补片与周围腹壁组织的悬吊固定。

目前腹腔内网片修补有多种材料，如聚丙烯补片、膨化聚四氟乙烯补片以及各种防粘连复合补片。由于许多文献报道聚丙烯补片容易引起严重的肠道粘连梗阻，甚至引起肠穿孔等并发症，因此不推荐在腹腔内使用聚丙烯补片。而膨化聚四氟乙烯补片由于柔软，孔径小，可以应用于腹腔内，基本不会引起肠段粘连或梗阻，但一旦发生感染，膨化聚四氟乙烯补片必须取出。目前临床使用的多为防粘连复合补片，其朝向腹腔的一面必须避免聚丙烯直接与腹腔脏器的接触。

　　生物补片是另一种可用于造瘘口旁疝原位修补的材料,由于造瘘口旁疝手术本身为一种污染手术,因此具有一定耐受感染能力的生物材料自然成为另一种手术选择。但由于其价格昂贵,应用时间尚短,其远期疗效有待进一步观察。

　　4.腹腔镜补片修补术　　开放式造瘘口旁疝补片修补术,虽然可以降低复发率,却有因污染而导致手术失败的可能。随着腹腔镜技术的发展,腹腔镜下补片修补造瘘口旁疝于 20 世纪 90 年代起逐渐增多,是目前较理想的造瘘口旁疝修补方式。腹腔镜下造瘘口旁疝修补术主要通过应用修复材料和钉合器械,在腹腔镜下进行粘连分离,游离造瘘肠襻,采用防粘连复合补片进行腹腔内造瘘口旁疝修补术。补片一侧有裂口或者中央有孔可以使造瘘肠襻通过,将补片围绕造瘘肠襻后重叠固定,并用腹腔镜专用疝钉将补片固定于腹壁。近年来,随着腹腔镜下造瘘口旁疝补片修补术越来越多地应用于治疗造瘘口旁疝,无论从近期还是远期的随访结果,均显示取得了显著的疗效,与传统的 3 种造瘘口旁疝修补术相比,具有术后恢复快,并发症少,复发率低等优势。但术者必须掌握相关的腔镜操作技术,且经过一定的学习后才能自如地操作。

　　(1) Keyhole 法补片修补术:其方法为在补片中央剪出适当大小的孔洞使造瘘肠管通过,然后将防粘连复合补片放置在腹腔内、腹壁缺损的下方。用螺旋钉进行补片与腹壁的固定。该手术要求补片孔洞大小与肠管应良好匹配衔接,否则容易导致复发。该术式目前已逐渐被腔镜下 Sugarbaker 法和 IPST(预成型三维防粘连造口疝专用补片)法所代替(图 13-2)。

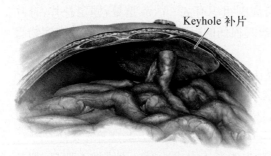 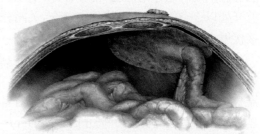

Keyhole 补片

　　图 13-2　Keyhole 法修补造瘘口旁疝　　　　图 13-3　Sugarbaker 法修补造瘘口旁疝

　　(2) Sugarbaker 法补片修补术:该手术是通过补片将造瘘肠管和缺损一并覆盖,然后用螺旋钉固定补片达到造瘘口旁疝治疗的目的。该方法使肠管在补片和腹壁之间潜行一段距离,其优点是很好地解决了补片与肠管的衔接问题,固定补片简单、可靠,不用重新造口,手术创伤明显减轻,术后复发率低。缺点是受限于造瘘肠管与腹壁的角度,有些时候无法用 Sugarbaker 法完成覆盖修补(图 13-3)。

　　(3) Sandwich 法补片修补术:实质为 Keyhole 法和 Sugarbaker 法的结合,先采用补片 kehole 法覆盖腹壁缺损,然后再用防粘连补片采用 Sugarbaker 法覆盖第一张补片,使潜行肠管位于两张补片之间。德国 Berger 医师使用此技术,主张用大的补片同时覆盖造瘘口旁疝缺损和原手术切口。

　　(4) 预成型三维防粘连补片修补术:以上 3 种手术方法虽然与开放手术相比具有创伤小、恢复快、并发症发生率低等优势,但仍存在复发率高等问题,特别是 Keyhole 法后复发率可达 40% 左右。IPST 是在平片的基础上，中央区域预制中空套管，使其向腹腔侧延长 2 cm 以包裹肠管，其优点是很好地解决了孔洞与肠管的衔接问题。目前已有特制的预成型三维防粘连补片在临床使用，如 Dynamesh - IPST 补片，该补片主要由聚偏氟乙烯(PVDF)材料编织而成，其网孔更大，避免了炎症细胞、巨噬细胞无法进入补片孔隙吞噬、清除污染细菌的情况发生，且固定补片简单、可靠，手术创伤轻，术后复发率低，临床应用取得了较好的治疗效果(图 13 - 4)。

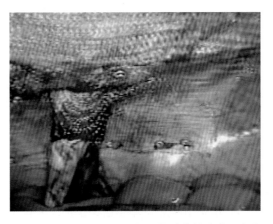

图 13 - 4 预成型三维防粘连补片修补造瘘口旁疝

二、造瘘口旁疝移位修补

可以分为造瘘口重建缺损直接修补和造瘘口重建缺损补片修补两大类。两者均拆除原造瘘口，于同侧或对侧腹壁(远离原造瘘口处)重新做新的造瘘口，新的造瘘口经过腹直肌并且远离肋缘。

(一)造瘘口重建缺损直接修补

(1) 常规剖腹探查，重新行肠造瘘术。行正中切口剖腹探查，分离粘连后拆除原造瘘口，以不吸收缝线缝合周围健康组织修补疝。

(2) 不做正规剖腹探查切口的造瘘口重建和疝修补。在皮肤和黏膜交界处做圆形切口并向左右侧延长，游离造瘘口，经疝囊入腹，切除疝囊。重做造瘘口，并把已经游离的造瘘肠襻置入新造瘘口，不吸收缝线缝合原造瘘口周围健康组织修补疝。这步操作要求做较广泛的筋膜鞘游离以保证缝合时造瘘口处无张力，皮肤可以一期缝合或开放包扎。此类方法缩短了手术时间，减少了术后疼痛，减少了术后切口疝形成的可能。

(二)造瘘口重建后补片置入修补原缺损

(1) 沿造瘘口周围皮肤切口向深部分离，打开疝囊，游离造瘘肠襻，保护肠襻血管，拖出造瘘肠襻于另一侧腹壁行新的造瘘，原缺损处去除多余的皮肤及皮下组织及疝囊后，于腹腔内或腹膜外置入补片，修补原缺损处。

(2) 沿原正中切口打开，拆除原造瘘处，于腹壁同侧或对侧另行造瘘，原缺损处于腹膜内或腹膜外置入补片进行修补。

第五节 造瘘口旁疝的预防

恰当地进行造口手术是减少造口旁疝发生的关键，应根据患者的具体情况采取不同的预防措施。

一、控制体重、加强锻炼

对于过度肥胖的患者可以适当要求控制体重，并且加强腹肌锻炼。

二、手术中对造瘘口位置的选择要适宜

(1) 造瘘口位置宜选择在左下腹或右上腹。

(2) 应在腹部切口旁造瘘，尽量避免经腹部切口造瘘。

(3) 尽可能选择经腹直肌或腹膜外造口。

(4) 造瘘口大小要适宜，一般直径在 1.5～2 cm，肥胖者可以适度增加，拖出的肠管应该高出皮肤 1 cm 左右。

(5) 术中严格无菌操作，避免操作粗糙，且止血彻底，预防切口感染，可适当应用抗生素。

(6) 选择适宜麻醉，效果要满意，应在无张力的情况下进行组织缝合。

(7) 术后加强营养支持治疗。

(8) 积极治疗引起腹内压增高的疾病。

(9) 预防性放置补片。针对造瘘口旁疝较高的发病率，有学者建议在行造瘘的同时，于筋膜外或腹腔内置入补片加强造瘘口处的腹壁强度，防止术后造瘘口旁疝的发生。目前的临床研究结果已证实预防性放置补片能降低或明显降低造瘘口旁疝的发生率，且并不增加造瘘口部位的并发症发生率。因此，对于具备条件的患者可预防性放置补片以降低术后造瘘口旁疝发生的可能。

第六节   造瘘口旁疝常见并发症与处理

无论是开放性手术还是腹腔镜手术都可能会在造瘘口旁疝修补术后出现各种并发症，特别是与补片有关的并发症，往往会影响到手术的效果，因此并发症的防治也是造瘘口旁疝处理中非常关键的一环。造瘘口旁疝修补术的并发症主要包括血清肿、术后疼痛、出血、肠道损伤以及复发、感染等。

(1) 血清肿是造瘘口旁疝修补术后发生率最高的并发症，大多数血清肿可在 30 d 内自行吸收。但对于过大或伴疼痛者需行抽吸治疗。由于抽吸治疗可能导致感染和疝的复发，所以应注意严格的无菌操作。术后腹部加压包扎可减少血清肿的形成。

(2) 术后引起的疼痛多是固定补片所用的悬吊缝合或腹腔镜螺旋钉固定所导致。若术后疼痛超过 6～8 周即称为顽固性疼痛。可先选用甾体或非甾体类药物治疗，或局部注射有麻醉和止痛作用的药物，如症状仍存在，可行腹腔镜探查，于疼痛部位行分解粘连，去除缝线，据报道疗效比较满意。

(3) 出血主要是粘连分离时止血不严密或穿刺孔出血导致。术中仔细操作、严密止血、解除气腹前仔细检查都是非常重要的环节。另外，放置引流管对了解术后的出血有一定的帮助。

(4) 造瘘口旁疝修补术术后复发主要原因可能是缝合固定不够，或者修复材料尺寸不合适。利用不可吸收缝线将补片固定在腹壁上，固定的力度经试验证明比单纯钉合要强 2.5 倍。此外，补片要超过缺损边缘 3～5 cm，腹腔镜时中央孔隙控制恰当，这样才能有

效防止复发。

(5) 严重感染、肠粘连、肠梗阻、肠穿孔等,这些均是造瘘口旁疝修补术后的严重并发症。严重的感染、肠穿孔将导致手术的失败,所以必需严格予以预防。术中无菌操作不严、术中发生肠管的损伤等都是导致感染发生的重要因素,而合成不可吸收材料补片修补时,一旦发生感染,则往往必须再次手术取出补片。

第七节 典型病例

【典型病例1】

患者,男性,72岁。因膀胱癌行全膀胱切除+回肠代膀胱造口术,术后2年出现造口周围组织膨出明显,且逐渐加重。目前为术后4年,经常自觉局部胀痛不适,严重影响正常生活。行开放式IPOM防粘连补片修补术(图13-5a～图13-5c)。

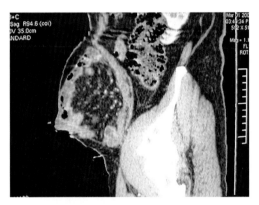

图13-5a 术前CT可见明显造瘘口旁组织疝出

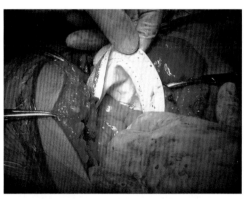

图13-5b 腹腔内复合补片修补造瘘口旁疝

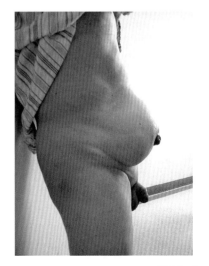

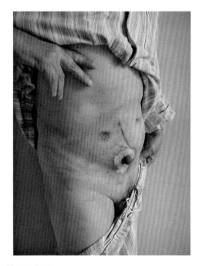

图13-5c 手术前后对比

【典型病例2】

患者,男性,55岁。因直肠癌行腹会阴联合直肠癌根治术+乙状结肠造口术,术后1

年出现造口周围组织膨出明显,且逐渐加重。目前为术后 3 年,自觉局部胀痛不适,严重影响工作与生活。行开放式 IPOM 防粘连补片修补术(图 13-6a～图 13-6c)。

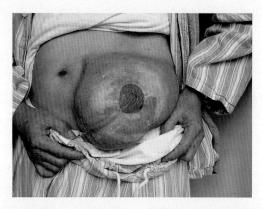

图 13-6a　术前照片

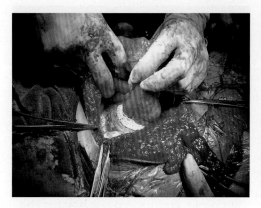

图 13-6b　腹腔内复合补片原位修补造瘘口旁疝

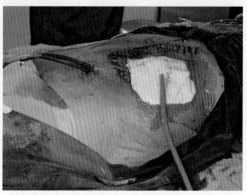

图 13-6c　术后照片

【典型病例 3】

患者,男性,67 岁。因直肠癌行腹会阴联合直肠癌根治术＋乙状结肠造口术,术后 2 年出现造口周围组织膨出明显,且逐渐加重。目前为术后 2 年半,自觉局部胀痛不适,严重影响工作与生活。行开放式 IPOM 生物补片修补术(图 13-7a、图 13-7b)。

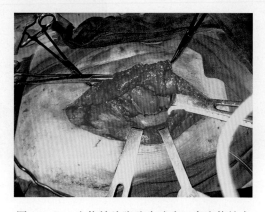

图 13-7a　生物补片腹腔内造瘘口旁疝修补术

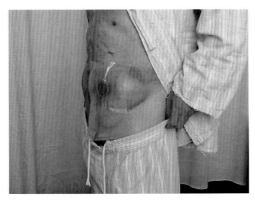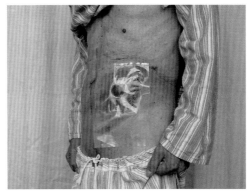

图 13-7b 手术前后对比

小结

虽然造瘘口旁疝的手术治疗方法有许多，有些近期效果不错，但是远期效果或不能让人满意，或尚需继续观察。补片修补以及腹腔镜技术为造瘘口旁疝的治疗带来了新的希望，如何在现有治疗手段的基础上进一步提高造瘘口旁疝的治疗效果，仍然是每一个外科医师必须努力解决的课题。

（朱晨芳）

参 考 文 献

Abaza R，Perring P，Sferra JJ. 2005. Novel parastomal hernia repair using a modified polypropylene and PTFE mesh. J Am Coll Surg，V201N2：316-317.

Ballas KD，Rafailidis SF，Marakis GN，et al. 2006. Intraperitoneal ePTFE mesh repair of parastomal hernias. Hernia，10(4)：350-353.

Berger D. 2008. Prevention of parastomal hernias by prophylactic use of a specially designed intraperitoneal onlay mesh (Dynamesh IPST). Hernia，12：243-246.

Berger D. 2010. Laparoscopic repair of parastomal hernia. Chirurg，81(11)：988-992.

Devalia K，Devalia H，Elzayat A. 2005. Parastomal hernia repair：a new technique. Ann R Coll Surg Engl，87(1)：65.

Gogenur I，Mortensen J，Harvald T，et al. 2006. Prevention of parastomal hernia by placement of a polypropylene mesh at the primary operation. Dis Colon Rectum，49(8)：1131-1135.

Hansson BM，Bleichrodt RP，de Hingh IH. 2009. Laparoscopic parastomal hernia repair using a keyhole technique results in a high recurrence rate. Surg Endosc，23(7)：1456-1459.

Hansson BM，de Hingh IH，Bleichrodt RP. 2007. Laparoscopic parastomal hernia repair is feasible and safe：early results of a prospective clinical study including 55 consecutive patients. Surg Endosc，21(6)：989-999.

Hansson BM，de Hingh IH. 2007. Laparoscopic parastomal hernia repair is feasible and safe：early results of a prospective clinical study including 55 consecutive patients. Surg Endosc，21(6)：989-993.

Ho KM, Fawcett DP. 2004. Parastomal hernia repair using the lateral approach. BJU Int, 94(4): 598 - 602.

Hong SY, Oh SY, Lee JH, et al. 2013. Risk factors for parastomal hernia: based on radiological definition. J Korean Surg Soc, 84(1): 43 - 47.

Israelsson LA. 2005. Preventing and treating parastomal hernia. Israelsson LA; World J Surg, 29(8): 1086 - 1089.

Janes A, Cengiz Y, Israelsson LA. 2004. Preventing parastomal hernia with a prosthetic mesh. Arch Surg, 139(12): 1356 - 1358.

Janes A, Cengiz Y, Israelsson LA. 2004. Randomized clinical trial of the use of a prosthetic mesh to prevent parastomal hernia. Br J Surg, 91(3): 280 - 282.

Jani K, Palanivelu C, Parthasarathi R, et al. 2007. Laparoscopic repair of a paracolostomy hernia: secure reinforced closure of the defect prevents recurrence. J Laparoendosc Adv Surg Tech A, 17(2): 216 - 218.

Kanellos I, Vasiliadis K, Angelopoulos S, et al. 2004. Repair of parastomal hernia with the use of polypropylene mesh extraperitoneally. Tech Coloproctol, 8(1): s158 - 160.

Kish KJ, Buinewicz BR, Morris JB. 2005. Acellular dermal matrix (AlloDerm): new material in the repair of stoma site hernias. Am Surg, 71(12): 1047 - 1050.

LeBlanc KA, Bellanger DE, Whitaker JM, et al. 2005. Laparoscopic parastomal hernia repair. Hernia, 9(2): 140 - 144.

Marimuthu K, Vijayasekar C, Ghosh D, et al. 2006. Prevention of parastomal hernia using preperitoneal mesh: a prospective observational study. Colorectal Dis, 8(8): 672 - 675.

McGrath A, Porrett T, Heyman B. 2006. Parastomal hernia: an exploration of the risk factors and the implications. Br J Nurs, 15(6): 317 - 321.

McLemore EC, Harold KL, Efron JE, et al. 2007. Parastomal hernia: short-term outcome after laparoscopic and conventional repairs. Surg Innov, 14(3): 199 - 204.

Muysoms EE, Hauters PJ, Van Nieuwenhove Y, et al. 2008. Laparoscopic repair of parastomal hernias: a multi-centre retrospective review and shift in technique. Acta Chir Belg, 108(4): 400 - 404.

Muysoms F. 2007. Laparoscopic repair of parastomal hernias with a modified Sugarbaker technique. Acta Chir Belg, 107(4): 476 - 480.

Rieger N, Moore J, Hewett P, et al. 2004. Parastomal hernia repair. Colorectal Dis, 6(3): 203 - 205.

Safadi B. 2004. Laparoscopic repair of parastomal hernias: early results. Surg Endosc, 18(4): 676 - 680.

Shabbir J, Chaudhary BN, Dawson R. 2012. A systematic review on the use of prophylactic mesh during primary stoma formation to prevent parastomal hernia formation. Colorectal Dis, 14(8): 931 - 936.

Shah NR, Craft RO, Harold KL. 2013. Parastomal hernia repair. Surg Clin North Am, 93(5): 1185 - 1198.

Smith JA Jr. 2005. Parastomal hernia repair using the lateral approach. J Urol, 173(4): 1212 - 1213.

Sugarbaker PH. 1985. Peritoneal approach to prosthetic mesh repair of paraostomy hernias. Ann Surg, 201(3): 344 - 346.

Wara P. 2011. Parastomal hernia repair. An update. Minerva Chir, 66(2): 123 - 128.

Zacharakis E, Hettige R, Purkayastha S, et al. 2008. Laparoscopic parastomal hernia repair: a description of the technique and initial results. Surg Innov, 15(2): 85 - 89.

第十四章 脐疝、白线疝与半月线疝

第一节 脐疝

发生于脐部的腹外疝统称为脐疝,但实际上真正通过脐环突出于体表的疝只是脐疝的一部分,另一些脐疝实质上是脐旁疝。在临床上可以分为先天性脐疝、婴儿脐疝和成人脐疝。

一、先天性脐疝

先天性脐疝,也称胎儿脐疝,是部分腹腔脏器通过前腹壁正中的先天性皮肤缺损,突入脐带的基部,上覆薄而透明的囊膜,是较少见的先天性畸形。为胎儿的部分肠管未能缩回腹腔,且中胚叶板也未能融合成脐所致。

(一) 病因

先天性脐疝是因为胚胎发育早期脱出的肠管未能完全回复入腹腔,而腹腔亦未能充分扩大至能容纳全部发育成长的肠管所致。在胚胎发育早期,原肠是由卵黄囊分化而来,原肠的中段和卵黄囊之间,有卵黄肠管相连接。当前腹壁逐渐由两侧向中线生长闭合时,虽然卵黄肠管逐渐变得很细小,但仍然连接在卵黄囊和中肠之间,对中肠起着牵引作用。由于肠道的生长较腹壁的闭合远为迅速,故在胚胎的早期,正常是有部分中肠在腹壁未完全闭合之前被牵引到脐带中。但在胚胎第 10 周时,中肠应该完全进入体腔。如果因发育上的缺陷,致新生儿在出生时其脐带内的肠曲尚未完全进入体腔,就将形成先天性脐疝,或称脐膨出。

(二) 症状

先天性脐疝实质上不是一般的疝,因为它的疝囊仅有壁层腹膜和羊膜构成的囊膜,而没有皮肤的覆盖。腹壁的皮肤,一般仅止于膨出的底部边缘。在囊膜上有脐带残株附着,特别是脐动、静脉,尤为显著。透过囊膜可窥见其内所含脏器。疝内容物主要是小肠,有时部分胃、肝、脾和结肠也可移位于疝囊内。

脐膨出的大小与腹壁缺损的大小可不一致。一般腹壁缺损越大,脱出的腹腔脏器亦越多。在婴儿出生后 6～12 h 内,囊膜表面光滑、湿润、透明而有光泽,以后逐渐变为不透明、黄色、干燥、粗糙,易破裂,造成内脏脱出、休克、腹膜炎而死亡。

由于该病与染色体异常有关,病儿在患有脐膨出的同时还可能伴有其他器官的先天性畸形,如膀胱外翻、肛门闭锁等。

(三) 治疗

先天性脐疝患儿不论膨出的大小，都应尽早手术。如能在出生后 6 h 内完成手术，可以减少感染和囊膜破裂的危险。否则因婴儿吸入空气或乳汁而使腹部膨隆加剧，且感染的机会增多，疗效将更差。

手术可分为一期、二期和分期整复修补术等多种方法。手术步骤分成 3 步：内脏复位、切除疝囊、修补腹壁。

1. 一期手术直接缝合　　如果脐膨出较小，可以用一期手术法缝合修补，即切除疝囊，将肠管还纳腹腔，然后将腹壁的各层组织分层缝合。

一期手术缝合法主要适应于小型脐膨出。一般腹壁缺损直径在 5 cm 以下，囊肿直径在 5 cm 以内，膨出物多为小肠，通常能将其纳入腹腔。手术成功的关键是在肠管还纳后缝合腹壁时，腹内不致造成过高的压力。否则新生儿将出现：① 横隔抬高影响呼吸，出现发绀。② 下腔静脉受压影响血液回流，引起循环衰竭。③ 胃肠道本身可能因过度挤压而发生梗阻，结果可使婴儿迅速死亡。

故术者需密切观察患儿的呼吸、脉搏、血压的变化，切忌粗暴和用力过大，如膨出的脏器不能全部纳入腹腔，或在回纳的过程中以及纳入之后，患儿出现呼吸困难、发绀等情况，则不必修补腹壁，仅将皮下组织和皮肤缝合即可，使其形成腹壁疝，以减低腹腔内压力，待以后二次手术修补腹壁缺损。

2. 经囊膜悬吊法　　自从 1994 年 Hong 等报道了"顺序囊膜结扎法"治疗巨大脐膨出后，美国 Sheffield 儿童医院在此方法基础上加以改良应用，大大地改善了脐膨出的病死率及腹腔感染率。方法是：给予患儿镇静剂，收紧囊膜顶部，用绷带予以结扎悬吊于暖箱上方，由血管钳钳夹固定绷带。在悬吊过程中，初始的悬吊力量不要过大，同时利用重力作用使腹腔脏器自然回纳。囊膜在空气中暴露 24 h 后，失去部分水分，韧性逐渐增大。从悬吊的第 2 天起逐渐增加悬吊的牵拉力量，与囊膜相连之皮肤在生物应力的作用下逐渐延展。若发现与囊膜相连之皮肤发红，应适当减小牵拉力量。同时开始由顶端向下结扎收紧囊膜，每日在囊膜外涂碘伏或红汞以防感染。经 5～7 d 悬吊同时逐步收紧囊膜，使腹壁缺损直径缩小至 3 cm 左右，同时向膨出的腹腔脏器施压，使之尽快还纳至腹腔。再行手术完整切除囊膜，缝合囊膜相连之筋膜与皮肤，关闭腹腔。如在治疗期间发现患儿吃奶后呕吐或排便不畅，提示患儿存在消化道畸形，在手术中应进行探查矫治。在结扎收紧囊膜的过程中，注意监测患儿的血压、呼吸、心率及血氧饱和度，使腹内压控制在患儿可耐受的范围内，循序渐进。此法适用于不合并腹腔感染，囊膜未破裂的巨型脐膨出患儿。其优点是：由于囊膜为自体组织，较其他人造薄膜的组织相容性好，且完整覆盖腹腔，不易感染。且在囊膜悬吊期间喂奶可观察患儿进食情况，及时发现是否伴发消化道畸形，有利于在手术中探查矫治。此方法辅以囊膜悬吊延展腹壁，扩大腹腔容积，使腹壁外脏器更快还纳腹腔，且腹壁缺损面积迅速缩小，使手术关腹更便利。

3. 二期手术　　腹壁缺损直径在 5 cm 以上，囊肿直径大于 5 cm 并有肝脏膨出，一般不易一次还纳，即使一次可还纳也会使膈肌抬高，影响呼吸，应行二期修补术或分期整复修补术。

一期手术包括切开和游离脐膨出周围腹壁的皮肤，腹腔不必切开，覆盖在脱出肠管上的羊膜更不必切除，而将游离的皮肤直接缝在膨出的内脏上面(上有羊膜覆盖)，造成一个皮肤囊,不必将内脏在此时回纳至腹腔。术后需注意防止腹胀,给予吸氧,维持水、电解质的平衡和营养,并用抗生素预防感染。

二期手术在 6～12 个月后施行。此时腹腔一般已有足够的容积可容纳脱出的内脏,腹壁缝合后当不致再有很大张力。

在一期手术时,如将囊膜切除,而把皮肤直接缝合在内脏上面,往往皮肤的愈合不好而容易裂开,且皮肤和肠管会发生粘连,使二期手术发生困难。因此,Gross 曾改变手术方法,即在一期手术时不切除囊膜,而仅把皮肤缝合在原有的羊膜上。这样可以使愈合的皮肤较为坚强,而二期手术时也不致因粘连而发生困难,是一个较好的改进方法。

4. 分期手术(Schuster 法)　　主要适用于巨型脐膨出。术中利用两片合成涤纶片或含硅塑料薄膜覆盖在巨型脐膨出的囊膜上,将边缘分别缝合于游离出来的两侧腹直肌的内缘,然后将两片合成纤维在中线的顶部及上、下端缝合成 1 个袋子,术后每 1～2 d 紧缩涤纶袋 1 次,使脱出的脏器逐渐还纳入腹腔,促使腹腔容积渐渐扩大,经 10 余次紧缩缝合,内脏可以全部还纳入腹腔,此时去除合成纤维片,分层缝合腹壁。

含硅塑料袋有异物刺激,存留时间越长,发生感染的机会越多,塑料袋固定处也容易松脱。国外曾用聚四氟乙烯织品做成网袋或冻干硬脑膜代替含硅塑料袋,效果良好。中国有人报道用阔筋膜、脐带片等自身材料修补,术后感染发生率明显降低。

此法的优点主要是使腹腔缓慢地扩大,腹压不致急剧增高,使不能行一期修补术的病例得到挽救。其缺点是,即使质量优良的涤纶织物直接压迫肠管,也易发生肠瘘。因此,应尽早除去涤纶织物关闭腹腔。

随着补片材料的不断更新、新型材料的发明,聚丙烯网补片、膨化聚四氟乙烯、脱细胞异体真皮基质先后运用于脐膨出腹壁缺损的修复中,均取得较好的效果。由于脱细胞异体真皮基质生物相容性明显优于人工合成补片,国内也纷纷采用并取得良好的短期疗效,但随访时间还较短,需扩大病例数及延长随访时间进一步观察。

二、婴儿脐疝

婴儿脐疝常在出生后数周至数月出现,是脐环未能闭锁之故。

1. 病因　　由于脐部发育缺陷,脐环未闭合或脐带脱落后脐带根部组织与脐环粘连愈合不良,在腹内压力增高的情况下,网膜或肠管即经脐部薄弱处突出形成脐疝。

2. 解剖　　胎儿的脐是由 2 根脐动脉、1 根脐静脉、卵黄肠管和脐尿管等组成。在出生的前后,构成脐环及其内容物的各个组织渐次发生变化,腹白线的纤维围绕着脐收缩,血管发生栓塞并逐渐纤维化,结缔组织增生。萎缩的脐与周围渐次收缩的脐环发生粘连,最后在脐部形成一个坚固的瘢痕。故脐部缺乏皮下脂肪组织和肌肉,仅由皮肤、腹横筋膜(脐筋膜)及腹膜组成。

虽然脐带的内容物与脐环之间已经有瘢痕组织粘连在一起,但其粘连还是不够牢固的,特别在脐带脱落后不久的时间内尤其是如此。从解剖上看来,在脐的上部、脐静脉(即肝圆韧带)的右侧与脐环之间最为薄弱,一旦腹内压增高时,内脏最容易从此薄弱点中突出。

3. 症状　　脐部可复性肿块是最重要的临床表现,尤其在婴儿啼哭时更为明显,一般无其他症状。由于婴儿腹壁及疝环均较柔软,嵌顿甚为罕见。检查时常可发现疝环很少大于 2 cm,且大都位于脐环的上方偏右处。

4. 治疗　　较小的脐疝,如直径小于 1.5 cm,多数在 2 岁内可随着腹壁发育增强能自愈,可以不予治疗。

较大的脐疝或有逐渐增大趋势者、有特殊症状或婴儿已在 2 岁以上仍未自愈者,应进行积极的手术治疗。

治疗有两种方式。

(1) 贴膏法:婴儿在 1 岁以下,其脐疝不超过 1 cm 者,只要没有特殊症状,都适用贴膏法治疗。贴膏的目的在使腹壁的侧方压力减少,使脐环得以收缩,同时保持疝囊的萎缩状态,使其能逐渐萎缩闭塞。其方法为用胶布粘贴或硬物堵蔽脐环,防止疝块突出至少半年。前者用纱布垫顶住脐部,使脐内陷,然后把两侧腹壁向中线挤推,用宽布条横向跨越脐部紧贴在中线呈一纵槽。后者可用大于脐环的木片或硬币覆盖脐部,并用胶布加以固定。粘贴胶布之前宜先用安息香酊涂擦皮肤,这样可以增加胶布黏度,并减少胶布对皮肤的刺激性。应每隔 1～2 周更换胶布一次。

(2) 手术疗法:凡是有嵌顿、梗阻或绞窄的婴儿脐疝,均应立即手术。年过 2 岁的患者虽然脐疝并不大,或者年龄虽然不超过 2 岁但疝较大者,也是手术适应证,不能回复而有特殊症状者亦应手术治疗。

手术时应该并且也有可能保留脐,这对患儿长大后的心理上有益。因疝囊很薄,故切开时应小心,勿伤及其中的内容物。另外,婴儿的膀胱位置很高,手术时也应注意,避免损伤。

手术方法:婴儿脐疝择期修补术可作为日常手术在全麻下施行。患者取仰卧位,在疝下方皮肤皱褶内做一个曲线型的"微笑"切口。如有必要,可用一把巾钳提起脐的顶部以助切口施行。切口深达皮下脂肪,显露疝囊的下面。然后用血管钳环绕囊颈部钝性分离一周。将疝囊顶部从脐表面下分离开,游离粘连于筋膜缺损边缘的疝囊。一旦疝囊被完全游离,可将其翻转还纳入腹腔,并用适当粗细的非吸收缝线作间断褥式缝合修补筋膜缺损。由于疝囊被翻入腹腔后筋膜边缘变得清楚,并可安全确定缝合位置,故广泛的腹膜外分离无必要。偶尔需要结扎脐血管。横向缝合修补更容易获得无张力。如缺损垂直径大于横径或同时伴有脐上缺损,行纵向关闭更合适。切口内面与下面的筋膜修补区用非吸收线缝合 1～2 针。仔细止血后,用间断可吸收线将皮下组织缝合,表面皮肤也可用可吸收线缝合。

另一种处理疝囊的方法是在它的下部切开疝囊。腹内容物可能粘连于疝囊基底,如此切口可避免偶然损伤它们。一旦打开疝囊,内容物可被还纳,再切开疝囊上部。提起疝囊的切缘,使腹内容物返回腹腔。于筋膜缺损边缘行水平褥式缝合修补缺损。

三、成人脐疝

除极少数是婴儿脐疝的持续和复发外,一般都为后天获得,多发生在中年以后,是未完全闭锁的脐疝逐渐扩大的结果,且以脐旁疝为主,发病率远低于婴儿脐疝。

(一) 病因

腹内压增高是主要的原因,特别如多次妊娠和过度肥胖,常是女性患者的主要病因。

本病多见于中年,初发的年龄多在 35～50 岁间。女性远较男性为多,比例约为 3：1。

(二) 症状

成人脐疝中最先进入疝囊的大都为大网膜,继之为肠管,尤以横结肠为常见。大网膜和疝囊之间往往很早就发生粘连,故成人脐疝多有一定的症状,如疝囊部的疼痛不适或上腹部的隐痛,是由于大网膜被牵拉之故。因构成疝囊口的筋膜环坚固锐利,故脐疝发生绞窄的机会较多,常可发生腹绞痛和便秘、呕吐等症状。

检查时可以发现肿块是在脐上、脐下或从脐的正中脱出。该肿块常不能完全还纳,咳嗽时肿块内有冲击感。通过触诊、叩诊或听诊,大都可以鉴别出疝的内容物是大网膜还是肠管。偶尔,一个腹壁极为肥胖的患者,即使有一个较大的疝囊也难以肯定。在这种情况下,令患者仰卧、抬头,同时咳嗽,此时用手按在肿块上,往往可以更清楚地感受到咳嗽冲动。

(三) 治疗

成人脐疝一旦出现,如不经治疗,非但无自愈机会,且将继续增大。即使起初是可复性的,以后由于内容物的粘连,也会逐渐变成不可回复,甚至发生绞窄或嵌顿,故成人脐疝必须积极进行治疗。

成人脐疝可以选用两种不同的方式进行治疗。

(1) 疝带:对成人脐疝大多无效,至多只有姑息作用而无治愈可能。且应用疝带后常使皮肤擦伤,增加疝囊内外的粘连,将使以后手术时更为困难,故疝带对成人脐疝通常不是理想的治疗方式。只有较小的脐疝,无难复或嵌顿现象,而手术又有禁忌者,可以考虑用疝带治疗。肥胖的患者如一时没有手术条件,也可以考虑用一个较疝环为大的橡皮垫塞住疝囊口,外用弹性腹带暂时予以支托。

(2) 手术治疗:对大多数脐疝患者来说,手术是最合适的治疗方法。

适应证:① 有绞窄或嵌顿现象必须紧急手术,不可回复的疝因有嵌顿的危险,也属适应证;② 虽属可复性疝,但或已引起症状,或疝在逐渐增大者;③ 即使是一般的可复性疝,虽不引起症状,只要没有手术的禁忌,也可考虑手术。

手术包括下列步骤:① 分离及切开疝囊;② 还纳疝内容物回腹腔,并切除多余的疝囊壁;③ 缝闭疝囊的入口;④ 修补腹壁的缺陷,将构成疝囊口的腹直肌筋膜予以缝合。

对成人而言,脐的保留与否关系不大,因成人不像小孩那样在心理上重视是否有脐。故部分脐疝,特别是巨大而复杂的,手术时可将脐切除,当然,若能保留脐则更佳。至于皮肤切开和筋膜修补缝合的方向,可以是横向(Mayo 修补术),也可以是纵向(Blake 修补术)。目前较通用的是 Mayo 修补术,两种方法各有其优点。

1. 脐疝的横切口修补术(Mayo 修补术)　　手术步骤:

(1) 在突出的脐疝底部做一个横向的梭形切口(脐包括在切口内),切口应深达腹直肌前鞘,并且应进一步把疝囊上下四周的前鞘筋膜都暴露出来。注意这个步骤最好先从切口的上缘开始,至暴露出腹直肌前鞘后再沿着前鞘的筋膜层向上下四周分离,这样伤及疝囊及其内容物的机会较小。

(2) 继续清除腹直肌前鞘上的脂肪组织,直到疝环和疝囊的颈部完全游离出。小心将疝囊颈的底部（即靠近疝环的地方）切开，这里的粘连一般比疝囊底部少，切开时不易伤及疝内容物。

（3）假如疝囊颈不能清楚地游离出，则可以在囊颈上方或下方的腹白线上切开进入腹腔内，把一个手指经过腹腔伸到疝囊里面，保护好疝内容物，就可以大胆地切开狭窄的疝环，不致伤及囊内粘连的疝内容物。腹白线上的切口可以随即缝合。

（4）分离粘连在疝囊上的内容物，粘连的大网膜可以切断。如肠管与囊壁粘连过紧不易分离者，可以将黏着的部分囊壁切下，让它随同肠管一并回纳腹腔。肠管之间相互的粘连可以不必分离，只要它不引起肠梗阻，坏死的肠管则需要予以切除。在疝内容物完全与疝囊分离并还纳至腹腔后，整个疝囊颈可以在底部予以完全切断；其囊体部分粘连在脐部的皮肤和皮下组织上，可以一并切除。

（5）将疝囊口周围的腹膜，自筋膜环的下面游离出，然后将它单纯缝合，有时腹膜的分离极为困难，那也可以不把它作为单独的一层缝合，而让它随同筋膜片一并缝合。

（6）将疝环两侧的腹直肌及其前后鞘横向切开，使原来的圆形疝囊口成为一个梭形创口。将下面的筋膜片（包括腹直肌前后鞘和腹直肌）先缝到上面一片的下面，然后再将上面一片筋膜缝到下面一片的外面，彼此重叠 3～4 cm。缝合应采用褥式缝合法，并且必须用不吸收材料，如丝线。

（7）最后缝合皮下组织和皮肤，不必引流。

Mayo 横向重叠修补法，不论在中间部分重叠修补得如何宽阔坚强，愈靠侧面重叠得愈少，而侧角处则是无法重叠的，这正是修补的弱点所在，常为以后复发的根源。因此，Stone（1926 年）主张将 Mayo 修补术作如下改进：

（1）～（5）与 Mayo 修补术完全相同。

（6）不必将疝囊横向切开，仅将疝环上下的边缘单纯缝合而不予重叠。缝合也是用丝线作间断的褥式缝合，但要注意将疝环两侧的筋膜也同样地缝几针，使腹直肌的前鞘在疝囊口的旁面也能有一定距离的折叠。

（7）在上述的一层缝线结扎后，再作相似的第二层褥式缝合，与第一道缝线相平行，但上下各距原缝线约 1 cm，且侧面也需超过原来的缝线。这道缝线结扎后，就可将第一道线完全埋在下面，而侧角也就得以加强。

2. 脐疝的直切口修补法（Blake 修补术）　　若脐疝兼有两侧腹直肌的广阔分离者，则 Blake 修补术似较 Mayo 修补术更有效。手术步骤：

（1）在脐旁作纵向的梭形皮肤切口，依次切开浅筋膜，腹直肌鞘及腹横筋膜，其范围同皮肤切口，直至暴露疝囊。

（2）试从疝囊的上、下或旁侧的一点突破疝囊进入腹腔，即可伸一指至疝囊中探究内容物与囊壁粘连的情况。然后按照前法将疝内容物予以适当处理，并将疝囊连同粘连的皮肤和皮下脂肪一并切除。

（3）将腹直肌鞘的内缘按照创口的长短切去一条边缘，直至两侧的腹直肌及其前后鞘都各自分开，然后即可将两侧的创缘分层予以缝合（腹膜、腹横筋膜和腹直肌后鞘合并作为一层相互重叠缝合，腹直肌在中线予以单纯吻合，前鞘又相互重叠缝合）。筋膜的重叠需有 2～3 cm 距离，其缝合均须用丝线作褥式缝合。

（4）最后将皮下组织和皮肤分层作单纯缝合。

Rajasinham 对纵向修补法又有不同的处理。该法对一般脐疝均适用,对腹直肌分离明显的尤属相宜。

(1) 切开皮肤,暴露疝囊,进入腹腔,处理疝囊的内容物,并切除多余的囊壁和粘连的皮肤,步骤与 Blake 完全相同。

(2) 将创缘两侧的腹膜、腹横筋膜和腹白线做一层连续缝合。这道缝合应该包括两侧较多的组织,使两侧腹直肌的内缘得以更加接近。

(3) 清除腹直肌前鞘上的脂肪组织后,将两侧腹直肌前鞘比照腹膜切口的长度,在距内缘 0.5~1 cm 处纵向切开。

(4) 将两侧腹直肌前鞘的内侧切开部分,用丝线作相互间的间断缝合,这样就可使缝合腹膜、腹横筋膜和腹白线的一道缝线得以加强。

(5) 最后缝合两侧的腹直肌和前鞘。腹直肌这时就合成一片,包在一个共同的鞘内。

(6) 皮下组织和皮肤的缝合如常法。

近年来,基于补片技术的脐疝修补术甚为流行,其与传统的 Mayo 修补术相比,简化了手术操作,提高了手术效果,并且减少了短期和长期的切口不适,更重要的是术后复发率显著降低。根据国外的一项多中心的统计资料分析,传统的 Mayo 修补术和补片修补术相对比,手术时间、术后早期并发症(如伤口积液、感染)差异无显著性意义,而复发率传统手术为 11%,补片修补术仅为 1%,两者差异有显著性意义。修补方法根据材料的不同大致可分为两种。可以用聚丙烯补片行腹膜前修补(Sublay 修补术),也可用特制的脐疝补片(防粘连复合补片)行腹腔内修补(图 14-1、图 14-2)。随着腔镜技术的发展,目前腹腔镜下脐疝无张力修补术成为脐疝治疗的主要方式,其具体方法同腹腔镜下切口疝修补术。

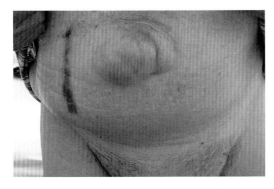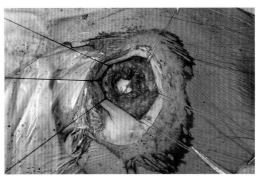

图 14-1　脐疝术前　　　　　　图 14-2　开放无张力脐疝修补术

第二节　白线疝

白线疝是发生在腹壁中线(即白线)的腹外疝,绝大多数发生于脐与剑突之间(在两者中点的较多),故也称腹上疝。

(一) 病因

白线疝之所以好发于脐与剑突之间是因为上腹部两侧腹直肌内缘之间的距离较宽，白线区腹壁缺乏坚强的腹直肌的保护而强度较弱所致。此外，白线是由两侧腹直肌前、后鞘合并融合而成的，融合处两侧肌鞘纤维交错成网状，较大的网眼即成为白线上的薄弱点而导致疝的发生。此种薄弱点可有多个同时存在，故白线疝可能多发。据统计，约 20% 患者有多处筋膜缺损存在，即多发性白线疝。由于"网眼"本身不会很大，故白线疝的疝块往往也很小。

白线疝分为无疝囊型和有疝囊型两类。在上腹部的白线深面是腹横筋膜、腹膜外脂肪、镰状韧带脂肪和腹膜。在发病早期，当各种原因致腹内压骤然升高时，腹膜外脂肪组织从白线间隙中突出，无疝囊。随着病情进一步进展，突出的腹膜外脂肪和镰状韧带脂肪将腹膜向外牵出形成疝囊。疝内容物通常是大网膜，也可以是肝圆韧带、小肠管壁、肝脏等。

(二) 症状

约 75% 以上的白线疝无症状。最常见的表现是腹壁包块，但无任何症状。有症状的白线疝主诉也各不相同。常见的症状包括上腹部钝痛、烧灼痛或痉挛性疼痛，有时放射到下腹部、背或胸部，偶尔还伴有腹胀、消化不良、恶心和呕吐。典型疼痛是在用力时上腹痛，常于弯腰和站立时加重，仰卧和俯卧位时减轻。

(三) 诊断

通常经临床检查作出诊断。大多可在腹壁中线上触到一个包块，但也有一部分患者难于扪及肿块，尤其是肥胖患者。通常在白线有一个触痛区，甚至在疝被还纳后仍存在。腹中线处包块和(或)触痛，结合典型的症状，足以证明外科探查是正确的，但是在行疝修补术之前应做相关检查以排除腹内其他疾病引起的症状。

当患者伸展、咳嗽或仰卧位抬头时肿块变得更明显，白线疝的诊断可被确定。虽然有这些方法，但是要把白线疝与皮下肿块鉴别开来仍是困难的。进一步检查包括腹壁影像学、超声或 CT。实时超声可显示疝囊内的肠管蠕动，CT 扫描显示肠襻内造影剂或空气影。这些方法对诊断临床无法诊断的疝有用。最后的确诊需经外科手术探查确定。

(四) 治疗

小而无明显症状的白线疝可不必治疗，症状明显者则需手术。在过去的一百年里，有关"最好的外科修补方法"争议颇多。在大部分病例中，见到的疝是腹膜前脂肪穿过的小疝。在脂肪被切除或还纳后，大部分缺损直径小于 2.5 cm，单纯的缝合关闭即可。缝合关闭的方向仍是一个有争议的问题，有些外科医师认为横向缝合更正确。然而，由于缺损常是多发的，在横向缝合的附近易复发(虽然很多"复发"可能是第一次手术时遗留的缺损)，故有人主张纵向缝合。也有一些医师主张斜向缝合，认为它更符合解剖学原理。对于小的缺损，无害性修补是一条重要的原则，过多的侵扰周围正常筋膜组织的精细手术是过于热心，也是没有必要的，应当避免。

20 世纪 40 年代，Berman 主张行垂直 Mayo 修补术。其修补方法是在联合线附近将一侧的腹直肌前鞘切开,而对侧将后鞘切开,这样形成了一边前短后长而另一边前长后短的筋膜瓣,腹直肌在中线处缝合作为中层,这样,垂直缺损被三层组织关闭。

Askar 描述了一种处理直径大于 2.5 cm 的疝的方法。用自体筋膜带桥状连接筋膜缺损。使用筋膜带构成一个与自身的腱膜纤维一致的斜向交织网。在现代的外科实践中,外科医师开始用人造聚丙烯补片修补白线疝,补片一般置于腹膜前、腹肌后平面。在手术中应坚持以下几个原则:① 必要时通过锐性分离和清创来充分显露疝缺损;② 关闭缺损前的准备,疝囊可切除或回纳,不必在修补前分层关闭腹膜;③ 无张力解剖修补。

目前认为,手术修补是永久性治愈白线疝的惟一手段。① 无疝囊型:手术时将突出的腹膜前脂肪稍向外牵拉后于根部结扎切断,使脂肪回缩至白线后方,而后缝合白线缺损和腹壁其他层次即可。② 有疝囊型:切开疝囊,回纳疝内容物,高位结扎疝囊颈,切除疝囊后再修补白线缺损。由于多发性白线疝比例较高,故手术中一旦疝被还纳或切除后,应将一手指伸入缺损做上下方探查,若摸到其他的缺损,则应将皮肤切口延伸到这些缺损处,随后将白线切口延长,把所有缺损连成一体,然后进行修补。对 Richter 疝、嵌顿绞窄性白线疝,打开疝囊后如发现肠管坏死则必须先拉住肠襻而后才能进行松解,以防坏死肠管滑入腹腔。修补方法:① 对于缺损不大的白线疝可行单纯间断横行对合缝合。② 对缺损较大的可行横行重叠修补法。③ 无张力修补:充分游离疝环口周围腹直肌前后鞘,将聚丙烯网片修整至大于疝环口至少 2 cm 以上,然后将其铺在腹膜与后鞘之间,充分展开,用 4 号丝线与后鞘固定一周。使用传统修补方法,本病术后复发率可达 11% 左右,而无张力修补术可显著降低复发率至 1% 以下。此外无张力修补术方法简单,明显缩短了手术时间,减少了对患者组织的损伤,最大限度降低了术后并发症,尤其适用于缺损大及伴有多种慢性疾病的老年患者。

近年来,国内外运用腹腔镜腹腔内补片修补术修补白线疝的报道也日益增多,但必须强调普通聚丙烯补片有与肠管发生粘连和肠瘘危险,不能单独放入腹腔,应选择防粘连补片。补片大小原则上需超出疝环 3~5 cm,解除气腹在腹壁正常生理条件下测量疝环大小,可减少补片皱褶,具体方法同腹腔镜下切口疝修补术。

第三节　半月线疝

半月线是相当于腹直肌鞘外缘的、伸展于第九肋骨和耻骨结节之间的一条弧线,也就是腹内斜肌腱膜分裂为两层分别融入腹直肌前、后鞘之处。经半月线突出的腹外疝即为半月线疝(也称 Spiegelian 疝)。理论上它虽可发生于此弧线的任何部分,但发生于脐水平以下者占多数,尤其是在脐与耻骨联合之间的中点水平,因腹直肌后鞘终止于此水平而形成一薄弱区。

(一) 病因

先天性半月线疝是罕见的,大部分病例的发病是后天的。Spiegelian 腱膜内的和在此腱膜前的肌腱膜结构一般被认为与半月线疝发病关系最为密切。Spiegelian 腱膜是前腹壁先天性薄弱区之一。其他易发因素与其他类型疝相似(即胶原紊乱及任何增加腹内压的因素等）。直立行走时，下腹部腹内压最大，这可能是半月线疝最常发生于这一区域的另一原因。高龄和体重减轻一般被认为是重要诱因。腹壁肌肉麻痹也可能是发病因素。脂肪可强行挤入 Spiegelian 腱膜纤维之间，从而为疝形成创造了条件。半月线疝可单独由腹膜前脂肪组成，脱出的腹膜前脂肪总是围绕疝囊。

以往认为 Spiegelian 腱膜内的神经血管通道可能变大导致疝形成，但现在认为这种因素不重要。半月线疝嵌顿的发生率高，对此可有两个解释，一是疝环小，边缘僵硬；另一个是只有疝发生嵌顿并出现症状时才诊断出半月线疝。

（二）症状

患者的自觉症状主要是患处疼痛和（或）有肿块出现，伴或不伴有肠梗阻的症状。疼痛的类型、严重度和位置依据疝内容物而不同。不典型疝其腹痛常无特点。疼痛可因增加腹内压的动作而激发，休息时减轻。如果疝有嵌顿而发生剧痛，可随后出现肠梗阻症状。

（三）诊断

如果沿 Spiegelian 腱膜出现可触性包块，只要考虑到这种疝的可能，一般容易作出诊断。如果这个腹部包块内容物可回纳，半月线疝便非常有可能。同样，当患者直立时疝出现，而躺下时自动消失或患者伸展或负重时出现，也非常可能是这种疝。由于缺损在两斜肌之间不断地向侧方和下方发展，所以可触性包块在 Spiegelian 腱膜侧面最突出。

对于仅主诉疼痛而未见或无可触性包块患者诊断难度最大。当疝囊内容物在检查时变小或当小的壁间疝触摸难于发现时，可出现这种情况。

当摸不到疝环时，让患者绷紧腹壁，这样有些患者可在腹外斜肌腱膜处摸到。查体时应让患者交替绷紧和松弛腹壁来进行检查。当患者腹壁绷紧时，所有半月线疝患者在其 Spiegelian 腱膜内的疝环上有一个柔软点。当触诊时将疝压向疝环，再作 Valsalva 动作时疝变硬。这种发现虽不是半月线疝的特有症状，但为鉴别提供了一个有用的方法。当触诊时，在 Spiegelian 腱膜区无明显触痛者则无半月线疝，而有阳性发现者则可能有疝。

在诊断半月线疝中，放射学检查的目的在于显示疝环或疝囊，并获得有关疝内容物的资料。

腹部 X 线平片对诊断半月线疝敏感性最差。有人企图向腹腔注入造影剂行疝造影，但此检查诊断的精确性也低，而且还会引起一些并发症。虽然可发现大的疝，但体检也可作出诊断。

目前，超声对可触和非可触性半月线疝是一个有价值的诊断工具。这种方法快速、精确、无创并易操作，腹壁层次可清楚地被显示出来。诊断是根据 Spiegelian 腱膜内出现疝环、壁间的疝囊、疝囊内的小肠或大网膜的超声征象。

超声扫描时，可在皮下脂肪层下看到超声回声带，几乎同皮纹走向。疝环表现为腱膜回声线的缺失。由于含空气的肠管存在，疝囊常投射声影。

腹膜前脂肪和大网膜是高声影，比附近皮下脂肪高。半月线疝的疝环上方有明显的触痛，将超声探头定位于这个点上可确定 Spiegelian 腱膜内是否有缺损。

CT 也是一种较好的检查手段，能清晰地显示腹壁层次。CT 可提供疝环、疝囊和疝内容物资料。扫描必须包括腹壁缺损，截面扫描间距必须要短。

超声和 CT 在显示疝环上可能同样有效，但 CT 可提供更多的有关疝囊内容物的资料。为了确定肠襻，有人主张当怀疑半月线疝行腹壁 CT 扫描时可常规口服造影剂。CT和超声对肌腱膜缺损精确定位和范围的估计可为医师提供有用的帮助。检查还可提供有关腹肌厚度的情况。将此检查和 Valsalva 试验结合，可估计腹肌收缩能力和是否有腹肌麻痹，从而帮助确定适合使用假体材料的人群。

(四) 治疗

半月线疝应行外科修补治疗。传统上，对可触及疝，格子形切口非常好，在腹外斜肌腱膜被分开后，疝位置通常容易被确定。最简单的疝修补方式通常足以解决问题。由于疝环非常小，修补后一般无张力。如有张力，缺损应使用聚丙烯补片修补。

如果使用格子形切口，应在腹直肌前鞘做一短切口。这样使 Spiegelian 腱膜暴露得更好，减少遗漏鞘内疝分支的危险。后鞘缺损常见，应当关闭。格子形切口也可用于 CT 和超声发现疝囊位于两斜肌间而临床上未能触及者。当分开腹外斜肌腱膜，始可见到疝囊。

如果在术前未触及疝或疝坏，采用旁正中切口作腹膜前探查可提供较好的显露。通过腹直肌前鞘作旁正中切口，将腹直肌拉向内侧以便后鞘被纵形分开。然后作腹膜前分离直到 Spiegelian 腱膜。这样能够方便检查大部分 Spiegelian 腱膜区和腹直肌后鞘。疝环及其他腱膜缺损也可无困难显露，而且修补缺损不必切断 Spiegelian 腱膜上的肌肉和腱膜。

腹腔镜疝修补的出现使得有经验的腹腔镜专家已废弃了上述方法。半月线疝适合腹膜前腹腔镜修补，因为 Spiegelian 腱膜内缺损在腹膜前平面可被更清楚地确定。在半月线疝对侧邻近脐做一垂直切口，并打开前鞘。将腹直肌拉向侧面，在腹膜前平面分离建立间隙。借助腹腔镜轻轻分离或用气囊分离器在脐下进一步分离此平面。充入气体并在耻骨与脐连线的中点再做一切口。尽可能靠近髂前上棘作另一个切口，然后可在腹膜前平面分离，还纳疝内容物，确定 Spiegelian 腱膜缺损，聚丙烯补片网可插入腹膜前平面，覆盖缺损并固定。此外，腹腔镜下 IPOM 术同样可用于半月线疝修补，其具体方法同腹腔镜下切口疝修补术。

（火海钟）

参 考 文 献

吴阶平，裘法祖.2000.黄家驷外科学.第 6 版.北京：人民卫生出版社.

吴肇汉.2001.无张力疝修补术-疝修补术的新趋势.中国实用外科杂志,21：65.

张启瑜.2006.钱礼腹部外科学.北京：人民卫生出版社.

Arroyo A，Garcia P，Perez F，et al. 2001. Randomized clinical trail comparing suture and mesh repair of umbilical hernia in adults. Br J Surg，88：1321-1323.

Martin Df，Williams RF，Mulrooney T，et al. 2008. Ventralexmesh in umbilical / epigastric hernia repairs：clinical outcomes and comp lications. Hernia，12(4)：3792383.

第三篇

腹壁缺损

第十五章 儿童腹壁缺损的修复

儿童常见的腹壁缺损包括腹股沟斜疝、脐疝、脐膨出及先天性腹裂等。

第一节 儿童腹股沟斜疝

腹股沟斜疝(inguinal hernia)是小儿最常见的外科疾患之一。多为胚胎期睾丸下降过程中腹膜鞘状突未能闭塞所致,是一先天性疾病,男性多见,右侧较左侧多2~3倍,双侧者少见,占5%~10%。

一、病因及胚胎学

在胚胎发育过程中,睾丸始基位于腹膜后第2~3腰椎旁,胚胎6个月时,睾丸开始逐渐下降,同时在未来构成腹股沟管的内环处有腹膜和腹横筋膜向外突出,形成腹膜鞘状突,鞘状突推动皮肤向下形成阴囊,睾丸随着鞘状突下降到达阴囊内。在正常发育情况下,于出生后不久,腹膜鞘状突逐渐萎缩、闭锁,仅在睾丸附近形成睾丸固有鞘膜。如果腹膜鞘状突不闭塞而继续开放,肠管可以沿腹膜鞘状突从内环穿出腹壁,斜行经过腹股沟管,从外环穿出至皮下进入阴囊,形成先天性腹股沟疝,也叫斜疝。有人统计出生时腹膜鞘状突有80%~94%未闭,随着年龄的增长,闭塞增多,1岁时仍有57%腹膜鞘状突未闭或部分未闭。如果腹膜鞘状突一部分闭塞,另一部分因液体渗出积聚而扩大,则形成各类型鞘膜积液。鞘状突开始在中央部闭合,然后向上向下进行,上部保留开放者较多见。

女孩的子宫圆韧带自盆腔经过腹股沟管,末端埋藏在大阴唇结缔组织内,腹膜鞘状突也伴随圆韧带下降,一般于出生前此鞘状突即萎缩闭合。如保持开放,则形成女孩腹股沟斜疝,而部分开放积液则形成圆韧带囊肿,即Nück囊肿。

无论男孩或女孩,腹膜鞘状突的闭锁过程在出生后6个月内还可继续。腹膜鞘状突开放的婴儿并不都形成疝,只有在婴儿腹壁肌肉不够坚强,常用力哭闹、便秘、咳嗽等情况使腹腔内压力增高时,才可促进疝的形成。右侧睾丸下降一般比左侧晚,鞘状突闭塞时间也长,故右侧腹股沟斜疝较左侧多见,单侧比双侧多见。

二、病理

腹股沟斜疝的基本病理在于疝囊的存在。因此,治疗的根本要求是消灭疝囊。此外,由于疝囊的存在并不断扩大,而使周围肌肉发育受到影响,但后者在小儿是非常次要的。疝囊是腹膜的延续,根据腹膜鞘状突闭塞的情况不同以及疝囊与睾丸固有鞘膜腔的关系不同,小儿的腹股沟斜疝可分为两种类型。一种是整个鞘状突管未闭,固有鞘膜腔即为疝囊的主要部分(另外部分为精索鞘膜),疝囊内可以看到大部分被鞘膜(亦既部分疝囊)包裹的睾丸称睾丸疝;另一种是鞘状突管近睾丸部分闭塞而精索部分未闭,因此,疝囊止于精索部而与睾丸固有鞘膜腔并不相通,疝囊内看不到睾丸,称精索疝。

小儿的腹股沟管很短,尤其是新生儿和婴儿,长度约 1 cm 左右,腹股沟管几乎从腹壁直接穿出,内环与外环近乎重叠,因此,婴幼儿手术时,不必切开外环既可完成疝囊高位结扎手术。

新生儿和婴儿大网膜很短,极少突入疝囊,疝的内容物多为小肠,比较容易回纳。但新生儿和婴儿盲肠系膜较长,活动度较大,盲肠和阑尾有时可进入右侧疝囊甚或左侧疝囊内。随着年龄的增长和大网膜的发育,年长儿童的大网膜可疝入疝囊。少数患儿的盲肠或膀胱构成疝囊壁的一部分,形成滑疝(sliding hernia)。女孩的疝囊中可有子宫和附件,嵌顿的发生率较高,卵巢也较易坏死。阔韧带或卵巢血管蒂也可以进入疝囊并成为滑疝疝囊的一部分。疝囊颈较狭小者,容易使内容物发生嵌顿,嵌顿后除发生肠梗阻外,还可发生肠坏死。新生儿、小婴儿有时可同时发生睾丸坏死。

三、临床表现

多数在 2 岁以内发病,一般在出生后数月出现症状与体征,出生后 1 个月内甚至在出生后第一次啼哭时即发病者并非鲜见。典型症状是腹股沟和(或)阴囊有光滑、整齐、稍带弹性的可复性肿物。当小儿哭闹、站立、咳嗽或用劲使腹内压增大时,肿物出现或增大,并有膨胀性冲击感,安静、平卧后即逐渐缩小至完全消失。一般不妨碍活动,不影响小儿正常发育,除非发生疝内容物嵌顿,很少有痛苦不适,年长儿可有坠胀感。主要体征为腹股沟区可复性包块。包块较小者,多位于腹股沟管内或由腹股沟管突出到阴囊起始部,呈椭圆形;包块较大者可突入阴囊,致阴囊肿大。包块上界无明显界限,似有蒂柄通向腹腔。内容物多为肠管,用手指由下向上轻压肿物,可协助肿物回纳入腹腔。复位时有时可听到咕噜声。复位后,可触及外环增大、松弛,将指端压置于外环,即有冲动感觉,指端离开后,肿物往往又重新出现。仔细检查局部,患侧腹股沟较对侧饱满,精索较对侧粗,阴囊较对侧大。

不可还纳性腹股沟斜疝,在临床上可有两种情况:① 简单不可复性疝,即疝内容物不能回纳入腹腔,但无肠梗阻症状。常见于引起腹内压力增高的疾病,如腹水、腹胀同时合并疝者以及滑疝等。疝内容物无压痛,有弹性,具有咳嗽冲击感的特征。② 嵌顿疝,即疝内容物不能回纳并有肠梗阻症状或其他绞窄症状,肿物疼痛并有触痛,硬而无咳嗽冲击感。肠管绞窄坏死时,则出现全身中毒症状,体温增高,脉搏增快,少数患者便血,疝局部有红、肿、热、痛等现象。若嵌顿或绞窄的脏器并非肠管而为大网膜或卵巢,也可不出现肠梗阻症状,但疝局部有压痛。

四、诊断及鉴别诊断

典型疝有还纳现象或还纳的历史,诊断较容易,但需与如下常见的疾病相鉴别:① 睾丸鞘膜积液:睾丸鞘膜积液所呈现的肿块完全局限在阴囊内,其上界可以清楚地摸到,用透光试验检查肿块,鞘膜积液多为透光(阳性),而疝块则不能透光。应该注意的是,幼儿的疝块,因组织菲薄,常能透光,勿与鞘膜积液混淆。腹股沟斜疝时,可在肿块后方扪及实质感的睾丸;鞘膜积液时,睾丸在积液中间,故肿块各方均呈囊性而不能扪及实质感的睾丸。② 交通性鞘膜积液:肿块的外形与睾丸鞘膜积液相似。于每日起床后或站立活动时肿块缓慢地出现并增大。平卧或睡觉后肿块逐渐缩小,挤压肿块其体积也可逐渐缩小。透光试验为阳性。③ 精索鞘膜积液:肿块较小,在腹股沟管内,牵拉同侧睾丸可见肿块移动。透光试验阳性。④ 隐睾:腹股沟管内下降不全的睾丸可被误诊为斜疝或精索鞘膜积液。隐睾肿块较小,挤压时可出现特有的胀痛感觉。如患侧阴囊内睾丸缺如,则诊断更为明确。不少患儿两者并存,查体时既有疝的体征又有隐睾的体征。⑤ 睾丸肿瘤:多为无痛性实质性肿块,阴囊有沉重下坠感,不能还纳入腹腔内。部分患儿有性早熟现象。血清甲胎蛋白测定等对诊断有帮助。⑥ 子宫圆韧带囊肿:也可促进腹股沟疝的发生,应注意两者的鉴别,但鉴别比较困难。

　　嵌顿疝的诊断多无困难。由于疝的突然不能回纳,小儿立即表现腹痛哭闹,局部压痛,频频呕吐等,则可确诊。但小儿肺炎或婴儿腹泻等晚期腹胀患儿,也可突然发生呕吐、便秘等功能性肠梗阻症状,此时可因腹内压增高而使同时出现的疝不能回纳,但实际上并无嵌顿,必须鉴别。如误诊为嵌顿疝而行手术,则给危重患儿增加不必要的手术和麻醉损害,常可促使死亡。相反,因腹胀严重、腹压过高而真的发生嵌顿疝,如未作出诊断,常可延误治疗。嵌顿疝的诊断,除靠全身症状及肠梗阻症状外,还应注意局部压痛、硬度、冲击感及各症状出现的时间顺序,以进行鉴别。绞窄疝晚期,小儿中毒情况严重,局部有红、肿、热、痛,有时需与腹股沟淋巴结炎鉴别,详细病史及明确的肠梗阻症状为诊断的关键。腹股沟淋巴结炎患儿既往无腹股沟区包块史,伴有腹股沟区疼痛、发热,但无肠梗阻的症状和体征。肿块位于外环的外侧,边界清楚,与腹股沟管关系不密切,局部皮肤有红肿、温度升高和压痛等炎症改变。而疝块则与腹股沟管、腹股沟内环无明显界限,并呈蒂柄状通向腹腔。B超检查有助于诊断。

五、治疗

小儿腹股沟斜疝包括非手术治疗和手术治疗两种。

(一) 非手术治疗

佩戴疝带或应用棉纱束带压迫腹股沟部。

该方法适用于年龄小或有严重疾病不宜手术者。新生儿疝应用本法压迫内环和腹股沟部,进而阻止疝内容物疝出,等待腹膜鞘状突在出生后最初数月中继续闭塞,以期增加疝愈合的机会。但对较大的疝或年龄在3、4个月以上的小儿,非手术治疗治愈疝的可能性极小。

(二) 手术治疗

婴儿腹股沟斜疝在出生6个月以后自愈机会极少,一般6个月以后行择期手术。新生儿腹股沟斜疝嵌顿,如经手法复位不成功,就应急诊手术。婴儿腹股沟斜疝为先天性疝,一般没有局部肌肉薄弱改变,不需要做修补手术,只行疝囊高位结扎,就能达到满意的治疗效果。

常见手术方式主要有以下几种。

1. 经腹股沟不切开腹股沟管疝囊高位结扎术　　适用于学龄前腹股沟管较短,内环和疝囊较小,非嵌顿性腹股沟管斜疝的患儿。以外环为中点做2~3 cm横切口,切开皮肤、皮下各层组织后先到达外环口,分离出精索及疝囊,用镊子或止血钳提起疝囊向下牵拉,就可显露疝囊颈部,在切开横断疝囊前,先将精索血管和输精管从疝囊壁上游离下来,然后再横断疝囊,在疝囊颈部荷包缝合或"8"字贯穿结扎,这样可避免撕裂疝囊和损伤精索血管和输精管。在缝合皮下组织前,应仔细止血,并从阴囊牵拉睾丸,使睾丸复位。

2. 经腹股沟切开腹股沟管疝囊高位结扎术　　适用于学龄期前后的较大患儿,内环和疝囊较大,需修补内环和重建腹股沟管,以及嵌顿性腹股沟斜疝患儿。以外环为起点向上斜形延长 2~3 cm,切开皮肤、皮下组织,剥离显露腹外斜肌腱膜,分离提睾肌,于精索前内方剥离找到疝囊,疝囊处理方法同上。巨大疝伴有腹壁薄弱但后壁较完整和健全者,将精索复位后,于精索前将联合肌腱和腹内斜肌下缘缝于腹股沟韧带上,再缝合腹外斜肌腱膜,外环口大小、松紧度以能容纳术者小指尖为宜。

3. 经腹腔疝囊离断术　　目前已比较少用,适用于寻找疝囊困难、疝囊较小的复发性腹股沟斜疝。取患侧腹直肌外侧缘下腹横切口,切开皮肤、皮下组织及筋膜并逐层分离肌肉,在内环上方横行切开腹膜,显露内环。在内环下后方横行切断腹膜,使内环上下切线相连,疝囊与腹腔完全离断,分开精索血管和输精管,用丝线连续缝合腹膜(疝囊旷置、留在腹腔外),然后按层缝合切口。该手术寻找疝囊、高位结扎疝囊容易,无疝囊结扎位置低之弊端,但该法对局部和腹腔侵袭性大,有引起腹腔粘连之虞。

4. 双侧疝手术　　多一期手术处理。可选用横贯两侧外环的"一"字形切口或两侧分别作切口行疝囊高位结扎手术;若需行双侧疝修补术,应在两侧分别作斜切口实施手术。

5. 女性腹股沟斜疝的手术　　基本与男孩相同。子宫圆韧带与疝囊粘连紧密难以分离者,可不予分离,将其与疝囊一同在疝囊颈部结扎。如为输卵管滑疝,则沿输卵管及两侧剪开疝囊后壁达疝囊颈部,还纳输卵管后缝合剪开的疝囊后壁,使之形成完整疝囊后,再高位结扎。

6. 经腹腔镜疝囊高位结扎术　　是疝囊高位结扎微创手术的一种方式,可用于进行双侧疝囊高位结扎、探查对侧鞘状突是否关闭、寻找疝囊困难且疝囊较小的复发性腹股沟斜疝以及腹股沟斜疝合并腹腔内睾丸下降不全而进行睾丸探查的患儿,具有常规手术不可比拟的优越性,但在手术创伤微小的同时,麻醉和气腹对机体的扰乱也相应增加。近年来相继开展了微型和针式腹腔镜手术,以其损伤小,并发症少,术后不留瘢痕,疗效满意等优点,为患儿家长所接受。

(三) 腹股沟斜疝嵌顿的治疗

1. 手法复位　　由于小儿的解剖生理特点,从疝内容物嵌顿发展到坏死的进程比较缓慢;而且疝嵌顿后,疝囊周围组织水肿,解剖关系不清;小儿疝囊壁本来菲薄,水肿后更易被撕破,这些都增加急症手术的困难或招致一些意外并发症。因此,对于病程在 12 h以内者,一般不急于手术,而试行手法复位。复位成功者,待 2~3 d 水肿消退后再行手术。但下列情况不宜采用该法,应视为手法复位的禁忌:① 嵌顿时间已超出 12 h,或未超出 12 h 但腹股沟肿块张力高,局部已有红肿;② 已有便血或全身情况严重;③ 女孩嵌顿疝(疝内容物常为卵巢或输卵管,大多不易复位);④ 新生儿嵌顿疝(因不能明确发病时间,肠管和睾丸发生坏死率很高);⑤ 试行手法复位治疗失败者。

　　手法复位的方法：先给予适量的解痉及镇静剂，使小儿安静入睡，其腹肌自然松弛，取头低脚高仰卧位，1～2 h后疝可能自行复位；不能自行复位者，可用一手轻柔按摩疝环，另一手轻柔挤压疝囊。发病数小时内几乎都能被复位。复位时，术者能清楚地感觉到肿块滑入腹腔而消失。施行手法复位时切忌暴力，也不可为追求成功率反复挤压疝块，增加疝内容物的损伤。复位后应密切观察病情变化，如出现发热、腹痛加剧、腹膜刺激症状、便血或气腹，表明坏死肠管被复位或发生肠管损伤破裂，应立即剖腹探查。

　　2. 手术治疗　　凡手法复位失败或不宜行手法复位者，均应进行急诊手术。新生儿、婴幼儿嵌顿疝采用下腹壁皮纹处横切口，年长儿采用斜切口，切开腹外斜肌腱膜和提睾肌后，先切开膨大水肿增厚之疝囊，用盐水纱布将疝囊内肠管轻轻固定住，以防切开疝囊时滑入腹腔，如为逆行嵌顿疝，应将疝囊内两个肠襻间的腹内段拖出，仔细检查并确定嵌顿肠管的活力，如肠管已坏死，须做一期肠切除、肠吻合术。然后剥离疝囊，于疝囊颈部高位缝扎，按层缝合切口。一般不作腹股沟管重建修补术。手术时应注意睾丸有无缺血坏死，睾丸坏死者予以切除。

（四）婴幼儿腹股沟斜疝手术并发症

　　1. 术中并发症　　① 肠管损伤（多发生在术中麻醉不完善或嵌顿疝的患儿）；② 输精管损伤；③ 膀胱损伤；④ 髂腹下神经、髂腹股沟神经和生殖股神经损伤；⑤ 腹壁下动脉和精索动脉损伤。预防的方法在于熟悉局部解剖，术中仔细操作。发生肠管损伤、输精管损伤和血管损伤应行相应的处理。

　　2. 术后并发症　　① 阴囊血肿，发生率约10%，与疝囊大、剥离面较广、渗血多和止血不完善有关。如发生阴囊血肿，应抬高阴囊、抽吸积血、理疗促进吸收和防止感染。② 睾丸萎缩，多因嵌顿疝内容物压迫睾丸的血液供应或术中损伤精索血管所致，发生率为2.2%～15%，急症手术发生率较高。③ 睾丸移位，术中常规检查睾丸并牵拉1～2次，使睾丸及精索置于适当位置。④ 疝复发，可复性腹股沟斜疝的发生率为1.1%～2.2%，嵌顿性腹股沟斜疝约5%。发生原因与疝囊结扎高度不够、疝囊结扎不紧、巨大疝未修补内环、前壁和未修补加强腹股沟管等因素有关。

第二节　儿童脐疝

　　儿童脐疝（umbilical hernia）是小儿肠管自脐部突出至皮下，形成球形软囊，易于回纳，较常见，发病率与种族有关，黑人发病率较高，可达40%～90%，明显高于其他人种。低体重儿发生率高达75%。Beckwith-Wiedemann综合征、Down综合征以及合并腹水等患者容易发生脐疝。

一、病理生理

　　脐是胚胎早期的结构，在第5周，胚胎以头-尾方向折叠，于是形成了外胚层与羊膜之间的椭圆形折线，这就是原始的脐环。以后，脐环持续收缩，在正常新生儿，其直径约1 cm，直到最终闭合。婴儿脐带脱落后，脐部瘢痕是一先天性薄弱处，且在婴儿时期，两侧腹直肌前后鞘在脐部未合拢，留有缺损，这就造成脐疝发生的条件。由于脐环闭合较缓慢，只有对 1 岁以上的儿童才能定义脐疝。各种使腹腔内压力增高的原因，如哭闹、便秘、腹泻、咳嗽等，皆可促使脐疝的发生，疝囊为突出的腹膜，表面有皮肤、皮下组织覆盖，突出的内脏多为小肠、大网膜等，很少发生嵌顿。

▊▊ 二、临床表现

婴儿脐疝多属易复性疝，嵌顿少见。脐部可见一球形或半球形的可复性肿块，小儿安静平卧时，肿块消失。哭闹、咳嗽、站立等使腹腔内压力增高时，肿块出现。新生儿及小婴儿脐部肿块平时不消失，但用手轻压可使疝内容物还纳入腹腔，并可听到咕噜声，亦可摸到未闭的脐环。直径多为 1 cm 左右，2～3 cm 者罕见。脐疝多无症状，往往在洗澡、换衣或无意中发现。个别可有局部膨胀不适感。

▊▊ 三、鉴别诊断

最常见的鉴别诊断是与其他发育异常区别，其中最重要的是脐膨出，脐疝有正常的皮肤、皮下组织及腹膜覆盖，而在脐膨出，脐带是在薄化的无血管双层透明囊的顶端，囊本身不为皮肤所覆盖，但可看到周边的皮肤向囊上行走一个短的距离。脐肠系膜管和脐尿管残留物也可在脐内产生囊块，应加以鉴别，另外还应考虑到脐部转移瘤的可能。

▊▊ 四、自然病程

大部分脐疝不治而愈。脐环大小似乎是脐疝自行闭合的一个重要因素。Walker 对314 例黑人儿童观察了 6 年多后发现，出生 3 个月时筋膜环缺损小于 5 mm 者，96％患儿通常在 2 年内自行愈合；如果环径大于 1 cm，4 年后才能闭合；环径大于 1.5 cm 的缺损无一人到 6 岁时能自行闭合。疝的消失是经历从逐步环口收缩到腹内物突出的空隙消失的过程。所以缺损越大自行闭合花费的时间就越长。

▊▊ 五、治疗

绝大多数脐疝 2 岁内可以自愈，随着年龄增长，腹肌逐渐发达，疝孔常能逐渐缩小而闭合，故不需任何治疗。但年龄在 4 岁以上或脐环直径超过 2～3 cm 以上者，则应考虑手术切除疝囊，修补腹壁缺损。要求早期手术修补的指征包括筋膜缺损大于 2 cm 或有症状，如疼痛、脐脱出部位的表皮脱落、嵌顿或绞窄。用带子捆扎脐疝只会损伤下方的皮肤。

▊▊ (一) 保守疗法

采用贴膏疗法，原则是必须减少腹壁向两侧的张力，使脐疝得以缩小，在粘贴时，疝囊须处于空虚状态，以免疝环中有组织嵌入。方法是先将疝内容物回纳，用一小块纱布垫住脐部，使疝环处于内陷状态，用双手将两侧腹壁推向中线，消除脐部张力，用宽胶布（约 5 cm）自一侧腋中线，至另一侧腋中线横行紧贴腹壁，使疝环变狭，逐渐闭锁。胶布条每隔 1～2 周更换 1 次，一般可在半年内获愈。如果连续 6 个月仍无进步，则应放弃此法。必须指出，用钱币压迫外突的脐孔和绷带紧扎法，不能达到辅助自愈的目的，因为小儿腹部呈球形，绷带逐渐滑脱，不能保持其位置，而且仅平面压迫疝口，故脐环仍敞开。

（二）手术疗法

脐疝修补术　脐疝的外科修补通常在全麻下进行，手术的主要目的是完全修补筋膜，保持脐的外观。切口选择为脐下弧形切口。切开皮下组织后，小心地将脐部的皮肤从疝囊分离，分离疝囊至脐孔，切开疝囊，送回疝内容物，剪除过多的疝囊，以丝线缝合腹膜及腹直肌后鞘。将疝环两侧的腹直肌边缘稍加分离，用丝线间断缝合对拢，横向缝合腹直肌前鞘，将脐孔的皮肤内面缝合于腹直肌前鞘上，以恢复正常脐孔的外观。最后缝合皮下组织及皮肤。加压包扎 48 h，除了因为血肿或感染外，一般复发率较低。

（三）术后并发症及处理

1. 术后脐静脉出血　为分离疝囊上部时将肝圆韧带切断，没有结扎，导致术后脐静脉出血，故在术中遇到并切断肝圆韧带时，应常规缝扎肝圆韧带的断端。一旦发生术后脐静脉出血，多需手术止血，对一般情况好，估计出血量不大，可暂行非手术疗法治疗，非手术治疗无效时，应手术止血。

2. 皮下血肿　脐疝修补术后出现皮下血肿的原因有疝囊剥离后局部毛细血管渗血及局部加压包扎松动。因此，术中操作应仔细，彻底止血，术后加压包扎应牢靠，以防术后皮下血肿的发生。皮下血肿较小者，可试行穿刺抽出积血或予以观察，如无扩大趋势，可待其自行吸收。皮下血肿较大者，应拆除 1～2 针缝线，挤出积血和凝血块，再重新加压包扎。另外，应用抗生素以防继发感染。

3. 脐部皮肤坏死　切口绕脐不当，超过其周径的一半以上；皮肤游离广泛，游离皮肤过薄，伤及皮下血管网；游离疝囊时伤及皮肤；皮下血肿；局部感染等均可引起脐部皮肤坏死。术后发生皮肤坏死后，应及时换药，积极处理积血、积液，防止感染和坏死范围扩大。坏死界限清楚后剪去坏死皮肤，每日更换敷料，保持局部清洁，待肉芽组织填充、上皮覆盖愈合。

4. 切口感染、裂开　全身营养不良、脐环处血供差、局部积血积液等，易致切口感染，一旦感染，极易引起切口裂开。切口裂开可使内脏脱出，严重者危及生命。切口裂开、内脏脱出者，先用无菌纱部覆盖脱出内脏，行急症手术缝合，并加减张缝线，术后加强护理，腹带加压包扎，加强营养支持，应用抗生素以防感染。

第三节　脐膨出

脐膨出（omphalocele）是指一种先天性腹壁发育不全，在脐带周围发生缺损，腹腔内脏通过脐部缺损脱出于体外的畸形。每 5 000～10 000 个新生儿中有 1 例发病，多见于男孩。国内资料统计，其发生率为 1.52/万。其中城市发生率为 1.40/万，农村发生率为 1.83/万；男性发生率为 1.54/万，女性发生率为 1.41/万；该病的发生有家族聚集倾向。

一、胚胎学

脐膨出是一系列的腹壁发育畸形之一，因胚胎发育发过程中胚胎体腔关闭过程停顿所引起。由于胚胎背轴生长较快，当背轴增长时，开放的脐带腔周围的腹襞就向中央折摺,这种折摺过程可以与一荷包口的关闭过程相比拟,由外周向中央缩紧,折摺是沿周边行的,其中可以分为四襞:① 头襞:它的体层将形成胸壁、上腹壁和横隔;② 尾襞:其体层和尿囊将形成下腹壁和膀胱;③ 两个侧襞形成两侧腹壁。这四个襞的中央汇合部或顶尖部形成将来的脐环。如果腹壁在胚胎发育过程中受到某些因素的影响,发育过程中某个环节发生障碍,抑制或延缓了胎体的关闭过程,并且根据四个襞中的哪一襞的发育受到限制,就可产生不同部位的内脏膨出畸形。头襞发育缺陷:脐膨出、膈疝、胸骨缺损及异位心;尾襞发育缺陷:脐膨出、膀胱外翻、小肠膀胱裂、肛门直肠闭锁;侧襞发育缺陷:脐膨出、腹裂。

■ 二、病理学

脐膨出大小不一,腹壁缺损的直径小者仅 1 cm,大者可达 8 cm 或更大。根据缺损的大小,可将脐膨出分为小型脐膨出和巨型脐膨出。

1. 巨型脐膨出或胚胎型脐膨出　　腹侧中胚叶四个襞的体层发育停顿发生在胚胎第 10 周前,于是产生一个广阔的缺损,其直径大于 5 cm,因此在 10 周以前移行到体腔外的中肠不能回纳入容积较小的腹腔,在整个胎儿期留在腹腔外生长,在脐带上方的腹壁缺损往往较下方为大,故肝、脾、胰腺等均可以突出于体腔之外,尤其是肝脏,因体积较大、位置靠前更易膨出,是巨型脐膨出的一个标志。脐膨出的内脏有一囊膜包裹着,此层囊膜为羊膜和相当于壁层腹膜的内膜融合组成,在两者之间有一层胶冻样的结缔组织(Warthon 胶冻),囊略带白色透明,厚 1～2 mm,厚薄不均。脐带残株在囊膜的下半部。

2. 小型脐膨出或胎儿型脐膨出　　形成腹壁襞的体层于胚胎 10 周后发育停顿,腹壁缺损直径小于 5 cm,体腔已达相当容积,部分中肠能回纳入腹腔内。脐带残株在囊膜的中央,这个囊也是扩大的脐带基底,故又称脐带疝。在囊内仅有些肠襻,肝、脾等均未突出于体腔之外。

3. 脐膨出的伴发畸形　　脐膨出可伴发心血管、神经系统、消化道等多发畸形,其伴发率可高达 37%～60%。国内资料统计,其伴发率为 30.77%,以伴发消化道畸形最多见。脐膨出也可为下列综合征的一种症状。① Cantrell 五联征:是胚胎期头襞发育停顿的结果。临床特点为上腹脐膨出伴有远端胸骨裂,前中线膈肌缺损,心包与腹腔相通,心脏向前移位和心内结构发育异常。透过脐膨出的囊膜可看到心脏跳动。② 下腹正中线综合征:与胚胎期尾襞发育缺陷有关,畸形复杂。其特点为低位脐膨出伴膀胱或泄殖腔外翻,常合并结肠或阑尾畸形,均伴有肛门闭锁。③ 伯-韦综合征(Beckwith-Wiedemann syndrome):常与脐膨出合并发生,还有巨肢、巨舌、巨内脏和低血糖。此综合征有发生腹部恶性肿瘤的趋向。④ 其他染色体综合征:脐膨出可发生很多染色体综合征,如 13-15 三体综合征、16-18 三体综合征、21-三体综合征。患儿除有先天愚型外,还有其他系统的畸形,病死率很高。

■ 三、临床表现

巨型脐膨出腹壁缺损环的直径超过 5 cm,有时可达 10 cm 以上,膨出部分的直径往往还要大,可在腹部中央突出如馒头样的肿物。出生后即见脐带根部突出一肿物,随着哭闹时吞咽气体,肿物迅速增大。出生后表面的囊膜透明,可见囊膜下的腹内脏器,囊内容物除了小肠、结肠之外,还有肝、脾、胰腺,甚至膀胱等。6~8 h后囊膜逐渐混浊,水肿增厚,2~3 d后与脐带一起干枯。囊膜干枯后,脆弱、破裂,甚至坏死。囊壁的破裂可以导致腹腔的感染和囊内脏器的脱出,严重者可以导致患儿死亡,故应在早期及时处理。约1%的患儿囊膜在产前或产程中发生破裂,造成内脏脱出。囊膜一旦在宫内破裂,脱出的脏器由于长时间浸泡在羊水中,脏器水肿、增厚,表面无光泽,并有炎性渗出物覆盖,表面有许多胎粪色纤维素,腹腔继发感染,病死率极高。如果分娩时囊膜破裂,内脏及肠管颜色鲜红,没有黄色纤维素覆盖。虽然囊膜破裂的时间不同,但均可找到残余的囊膜。

　　小型脐膨出腹壁的缺损环的直径在5 cm以下,脐膨出如苹果大小,甚或更小如核桃或橄榄,囊内大多只含小肠,有时有部分横结肠。由于膨出部的直径总是超过腹壁缺损环的直径,因此外表呈有蒂状,疝囊有一颈部。分娩接生时,如发现脐部扩大,应在脐带上方结扎,防止将肠管结扎在其中,引起肠坏死。

　　脐膨出合并其他畸形的发生率高达60%。生后伴持续性胆汁样呕吐,可能存在消化道梗阻;心脏听诊有病理性杂音,应考虑先天性心脏病。

四、诊断及鉴别诊断

　　脐膨出在诊断上并不困难,一望而知,如果在胎儿出生后见到肠管或其他脏器如肝、脾、胰腺、膀胱等突出腹壁应考虑到脐膨出。脐膨出在胚胎4~6个月时可经超声检查作出产前诊断,B超在脐膨出的产前诊断中优越性越来越明显,但目前我国的脐膨出产前诊断率还处于较低水平,仅为31.07%。产前咨询有助于选择最佳分娩方案和紧急送入具有新生儿监护病房和小儿外科专家的三级医院。小型脐膨出有时未被认出,在处理脐带时将其钳夹,导致肠瘘或肠梗阻,应加以注意。

　　出生时囊膜已破裂的病例应与腹裂相鉴别。鉴别点如下:① 脐膨出时脐带的位置在中央,脐带周围发生缺损;腹裂时脐正常,脐旁有裂口,脐与裂口间有正常皮肤。② 脐膨出时常有肠管、肝、脾、胰腺、胃等脏器脱出;腹裂时只有肠管脱出。③ 脐膨出时膨出的脏器表面有一层略带白色透明厚约1 mm的囊膜覆盖;腹裂时无囊膜。④ 从腹壁裂口看,巨型脐膨出可达5~10 cm不等,小型脐膨出在5 cm以下;而腹裂裂口多在2~3 cm,多呈纵行,脐右侧多见。⑤ 产前B超检查,可清晰地看到有脐膨出的胎儿脐部有肿块突出于腹壁;腹裂者见脐周脱出的肠管漂浮在羊水中。

五、治疗

　　覆盖脐膨出的囊壁很薄,可导致明显的体液、电解质和热量的丢失。另外,脐膨出在生后不立即修补,有发生囊壁破裂和继发败血症的危险。患儿出生后立即用无菌温盐水敷料及无菌塑料袋覆盖,尽早转送小儿外科治疗。治疗方法有保守治疗和手术治疗两种。仅少数脐膨出可用保守治疗。手术治疗应尽早进行,在胃肠道无大量充气时进行,手术操作较为方便。

　　1. 保守治疗　　采用结痂剂如新洁尔灭等,涂布于囊膜上,使囊膜结痂干燥,痂下慢慢生长肉芽组织,并从周围皮肤缘向肉芽组织表面生长上皮细胞,最终囊膜被上皮细胞和结缔组织所覆盖,形成腹疝,待患儿1~2岁时再进行腹疝修补术。囊膜结痂法在1899年由Ahfeld首先采用并获成功。Grob用2%红汞作结痂剂,也获得良好结果,但有发生汞中毒的可能,已被弃用。1981 年,Allen 提出用 0.25％硝酸银溶液涂布,48～72 h 后改用磺胺嘧啶银霜,对于防止感染、促进上皮形成有良好的效果。

保守治疗适用于大小不等而囊膜完整的脐膨出,特别是早产儿合并其他严重畸形或并发症,不适合手术者。本法的缺点是瘢痕愈合需时较长且留下腹壁疝需后期修补。

2. **手术治疗**　脐膨出手术分为一期修补法、二期修补法和分期修补法。手术前要充分了解患儿全身情况,纠正患儿的酸碱平衡紊乱,及时补充血容量和蛋白质、血浆等。将脐部缺损部位囊膜严格地用湿敷方法保护好,同时进行血、尿常规检查,拍胸片了解有无膈疝、肠闭锁等畸形,若脐膨出合并严重畸形(如严重心脏病或多发畸形者)暂行保守治疗。出生后 3～4 d 才就诊,羊膜表面已有感染者行保守治疗。反复温生理盐水加抗生素溶液冲洗羊膜,防止低体温败血症发生。术前持续胃肠减压,以减少肠胀气,避免误吸发生。

(1)一期修补法:适用于小型脐膨出,腹壁缺损直径在 5 cm 以下,囊肿直径在 5 cm 以内,腹内脏器脱出不多,还纳入腹腔困难不大,不会造成腹内压过高导致呼吸循环障碍者。操作方法:沿囊膜基底部皮缘做圆形切口,剪开囊膜,仔细分离囊膜与内脏间的粘连,避免损伤脏器,剪除全部囊膜,分别结扎切断脐动静脉残留的脐尿管,适当牵拉腹壁扩大腹腔。如果胃肠积气较多,可轻柔地挤压肠管,将肠内容物及气体挤入结肠经肛门排出。有时还纳困难,可用手伸入腹腔,用拳头强力扩张腹腔,耐心将脏器逐一还纳。分层缝合腹壁,必要时可采用减张缝合,术后持续胃肠减压,降低腹内压,有利切口愈合。禁食期间应注意补充营养,维持水、电解质平衡。

(2)二期修补法:适用于巨型脐膨出且腹腔狭小不能容纳膨出的内脏者。因其腹壁缺损直径在 5 cm 以上,囊肿直径大于 5 cm,术中勉强还纳脱出的内脏,将造成腹内高压,影响呼吸循环,甚至危及生命。1948 年,Gross 首创皮瓣修补法,通过分次手术闭合巨大脐膨出。最初的手术目的是为了给肠管提供暂时覆盖物而不增加腹内压力。此法是在囊膜基底部切开皮肤,向两侧游离皮瓣直至腋前线,下至耻骨联合,上至乳头平面,将游离皮瓣拉拢,覆盖于囊膜上,保持腹膜完整,缝合皮肤,形成巨大的腹壁疝。术后用腹带加压包扎,逐渐增加压力,以压迫膨出的内脏,扩大腹腔,促使内脏复位,待患儿 1～2 岁时考虑二期修补。二期手术要求切除瘢痕,轻柔分离肠管与腹壁粘连,重新整复肠管,解剖腹壁各层,并分层缝合。此法优点是能防止感染和腹壁裂开。缺点是分离粘连时可能损伤肠壁,引起广泛渗血,因而未被广泛采用。

(3)分期修补法:主要适用于巨型脐膨出。1967 年,Schuster 用合成纤维编织的袋,暂时代替皮瓣覆盖脱出的内脏。以后逐渐应用新材料替代纤维编织袋,如强力尼龙硅胶袋、涤纶硅胶片等。操作方法:向腹壁缺损上下方扩大切口,切除囊膜,探查有无内脏畸形,选择两片理想的材料分别缝合在切口两侧的腹直肌筋膜上,再将两片材料缝合在一起呈袋状,包裹脱出的脏器。定期进行内脏分期复位,脏器复位的多少以患儿能够耐受、不发生呼吸困难为度。如此反复几次,可促使腹腔增大。内脏复位后,除去覆盖材料,依层关闭腹腔。Allen 采用改良法,应用大张的涤纶硅胶片与切口全层缝合,做成袋状,术后第 4 天自袋远端加压,一部分内脏复位后,用丝线结扎多余的远端囊袋,2 周左右可完全复位,再分层修补腹壁缺损。

(4)现代脐膨出的治疗技术:小的脐膨出也就是缺损小于或等于 2～3 cm 者,可用非吸收线一期缝合筋膜和皮肤来修补。中等大小的脐膨出,筋膜缺损直径在 4～8 cm 之间,可以用永久性假体材料(如 Teflon)或生物材料(如冻干的人硬脑膜)连接于缺损处筋膜进行修补,然后用 Gross 提出的方法游离皮肤,一期缝合覆盖假体材料。筋膜缺损直径大于 8 cm 的脐膨出通常不能一期闭合或用皮肤覆盖,对于这样的患者,要用 Schuster 及 Allen 提出的暂时性 Silastic 假体材料,在生后 7～10 d 内完全取出假体材料并关闭腹腔。近年来,随着生物材料的发展,有学者应用生物材料补片一期修补巨型脐膨出。王丽亚等使用脱细胞异体真皮基质生物补片修补治疗巨型脐膨出,取得良好效果,并认为这是一种最佳的外科治疗方法。

手术过程中,要合理地使用麻醉,让机体完全处于麻醉状态,密切注意患儿的生命体征变化,及时处理各种并发症。手术区域要严格消毒,保护好术野。切除囊膜时,脐部血管一定要结扎牢靠,防止出血。手术完毕后,要密切注意患儿的自主呼吸情况,对于腹壁缺损小于 5 cm 者,一般情况下术后辅助呼吸 1 d 左右再恢复其自主呼吸对患儿的生命体征影响不大。若腹壁缺损大于 5 cm 者,同时又行一次腹壁缺损修补,那么呼吸机支持是治疗的关键,在呼吸功能未稳之前,不宜过早撤机,辅助呼吸的时间以 2～3 d 为好。在此期间若发现有自主呼吸出现立即用麻醉药物对抗。撤机的指征包括:① 心肺功能稳定;② 腹肌无紧张感;③ 下肢会阴浮肿消退;④ 同步辅助呼吸频率<8 次/min;⑤ 血气分析达到正常范围。持续胃肠减压,禁食,全胃肠外营养支持,同时保证补充足够的水电解质、热量及蛋白质和微量元素。给予一定的广谱抗生素,防止继发感染。一定要将患儿放置到暖箱中保暖,防止硬肿症发生。腹壁修补术后患儿应用弹力腹带加压包扎,减少腹压增高的因素,防止切口裂开,保证愈合。

3. 术后并发症

(1)术后腹腔内高压引起呼吸循环障碍:腹壁缺损大,内脏膨出多的患儿行一期修补术后,可能发生呼吸频率快、呼吸困难、发绀,严重者下腔静脉受压发生双下肢水肿,若不及时治疗可导致死亡。对此类患儿,术后在呼吸机控制下应继续应用神经肌肉松弛剂,同时对患儿全面监测。禁食、胃肠减压,采用全胃肠外营养至胃肠道功能恢复。一般维持 24～48 h,可避免术后腹内高压。

(2)术后肠麻痹:采用一期修补术治疗的患儿,由于术后腹内高压,影响肠蠕动恢复,故都有一段时间肠麻痹。这种肠麻痹需待其自然恢复,在等待恢复期间需用全胃肠外营养支持。

(3)术后腹膜炎:术后发生腹膜炎的可能原因为囊膜破例的脐膨出和脱出肠管已被污染未得到适当处理和控制,合并坏死性小肠炎、肠坏死。根据腹膜炎发生的原因,强调术前保护好脱出的肠管,若已污染,术前应彻底用无菌盐水和抗生素溶液冲洗,然后再进行手术治疗。术后发生典型的腹膜炎症状,应行剖腹探查术。

(4)腹壁切口裂开:腹壁切口裂开常由于切口感染、张力过大、血循环差等引起。术后应密切观察切口愈合情况,预防感染,局部应用理疗。若切口部分裂开可用胶布拉合切口,腹部加压包扎。若切口完全裂开应在全身麻醉下重新缝合切口,除减张缝线外,术后加压包扎,加强营养支持治疗。

(5)游离皮瓣出血、坏死:行二期修补术时,游离皮瓣面积较大,可造成失血过多。分离皮瓣时,避免用剪刀在皮下脂肪层做锐性分离,可减少出血,也可避免破坏皮下血管网影响游离皮瓣的血液供应。缝合过紧、过密可引起皮瓣的坏死。皮瓣坏死一般发生在边缘部位,加强局部无菌保护,防止感染发生,多数不会造成不良后果。

（6）败血症：应用硅胶袋、涤纶硅胶片时间过久易导致细菌感染。为了预防感染,除全身应用抗生素外,可在硅胶袋内插入一消毒导管定时滴注抗生素溶液。若感染已发生而不能控制,应除去硅胶袋。感染多发生在硅胶袋修补后 10 d 以上,此时多数患儿肠管已相互粘连,不致造成过多的内脏脱出,去除硅胶袋用抗生素溶液冲洗后,再用凡士林纱布覆盖,待肉芽组织形成,最终达到瘢痕愈合。

（7）切口疝：由脐膨出而引发的腹壁疝或切口疝的发生率约为 10%,这些继发疝的纠正通常可于年龄稍大时一期缝合筋膜进行治疗。

六、预后

脐膨出预后取决于就诊早晚、出生时体重、类型、有无伴发严重畸形及并发症。就诊时间早,囊膜无感染,肠道内积气少,有利于内脏还纳,易于一期修补,手术越早效果越好。小型脐膨出易于还纳修补,治愈率高。患儿出生时体重越低,伴发畸形越严重,病死率越高。自从 Gross 和 Schuster 报道以来,脐膨出的治疗效果大大提高,在应用 Gross 技术及时覆盖脐膨出之前,这种疾病患者几乎全部死亡,应用 Gross 技术,脐膨出患儿病死率降至 70%,随着 Schuster-Allen 技术对暂时性和永久性假体材料的应用,脐膨出的病死率降至 15%~30%。

第四节　腹裂

腹裂(gastroschisis)是一段肠管,从脐部一侧的腹壁缺陷处脱出,表面并无囊膜覆盖。其发生率较脐膨出低,有人报告为新生儿的 1/30 000。男女比例为 2∶1。患儿多为低体重的早产儿。

一、胚胎学

腹裂发生的时间,目前尚有争议。多数学者认为腹裂是由于在胚胎早期形成腹壁的两个侧襞(右侧襞多见)发育不全所致。腹壁在胚胎早期由四个中胚层皱襞形成,即头襞、尾襞和两个侧襞,四个皱襞同时发展,最后在中央会合形成脐环。如果在腹壁形成过程中,由于某种因素的影响,头尾两襞已于中央会合,由于其顶部已经达到了机体的中央,所以脐部的结构是正常的,而两侧襞发育不全,致使腹裂在该侧脐旁发生。有学者认为腹裂是中肠管疝出的结果而非致畸因子或特殊事件引起,在胚胎发育的第 4~10 周,中肠管占据胚外体腔时才发生疝,由于第 6 周右脐静脉退化,在脐带的基底部可形成一个薄弱区,在脐环完全关闭之前腹壁肌已完全发育,肠管可以经这个缺损疝出。这就解释了腹壁的缺损总是发生于同一位置的原因。也有学者认为是右脐静脉内旋时有血循环障碍所致。

二、病理

脐部位置正常,腹壁裂口可位于脐旁左侧或右侧,80%发生在脐部右侧,局部有明显的腹壁缺损,直径从数毫米到数厘米不等,脐带与裂隙间有宽 1～2 cm 的狭长皮肤带,个别皮条很窄,甚至不易辨认。裂隙呈纵形,长 2～3 cm,其边缘整齐,个别的裂隙从剑突延伸到耻骨联合。腹裂患儿的腹腔容积明显缩小,缩小的程度与脏器脱出的多少有关。由腹裂脱出的肠管较多,而无肝脏等其他的内脏器官,偶有女性内生殖器及膀胱脱出。脱出的胃肠道无羊膜囊和腹膜包裹,在裂口的边缘也没有羊膜囊的痕迹。脱出肠管由于长时间浸泡在羊水中,受到其中尿素、尿酸、无机盐、皮脂等物的刺激而发生化学性炎症,致使肠壁水肿增厚,且其表面有胶冻样物覆盖,有时可见到胎粪色纤维素假膜,此种畸形易与囊膜破裂的脐膨出混淆。患儿大多伴有消化道畸形,如肠旋转异常、短肠畸形或小肠、结肠有共同系膜等。

三、临床表现

新生儿出生后,胃及肠管于脐旁裂口处突出于腹壁外,无羊膜覆盖,也无羊膜破裂的痕迹。肠管没有组织覆盖常发生水肿,增粗、肥厚,肠管表面有纤维胶冻样物,肠襻间有明显的粘连,呈块状。肠管坏死时呈黑色。肠管表面的色泽改变与羊水内浸泡的时间有关。肠壁的水肿和肥厚使肠管明显缩短,有时仅为正常肠管的 1/4。被污染的肠管表面似无生机。治疗后肠蠕动恢复缓慢,但肠管的长度仍能恢复正常,肠管无功能障碍。严重血循环障碍者肠管可发生坏死、穿孔。有 6%～10% 的腹裂患儿合并肠道畸形,如小肠闭锁,肠管在宫内嵌顿扭转引起肠坏死,肠管广泛粘连。术中系统检查全部肠管有一定困难,但不能忽略肠道其他畸形。

病情严重时体温可下降到 35℃ 以下,新生儿皮下脂肪发育不良,热量容易散发,患儿代谢功能不足,产生热量少,易有酸中毒倾向,由于肠管大量暴露在空气中,液体蒸发量大,容易造成水、电解质紊乱,水分丢失每小时可达 2～10 ml/kg,Na^+ 丢失为每小时 0.3～1 mmol/kg,蛋白质丢失为每小时 50～250 mg/kg。患儿呈现低温、脱水,抵抗力减低。外置肠管接触细菌后容易发生败血症。

四、诊断及鉴别诊断

根据胃肠道自腹部裂口脱出,腹裂的诊断并不困难,应与脐膨出相鉴别(表 15-1)。

表 15-1　腹裂与脐膨出的鉴别

特　点	脐　膨　出	腹　裂
缺损部位	脐部	多在脐部右侧
缺损大小	较大	较小
脐带附着处	膨出的基底部	多在缺损左侧
囊膜	存在,出生时可有破裂	无
突出内容物	小肠、结肠、肝脏	多为小肠,肝脏罕见
合并畸形	常见,占 40%～50%	罕见
形态	囊膜完整者脱出脏器表面正常	肠管表面水肿、肥厚,有纤维素覆盖,表面呈青紫色,相互粘连
营养状况	多为正常	营养不良
家族史	有	无

腹裂的产前诊断:产前诊断腹裂,可以有计划地选择分娩时间、方式、地点,并且能评

价膨出脏器的功能损害情况等。随着 B 超检查技术的提高,腹裂的产前诊断率有明显的提高,正确率可达 93%。此外,血清甲胎蛋白的测定可检出 83%～90%的腹裂畸形。总之,产前血清甲胎蛋白测定和 B 超检查均有助于提高产前诊断率。

五、治疗

腹裂手术越早越好,母亲怀孕期间常规 B 超检查时可以诊断胎儿腹裂畸形,但单纯 B 超检查不能作为剖宫产手术的指征。

1. 术前准备和护理　　患儿出生后,应立即将肠管提离腹壁,用湿润的生理盐水加抗生素纱布覆盖肠管,外用干纱布包裹,注意防止肠管扭曲和绞窄。在敷料外面可加盖一层塑料膜,以减少水分蒸发和热量丧失。腹裂患儿多为早产低体重儿,应加强保温,置入暖箱,维持体温在 36～37℃。术前禁食,持续胃肠减压,以减少肠胀气,避免误吸发生。纠正患儿的酸碱平衡紊乱,及时补充血容量和蛋白质、血浆等。

2. 手术　　目的是使腹壁完全闭合。腹裂手术分为一期修补法、二期修补法和分期修补法。选择何种术式,应根据腹腔大小和脱出脏器多少而定。如条件许可,应尽量争取一期修补。一期修补方法简单,可减少术后感染机会。对外露脏器多、腹腔空间狭小的患儿,则不可勉强行一期修补,可采用二期修补法或分期修补法。二期修补法要求第一次手术时充分游离裂口两侧皮瓣,使其能直接覆盖内脏表面而缝合,待患儿 1～2 岁腹腔容积扩大后再做二期修补。二期修补者,由于肠管与内脏粘连广泛,术后易出现感染和肠梗阻等并发症,故此术式现已很少采用。现有较多学者采用硅胶袋分期修补腹裂,疗效甚佳。近年报道用自体脐带补片修补腹壁裂口,取得较满意的效果,脐带是患儿自身的生物活性组织,无毒性,无组织抗原性,并具有一定弹性,能与裂口周围皮肤产生愈合,取材容易,外观满意,无须二期手术拆除补片。1995 年,Fisher 介绍应用改良 SILO 袋(带弹簧圈的免缝 SILO 袋)(silastic spring-loaded,SILO)治疗无法一期关闭的新生儿腹裂。近年来见多篇应用报告,此方法简单易行,成功率高,值得在临床推广和普及。由于其操作简单,一些医师甚至将其直接于 NICU 床边和产房中放置改良 SILO 袋,并提出无须常规气管插管和麻醉。

3. 术后处理

(1)体位:麻醉清醒前置平卧位,面部偏向一侧,以防呕吐后误吸,清醒后置斜坡卧位,抬高床头 15°～30°。

(2)注意保温:患儿放置到暖箱中保暖,维持体温 37～38℃。

(3)呼吸机使用:由于术后患儿腹压骤然升高,影响腹式呼吸,极易引起呼吸循环衰竭,因此必须使用呼吸机辅助呼吸,并定时吸痰,保持呼吸道通畅,等待患儿全身情况好转,自主呼吸较强后,先停机观察,再考虑拔管。

(4)全胃肠外营养:腹裂术后慢性肠功能不全是最常见的并发症。由于肠管暴露在羊水中,接触刺激性物质,经 12～14 d 才能恢复正常,此阶段应严格禁食,持续胃肠减压,应用全胃肠外营养保证患儿营养需要和维持正常的水、电解质及酸碱平衡,并少量多次输入白蛋白或新鲜血。待患儿肠功能恢复后,减少肠外营养量,并逐渐过渡到完全经口喂养。

(5)抗生素应用:腹裂患儿由于肠管暴露体外,转院过程中多未作妥善处理,均有不同程度的污染,极易出现切口感染裂开和败血症。术前应用广谱抗生素以期术中达到血药浓度高峰,术中应用抗生素溶液清洗肠管亦颇为重要。术后保持切口敷料干洁,及时更换,可有利于防止切口感染、裂开。

4. 术后并发症及其处理

(1)切口感染或裂开:腹裂一期修补后腹腔压力高,皮瓣张力大,加之术前腹腔开放,肠管长期暴露污染,均可造成术后切口感染,甚至裂开。术后应密切观察切口愈合情况,出现切口红肿等感染迹象时,可给予局部理疗、酒精纱布湿敷等处理,必要时拆除几针缝线以利引流。如切口部分裂开,可用胶带拉拢后加压包扎,如全部裂开,应在全身麻醉下重新缝合切口,除减张缝线外,术后加压包扎。分期修补术使用的硅胶袋,可引起异物刺激,产生排异反应,导致切口感染,一旦发生感染应及时拆除硅胶袋。

(2)呼吸循环障碍:腹裂脱出肠管较多时,一期手术还纳后,腹腔压力明显升高,加上术后肠麻痹、肠梗阻等因素,致使膈肌升高,出现术后呼吸困难,发绀,如不及时治疗,可导致死亡。此类患儿术后应禁食,留置胃肠减压,加强呼吸管理,必要时应用肌松药物,呼吸机控制呼吸。分期修补术时,每次还纳肠管不宜过多,以免引起腹腔压力过高,抬高膈肌,影响呼吸。

(3)术后肠麻痹、肠梗阻:腹裂患儿术后肠功能恢复较差,且多伴有肠吸收不良,这与脱出肠管长时间浸泡在羊水中,受到其中尿素、尿酸、无机盐、皮脂等物的刺激和慢性缺血有关。这种肠麻痹的恢复一般需要 2 周左右,此期间应禁食,应用胃肠外营养支持。此外,由于羊水长期浸泡,肠管表面充血、水肿、渗出增多,还纳腹腔后,肠管可发生粘连成角,导致肠梗阻。麻痹性肠梗阻与粘连性肠梗阻不易鉴别,剖腹探查应持慎重态度。

(4)术后腹膜炎:腹裂患儿的脱出肠管,如出生后未及时保护,可造成污染,发生感染,还纳腹腔后导致术后腹膜炎,合并肠坏死、肠穿孔也可出现腹膜炎症状。术后发生典型的腹膜炎症状,应行剖腹探查术。如系肠坏死,则应行肠切除吻合或肠造瘘术,同时加强营养,应用广谱抗生素。

(5)短肠综合征:腹裂患儿的肠管总长度较短,而且均有中肠未回转,致使脱出肠管易发生嵌顿、扭转、肠坏死,在肠切除后肠道总长度更短,形成术后短肠综合征。10%～15%腹裂患儿合并肠闭锁或肠狭窄,需要切除部分肠管,这是造成术后短肠综合征的另一原因。因此,在腹裂患儿出生后至手术治疗前应特别强调重视保护脱出肠管,防止发生嵌顿、扭转、肠坏死,已发生肠坏死或合并肠闭锁、肠狭窄者,在行肠切除时应尽量保留血液循环良好、有生机的肠管。脱出肠管不能回纳时禁忌切除肠管,以免造成短肠综合征。

六、预后

腹裂患儿总的预后是良好的,一般认为治愈率的高低与出生时体重和伴发畸形有关,即患儿体重越低,伴发畸形越严重,病死率越高。脓毒血症、继发于肠闭锁的并发症或短肠综合征的病死率为 10%,随着新生儿危重症的监护、TPN 和外科技术的提高,大多数患儿能健康生存,现在腹裂患儿术后的生存率已提高到 90% 以上。腹裂患儿往往早产,出生时体重较轻,术后肠功能恢复缓慢,因而在婴儿期生长较正常儿缓慢,以后智力和体力发育逐渐正常。

(周林斌)

参 考 文 献

蔡志明,吴文华,罗健.2000.针式腹腔镜治疗小儿腹股沟斜疝的临床应用.中华小儿外科杂志,21:101.

胡月光.2003.婴幼儿腹股沟斜疝手术应注意的问题.中国临床医师,31(8):9-10.

李福年,周荣祥,李杨.2004.腹壁与疝外科学.

李龙主译.2006.小儿外科指南.第二军医大学出版社,524-539.

李宇洲,姚干,梁健生等.1999.微型腹腔镜下小儿腹股沟斜疝高位结扎术.中华小儿外科杂志,20:347.

刘嘉林,周汉新,余小舫等.2006.腹腔镜小儿腹股沟斜疝内环缝合并疝囊高位结扎术的建立与评价.中华小儿外科杂志,27(5):277-279.

刘敏,彭明悝,罗启成.2003.先天性脐膨出的诊断治疗.中国临床医师,31(3):13-15.

马颂章主译.2006.疝外科学.第五版.人民卫生出版社,387-410.

邱永升,贾英萍,梁郑等.2007.先天性脐膨出、腹裂患儿的围术期管理.临床小儿外科杂志,6(2):54-55.

施诚仁,蔡威,王俊等.2005.小儿外科畸形早期外科干预新途径——产房外科的可行性.临床儿科杂志,23(2):98-100.

王丽亚,宫颖新,董彦清等.2010.脱细胞异体真皮基质补片治疗巨型脐膨出.中华疝和腹壁外科杂志(电子版),3(3):275-280.

吴晔明,陈其民,诸君等.2005.非麻醉下床边应用免缝Silo袋处理新生儿腹裂.中华小儿外科杂志,26(10):533-535.

吴晔明.2006.新生儿腹壁缺损.临床外科杂志,14(5):274-275.

叶祖萍.2007.腹裂畸形的外科治疗.临床外科杂志,15(5):302-303.

张宏伟,赵建伟,刘丰丽.2002.自体脐带片修补先天性腹裂.中华小儿外科杂志,23:325-326.

郑珊,沈淳,黄焱磊等.2006.I期无缝合肠管回纳法治疗先天性腹裂.中华小儿外科杂志,27(10):519-521.

周光萱,梁娟,朱军等.2004.1996—2000年中国脐膨出的流行病学调查.中华预防医学杂志,38(5):328-330.

周光萱,朱军,代礼等.2005.1996至2000年全国先天性腹裂畸形监测资料分析.中华预防医学杂志,39(4):257-259.

Allen RC, Wrenn EL. 1969. Silo as a sac in the treatment of omphalocele and gastroschisis. J Pediatr Surg, 4:3.

Barisic I, Clementi M, Hausler M, et al. 2001. Evaluation of prenatal ultrasound diagnosis of fetal abdominal wall defects by 19 European registries. Ultrasound Obstet Gynecol, 18:309-316.

Bhatnagar V, Das K, Agarwala S, et al. 2001. Silo construction from a sterile adhesive film and polypropylene mesh in the repair of gastroschisis and omphalocele. Pediatr Surg Int, 17:356-358.

Kidd JN, Levy MS, Wanger CW. 2001. Stage reduction of gastroschisis a simple method. Pediatr Surg Int, 17:242-244.

Laughon M, Meyer R, Bose C, et al. 2003. Rising brith prevalence of gastroschisis. J Perinatol, 23:291-293.

Montupet P, Esposil C. 1999. Laparoscopic treatment of congenital hernia in children. J Pediatr Surg, 34:420-423.

Parasad R, Lovvom Ⅲ HN, Wadie GM, et al. 2003. Early experience with needleoscopic inguinal herniorrhaphy in children. J Pediatr Surg，38：1055 - 1058.

Reid KP，Dickinson JE，Doherty DA. 2003. The epidemiologic incidence of congenital gastroschisis in Western Australia. Am J Obstet Gynecol，189：764 - 748.

Saxena A，Willital GH. 2002. Omphalocele：clinical review and surgical experience using dura patch grafts. Hernia，6：73 - 78.

Schuster SR. 1967. A new method for the staged repair of large omphaloceles. Surg Gynecol Obstct，125：837 - 850.

Snyder CL. 1999. Outcome analysis for gastroschisis. J Pediatr Surg，34：1253 - 1256.

Stoll C，Alembik Y，Dott B，et al. 2001. Risk factors in congenital abdominal wall defects (omphalocele and gastroschisi)：a study in a series of 265858 consecutive birth. Ann Genet，44：201 - 208.

Walker SH. 1967. The natural history of umbilical hernia. A six-year follow-up of 314 negro children with this defect. Clin Pediatr，6：29 - 32.

Yeming W，Adam MV，Elizabeth AS，et al. 2003. Primary insertion of a silastic spring-loaded silo for gastroschisis. AM Surg，69：1083 - 1086.

第十六章　腹壁感染性疾病与
腹壁缺损的修复

第一节　腹壁感染性疾病的总论

腹壁感染性疾病以疖、痈和急性蜂窝织炎3种类型为主。通常经对症治疗、应用抗生素及切开引流即可治愈。能够引起腹壁缺损的严重腹壁感染性疾病较少见,但是一旦发生,危害性很大,且有可能危及生命。根据Stone多年总结的资料,腹壁感染合并腹壁缺损时,患者的病死率为21%。即使及时发现并进行有效的治疗,病死率仍高达14%。处理严重腹壁感染性疾病的原则是争取早期诊断,迅速、积极地进行外科清创术,同时合理应用抗生素,加强全身营养支持,以保证患者生命安全。待患者感染得到控制,一般情况稳定后,再进行腹壁缺损的修复。

一、临床分类

可以引起腹壁缺损的腹壁感染性疾病根据有无手术切口分为以下两个主要类型:① 腹壁坏死性感染所致的腹壁缺损;② 手术切口感染引起的腹壁缺损。根据感染的范围分类:① 弥散性感染;② 局灶性感染。根据感染病原体分类:① 气性坏疽,由梭状芽孢杆菌感染所致;② 坏死性筋膜炎,由革兰阳性的溶血性链球菌、金黄色葡萄球菌以及革兰阴性菌和厌氧菌等多种细菌的混合感染所致。

二、病因与发病机制

1. 一般腹壁感染性疾病　　一般腹壁感染性疾病以疖、痈和急性蜂窝织炎3种类型为主。疖是一个毛囊及所属皮脂腺的急性化脓性感染,痈是邻近多个毛囊及其皮脂腺或汗腺的急性化脓性感染。腹壁急性蜂窝织炎是指发生在腹壁皮下、筋膜下、肌间隙等疏松结缔组织的急性化脓性感染。

一般腹壁感染性疾病的病因有局部损伤、免疫力低下等。疖、痈的致病菌多为金黄色葡萄球菌,其次为表皮葡萄球菌。急性蜂窝织炎的致病菌主要为乙型溶血性链球菌,其次为金黄色葡萄球菌。一般腹壁感染性疾病的病理特点是病变部位呈急性化脓性炎症改变,痈和急性蜂窝织炎的炎症浸润范围较大,全身反应较严重,感染容易迅速扩散引起脓毒血症。

2. 气性坏疽　　气性坏疽通常继发于污染或感染的手术,按发生率从高到低的顺序,依次为小肠手术(梗阻、穿孔、坏死)、阑尾或胆囊切除术、结直肠手术、胃十二指肠手术、宫颈癌感染后的子宫切除术等。

现在已经发现有 6 种梭状芽孢杆菌可以引起气性坏疽。此类细菌感染腹壁以后，被感染处组织氧化还原能力降低，细菌由芽孢型转变为繁殖体，并开始分泌多种外毒素和酶，如卵磷脂酶、胶原酶、溶纤维蛋白酶、透明质酸酶、脱氧核糖核酸酶。梭状芽孢杆菌在厌氧环境下产生的外毒素是导致腹壁组织溶解、产生气体的主要原因。外毒素由多种不同类型、不同结构的毒素组成，具有心脏毒性，可以溶解细胞膜引起溶血、骨骼肌坏死，对机体产生严重破坏。

3. 坏死性筋膜炎　　坏死性筋膜炎最早在美国内战时由军医 Jones 描述，是指皮下组织和筋膜进行性水肿、坏死并伴全身严重中毒症状的急性感染性疾病。该疾病好发于全身免疫力低下以及合并有小血管病变的患者。可发生于腹壁的任何位置，但多位于腹部创伤或手术切口周围。手术部位感染中的切口深部感染和器官、腔隙感染容易导致腹壁的坏死性筋膜炎。

腹壁坏死性筋膜炎的危险因素主要有：① 腹壁手术及创伤，如阑尾切除术、结直肠手术以及腹腔内脓肿穿刺引流术等均易诱发腹壁坏死性筋膜炎；② 消化道瘘，如十二指肠瘘、小肠瘘、胰瘘、胆瘘、结肠瘘、吻合口瘘；③ 慢性疾病，如糖尿病、慢性肾功能衰竭、先天性白细胞减少等；④ 感染性疾病，如脐周炎、腹腔内感染（急性阑尾炎、胆囊炎、腹膜炎）、腹膜后感染（十二指肠后壁穿孔、坏死性胰腺炎、胰腺脓肿）、梅毒、伤寒等；⑤ 免疫力低下，如年老、恶性肿瘤、营养不良或长期应用糖皮质激素及免疫抑制剂。

坏死性筋膜炎的主要致病菌为厌氧菌和兼性厌氧菌。引起感染的病原体与腹壁坏死性筋膜炎的危险因素关系密切。糖尿病患者发生的感染，病原体多为脆弱类杆菌、大肠杆菌、金黄色葡萄球菌；免疫力低下患者发生的感染，病原体中假单胞菌、大肠杆菌多见。

早期浅表的坏死性筋膜炎通常由单一细菌感染引起，A 族 β-溶血性链球菌较多见。A 族 β-溶血性链球菌可以分泌化脓性外毒素，这种外毒素是一种超抗原，能够大量激活免疫细胞，释放 IL-2、TNF-α、IFN-γ 等细胞因子，引起由发热、休克和组织坏死等症状为临床表现的链球菌性毒性休克综合征。部分 A 族溶血性链球菌含有 M 蛋白，感染后能够对腹壁组织产生更严重的破坏。M 蛋白（特别是其中的 1 型和 3 型）可以降低机体淋巴细胞对细菌的吞噬作用，加速链球菌性毒性休克综合征的发生。克林霉素能够破坏 M 蛋白的合成，因此在化脓性链球菌感染的治疗中特别有效。另外，接合菌和嗜盐海生弧菌等单细菌感染也可能引起腹壁破坏。

临床上最多见的坏死性筋膜炎为多重细菌感染所致。50% 的脆弱类杆菌感染的病例伴有梭状芽孢杆菌感染。侵及 Scarpa 筋膜，未及深筋膜和肌层的腹壁感染通常由革兰阴性球菌（例如非 A 族 β-溶血性链球菌）和革兰阳性杆菌共同引起。深部的感染则主要由革兰阴性需氧杆菌和厌氧杆菌共同引起。这些感染通常位于下腹壁，靠近会阴部。需氧菌的繁殖以及中性粒细胞的吞噬过程大量消耗了感染组织中的氧，导致腹壁大范围的皮肤、皮下组织和筋膜缺氧、坏死。同时厌氧菌也开始大量繁殖，分泌透明质酸酶等物质，进一步分解、破坏组织。腹壁的多重细菌感染往往迅速向周围组织扩展，受累的皮下组织和筋膜被细菌和炎性细胞浸润，伴有水肿、坏死、恶臭的脓性或血性分泌物出现。除细菌感染以外，皮下组织滋养血管血栓也是坏死性筋膜炎发生的原因之一。

三、临床表现

腹壁感染性疾病的局部症状主要表现为红肿、压痛、脓性分泌物,如疖、痈以及急性蜂窝织炎,严重时可出现肌肉筋膜组织坏死等。全身症状主要有寒战、发热,严重时可出现神志不清、脏器功能不全或衰竭等。不同细菌感染的临床表现与严重程度不同(表 16 - 1),因此感染部位的病原学检查十分重要。

表 16 - 1　不同腹壁感染性疾病的临床表现

	气 性 坏 疽	坏死性筋膜炎
主诉	腹壁肿胀,伤口剧烈疼痛	腹壁模糊的紧缩样疼痛
部位	多发于四肢,腹壁少见	多位于腹壁
发现时间	较晚,容易引起腹壁结构缺损	通常可以早期诊断
颜色	由苍白迅速变为黑紫色,并出现大小不等的水泡	皮肤红斑,继而出现苍白色坏死和散在性血泡。血泡逐渐融合、破溃,露出黑色的真皮层和液化、坏死的皮下组织、浅筋膜
分泌物	棕色伴有鼠臭味的水性分泌物渗出	溶血性链球菌可有透明渗出液,多重细菌感染可分泌脓性液体并混有气体
全身症状	发热烦躁、出现与体温升高不相称的心动过速	寒战、高热、水电解质平衡紊乱、低蛋白血症
严重感染	意识不清、器官功能障碍	中毒性休克、器官功能障碍或衰竭

1. **一般腹壁感染性疾病**　疖最初多表现为局部皮肤红、肿、痛的小结节,随着中央组织的坏死、软化,可出现波动感和黄白色的脓栓。痈在初始阶段局部皮肤红、肿、痛范围即比疖大,中央组织坏死后呈紫黑色,并出现破溃、塌陷。痈的全身反应较重,可出现寒战、发热,严重者可伴有毒血症或脓毒血症。

腹壁急性蜂窝织炎早期表现为局部皮肤红、肿、痛。随着感染范围的扩大,表皮可出现水泡,严重时常由于皮神经坏死引起皮肤感觉迟钝、麻木。炎症中央组织坏死后呈紫黑色,穿刺或皮肤破溃后可见脓液。乙型溶血性链球菌感染时,脓液稀薄、量多,呈淡血性。金黄色葡萄球菌感染时,脓液稠厚、黄色。厌氧菌感染时脓液恶臭,并可触及皮下捻发音。

腹壁急性蜂窝织炎的全身反应严重,可出现高热、烦躁、谵妄、昏睡等,并可发生毒血症、脓毒血症及感染性休克。但在严重感染时有时体温反可不升高。

2. **气性坏疽**　气性坏疽患者的病死率很高。一般情况下气性坏疽常发生在四肢,与创伤、糖尿病和周围血管病变有关。腹壁气性坏疽很少见,感染灶位于深层腹壁肌肉。早期症状不明显,可并没有典型性的气体或组织坏疽的表现。因此腹壁气性坏疽通常发现较晚,容易引起广泛的腹壁结构缺损,患者的病死率较高。

气性坏疽多在患者腹壁手术或损伤后 48 h 内突然起病,典型症状是腹壁肿胀明显,伤口剧烈疼痛,同时有棕色伴有鼠臭味的水性分泌物渗出。腹壁感染处皮肤的颜色由苍白迅速变为黑紫色,并出现大小不等的水泡。气性坏疽的全身毒性反应表现为发热、烦躁,出现与体温升高不相称的心动过速,严重时可出现意识不清、脏器功能不全。应当注意气性坏疽与梭状芽孢杆菌蜂窝织炎的鉴别。后者感染较轻,局限在皮肤或皮下组织,伤口没有剧烈疼痛,渗出物为恶臭的脓性分泌物,没有全身毒性反应。

3. **坏死性筋膜炎**　坏死性筋膜炎的临床表现与腹壁感染的原发部位和引起感染的病原体有关。早期诊断的依据是出现与损伤导致的皮肤红斑不相称的水肿、触痛、皮下气肿或皮肤囊性变等症状(图 16-1)。患者有时主诉有腹壁模糊的紧缩样疼痛,可扪及腹壁硬结或硬块。随后皮肤局部坏死进一步加重,抗生素治疗的同时患者仍有持续发热。如果感染局限,往往造成中等程度的腹壁缺损,皮肤表面出现苍白色坏死和大小不一的散在性血泡。血泡逐渐融合、破溃,露出黑色的真皮层和液化、坏死的皮下组织、浅筋膜。如果感染播散不能得到有效控制,晚期可能出现感染性休克、急性肾功能不全等全身症状。也有患者腹壁局部症状较轻,临床表现以寒战、高热、水电解质平衡

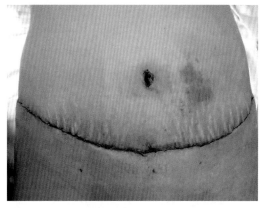

图 16-1　坏死性筋膜炎的早期表现:术后第
5 天腹壁皮肤出现红斑,触痛强烈

紊乱、低蛋白血症、中毒性休克、器官功能障碍或衰竭等严重的全身中毒症状为主。出现这种情况提示预后不良,50%的患者会在 48 h 内死亡。

溶血性链球菌引起的坏死性筋膜炎以迅速起病和病程快速进展为特征,通常在 24 h 内腹壁病变处的皮肤出现严重的红斑、肿胀、灸热、疼痛,患者体温迅速上升,可伴有寒战。1~2 天内破损处皮肤颜色变暗,开始形成含有透明渗出液的水泡,第 4~5 天腹壁感染处形成明显的坏疽。

多重细菌感染引起的坏死性筋膜炎约占典型坏死性筋膜炎的 80%。这种类型的感染比溶血性链球菌引起的坏死性筋膜炎起病缓慢,多在腹部外伤、术后 1~4 d 发病,患者寒战、高热、烦躁、谵妄等全身性的感染症状比局部症状更为明显。典型的感染出现在免疫力低下的患者中,例如老年人、接受免疫抑制剂治疗的患者、肿瘤或慢性疾病患者等。切开腹壁病损皮肤、局部穿刺或行腹部 X 线摄片,往往会发现腹壁组织中存在脓性液体并混有气体。最凶险的多重细菌感染是革兰阴性菌需氧菌和厌氧菌共同感染,多出现于免疫力低下的老年患者,感染容易扩散、导致大面积腹壁组织破坏。这种特殊类型的腹壁感染性疾病又被称为革兰阴性菌协同性坏死性蜂窝织炎。链球菌和非霍乱弧菌引起的坏死性筋膜炎与多重细菌感染引起的坏死性筋膜炎临床表现相似,但病情常更凶险,感染往往累及肌肉。

四、辅助检查与诊断

1. 实验室检查

(1) 血常规:患者的白细胞高于正常,可达 $30×10^9$/L,中性粒细胞占 80%以上,并出现中毒颗粒。红细胞、血红蛋白往往低于正常。严重感染时,血小板可呈进行性下降。

(2) 病原学检查:分泌物或穿刺液涂片、细菌培养可发现或培养出致病细菌。气性坏疽在损伤处分泌物涂片镜检可没有炎性细胞的出现,行革兰染色后可发现大量革兰阳性粗大杆菌。坏死性筋膜炎镜下最显著的特征是出现大量炎性细胞。但腹壁感染性疾病分泌物或穿刺液细菌培养结果中厌氧菌多为阴性,可能与目前很多地区标本收集、存放和运送的条件不符合检测要求有关。

2. 影像学检查

（1）B超：用于腹壁感染性疾病的早期诊断，可引导穿刺、抽取分泌液进行细菌培养。腹壁感染时B超下可发现皮肤水肿增厚，腹壁筋膜不规则，弥漫性增厚等非特异表现，有时可发现皮下气体、积液。同时B超检查还可发现有无合并肝、胆、胰、脾、双肾感染与损伤存在。

（2）腹部X线平片：通常可显示腹壁软组织肿胀、增厚，有时可发现腹壁积液及气体影（图16-2）。

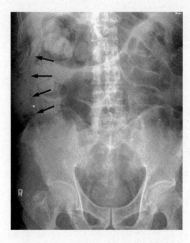

图16-2 腹部立位X线平片显示的腹壁气体影（黑色箭头）

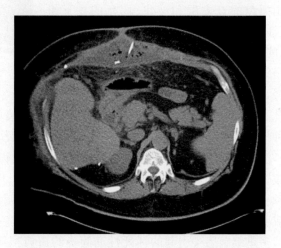

图16-3 CT显示腹壁正中局部积液影及气体影，腹壁肌肉未受累

（3）腹部CT：用于确定感染的部位、范围和深度，同时可了解腹腔脏器是否受到累及。腹部CT在发现深部感染、软组织坏死和确定腹壁积气范围方面优于X线平片，但在显示深筋膜积液方面的敏感性低于MRI。

严重腹壁感染性疾病的CT征象主要有：① 皮肤、皮下组织水肿，弥漫性增厚，皮下脂肪条索状、网状强化；② 腹壁筋膜变形、增厚，一般情况下Scarpa筋膜均受累，深筋膜的浅、中、深各层随病程不同而受累程度也不同；③ 肌肉、软组织内气体影多沿筋膜面连续分布；④ 局部积液影可位于腹壁多个不同解剖间隙（图16-3）；⑤ 早期腹壁肌肉往往未受累或仅表现为轻度的不均质性，随着病程的进展，腹壁肌肉可表现出不同程度的强化、增厚及破坏；⑥ 注射造影剂后腹壁积液处迅速出现高密度影，此系动、静脉壁坏死破裂所致；⑦ 淋巴结反应性肿大。

（4）腹部MRI：用于确定腹壁感染性病变的位置、范围和深度。MRI可以显示腹壁软组织微小信号的改变，有助于活检部位及手术治疗方案的确定。MRI诊断腹壁感染性疾病的准确性为94%，敏感度为100%，特异度为86%，尤其在诊断腹壁肌肉坏死、肌间脓肿方面，比血肌酸激酶、乳酸脱氢酶升高或尿肌球蛋白的出现更为敏感。

严重腹壁感染性疾病的MRI征象主要有：① 皮下组织增厚，T1加权图像呈低信号，T2加权图像呈高信号，有时可见强化；② 筋膜增厚、积液，T2加权图像呈高信号，多为均质、界清的圆形高信号区，如果深筋膜T2加权图像有巨大块状信号增强，即可诊断为腹壁坏死性筋膜炎;③ 肌肉水肿,注射造影剂后,T1、T2 加权图像示腹壁肌肉不连续性强化,肌肉信号增强与筋膜相比相对较轻;④ 腹壁软组织炎症表现为 T1 加权图像呈低信号,增强后均匀性强化,T2 加权图像呈高信号;⑤ 腹壁坏死组织或脓肿表现为 T1 加权图像呈低信号,T2 加权图像呈高信号,无强化或中心无强化但周围出现强化环;⑥ 注射造影剂后临近组织 T2 加权图像迅速强化,提示临近毛细血管网损害,造影剂外渗,此时腹壁感染具有极强的扩散性。

3. 病理学检查　　近年来有学者提出高度怀疑腹壁感染性疾病时,可做局部小切口,取组织活检做冰冻切片病理学检查,此时可见炎性反应和动静脉血栓形成;如果活检时发现液性分泌物,可做细菌培养。

4. 与可引起腹壁缺损的严重腹壁感染性疾病的鉴别诊断

(1) 浅表的急性蜂窝织炎:腹壁浅表的急性蜂窝织炎是指腹壁皮下、筋膜下、肌间隙等处疏松结缔组织的化脓性感染。其病因与可引起腹壁缺损的严重腹壁感染性疾病相似。影像学检查发现浅表的急性蜂窝织炎患者腹壁深部结构正常,MRI 中 T2 加权图像的深筋膜高信号区与严重腹壁感染性疾病相比,面积较小,亮度较低,且边界不清。大多数浅表的急性蜂窝织炎患者合理应用抗生素后即可治愈,无须进行手术清创。但是腹壁浅表的急性蜂窝织炎与气性坏疽、坏死性筋膜炎的病原体、病理以及临床特点相似,大多数情况下,依靠病史、体检、实验室与影像学检查难以鉴别这几种疾病。因此对于怀疑严重腹壁感染性疾病,但难以排除浅表急性蜂窝织炎的患者,均应当尽早手术探查,通过术中所见以及术中取组织活检快速冰冻切片病理学检查来进行鉴别诊断。

(2) 肌炎、非坏疽性肌坏死:腹壁肌肉间软组织感染累及肌肉后,可发生肌炎和非坏疽性肌坏死。临床表现多为腹壁疼痛、全身过敏。实验室检查可发现血肌酸激酶和血、尿肌球蛋白迅速升高。腹壁皮下组织、筋膜的影像学检查无明显异常。CT 示受累的肌肉增厚,伴或不伴非均质性强化。如果肌肉坏死,肌肉强化区会出现低密度信号或断裂区。MRI 中 T2 加权图像中若出现圆形或椭圆形边界清楚的高信号区,则为肌肉间脓肿形成。气性坏疽与坏死性筋膜炎中的肌肉损伤为继发性,肌肉的影像学改变在腹壁皮下组织、筋膜改变之后。

(3) 其他疾病:腹腔内脏器炎症、肿瘤等可引起腹壁疼痛、肿胀、肌紧张以及全身毒性反应,如发热、心动过速。此类炎症仅累及腹膜层,腹壁无肿胀,炎症进展较慢,致病菌、影像学表现与腹壁感染性疾病均有所不同。

第二节　腹壁感染所致腹壁缺损的治疗

腹壁对维持腹腔内脏器的固定位置有相当重要的作用,它参与了人体站立、行走、呼吸、排便、咳嗽等重要生理功能。腹壁缺损的治疗不但要求恢复腹壁各层次的连续性,还应达到一定的强度。感染所致腹壁缺损时,感染是否得到控制决定了疾病的预后。所以面对此类疾病,首先应明确感染的性质、程度、范围。对于轻度感染,一般使用抗感染药物治疗即可,而对于气性坏疽等引起的大面积深度的严重感染,在积极抗感染治疗的同时,应及时进行外科清创、探查、引流,防止腹腔间隔室综合征和全身脓毒血症,在保证生命安全和感染控制之后,再针对腹壁的具体缺损情况行分期治疗,最后才考虑腹腔的封闭和腹壁的重建。

一、一般腹壁感染性疾病的治疗

腹壁的疖、痈以及急性蜂窝织炎等轻度腹壁感染性疾病一般不会导致腹壁缺损,其治疗主要包括局部治疗和全身治疗。

疖的治疗以局部治疗为主,对于早期未溃破的炎性结节可用热敷、超短波照射等物理疗法,也可外涂碘酊、鱼石脂软膏或金黄膏等。一般情况下可口服抗生素,对于出现全身症状、面部疖或并发急性淋巴管炎和淋巴结炎者建议静脉抗菌药物治疗。出现脓液,局部波动时,应及时切开引流。对于未成熟的疖,不应任意挤压,以免引起感染扩散。

痈的局部治疗,在早期可用50%的硫酸镁或75%的酒精湿敷,促进炎症消退、减轻疼痛。已有溃破者,因皮下组织感染的蔓延区域大于皮肤病变区,引流也不通畅,需及时切开引流。手术时机以病灶中央有皮下坏死、软化时为宜,不宜过早或过迟。手术原则为广泛切开引流,清除坏死组织,切口长度要超过炎症范围少许,深达深筋膜,尽量剪去坏死组织,伤口内用碘仿纱布填塞止血。局部治疗的同时,注意患者的全身治疗,包括休息、营养补充,积极静脉抗菌药物治疗。

急性蜂窝织炎早期应局部热敷、中药外敷、理疗(超短波治疗),注意休息、加强营养,积极静脉抗菌药物治疗,必要时给予止痛退热药物。上述处理仍不能控制其扩散者,应作广泛的多处切开引流。对发现有皮下捻发音的蜂窝织炎应及早作广泛切开引流,切除坏死组织,伤口用3%过氧化氢溶液冲洗和湿敷。

一般腹壁感染性疾病引起全身症状时应注意糖尿病的筛查,及时调整此类患者的血糖水平。对于高龄、合并其他疾病、长期口服激素和免疫抑制剂的患者应加强重要脏器功能的监护,治疗和预防器官功能衰竭及中毒性休克。

二、引起腹壁缺损的感染性疾病的治疗

感染所致腹壁缺损的修复重建是一个复杂的过程,治疗时需要有耐心和决心,需要普外科医师与整形外科医师进行合作。应根据感染情况、缺损大小、全身情况实施个体化的治疗方案。有的患者需要进行多次手术或联合应用其他相关技术,才能最终实现功能上和外观上的腹壁缺损的修复。

1. 急性期治疗   严重腹壁感染性疾病如气性坏疽、坏死性筋膜炎等往往出现大面积的腹壁缺损,应当尽早确诊、及时治疗。急性期治疗主要是在发病的早期(1周左右),可分为抗感染治疗、外科清创和其他辅助治疗三个方面,主要目标是抢救生命、控制感染、缩小缺损范围。

(1)抗感染治疗:腹壁严重感染性疾病抗感染治疗的原则是早期、足量、联合使用抗生素。此类患者常规做血、分泌物和坏死组织细菌学培养,这有助于选择敏感抗菌药物。但在尚未取得药敏结果之前,可根据患者的病史、脓液性质、局部感染情况、血常规等实验室检查结果,推测最有可能的病原菌进行经验性治疗。一般应选择有抗厌氧菌作用的广谱抗生素或联合应用抗生素。可以静脉大剂量使用青霉素、克林霉素和氨基糖甙类抗生素的三联疗法,或使用第三代头孢类抗生素、喹诺酮类抗生素和克林霉素或甲硝唑,也有

专家推荐单独使用亚胺培南-西司他丁。

在发病 48 h 之内如果根据临床表现和辅助检查可以确定感染的细菌,则采用针对性的抗生素治疗。产气荚膜杆菌等引起的肌肉坏死、溶血性链球菌引起的坏死性蜂窝织炎可以静脉大剂量使用青霉素;多重细菌感染引起的坏死性筋膜炎合并链球菌性中毒性休克综合征时,建议静脉用青霉素、克林霉素,同时应用人免疫球蛋白等免疫增强剂。应在用药 72 h 后进行抗生素临床疗效的评估,不宜过早或过频繁换药。临床疗效不好的原因和对策有:① 药物抗菌谱未能有效覆盖病原菌(如厌氧菌),要适时扩大抗生素的抗菌谱,使用广谱抗生素或联合用药;② 药物在体表组织中浓度过低或抗菌力度不够,应加大剂量,增加用药次数或联合用药(与喹诺酮类或氨基糖甙类联合使用);③ 合并真菌感染,应同时进行抗真菌治疗;④ 出现脓腔,应及时手术切开引流。

(2)外科清创:必须强调抗菌药物不能替代"清除坏死感染组织,通畅引流"的外科治疗准则。外科清创遵循的原则是及时、彻底、有效,否则感染将继续蔓延,加重腹壁缺损。应及时清除腹壁已坏死组织,探查 Scarpa 筋膜,打开深筋膜检查肌肉活力以及判断是否合并感染,同时判断是否合并有内脏感染。在尽可能保留正常血管、神经的前提下,彻底清除坏死、感染的腹壁组织是确保清创手术成功的关键。如果腹壁感染累及内脏需要切除部分消化道组织时,此时不能行消化道吻合重建术,因为感染极易导致吻合口瘘,应行近端小肠或结肠造瘘,远端缝合关闭,或近、远端小肠或结肠双造瘘。清创、探查腹壁感染灶后可用大量双氧水反复冲洗手术区(但不可冲洗腹腔)。为了观察创面和内脏情况,术后缺损的腹壁应保持开放,用凡士林纱布、浸有抗生素溶液的敷料或多聚脲烷泡沫覆盖在腹壁缺损处来保护内脏。经常更换敷料,一旦发现腹壁缺损处出现再次感染,应及时再次清创。保守治疗和延误清创时机会导致腹壁感染扩散、腹壁缺损加大和全身毒性反应加重。

(3)其他辅助治疗:严重腹壁感染性疾病的急性期治疗,除了及时的抗感染治疗和彻底的外科清创手术外,还需积极进行全身支持治疗,包括预防和治疗多脏器功能衰竭,纠正水、电解质及酸碱平稳紊乱,充分的营养支持等。在感染早期应行肠外营养,一般情况稳定、胃肠道功能恢复后,可在保留造瘘口的情况下逐步过渡到肠内营养,以减少机体对肠外营养的需求量。另外,近年来的研究发现可以联合应用免疫增强治疗,每天一次肌注 IFN - γ 100 万 U,共 10 d。吲哚美辛、布洛芬等非甾体类抗炎药物对控制炎性反应也有一定作用。高压氧在治疗梭状芽孢杆菌引起的肌肉坏死时非常有效,氧分压达到 240 mmHg 时细菌将停止分泌 α 毒素。高压氧辅助治疗对其他细菌感染引起的肌肉坏死也有一定效果,能够明显提高外科清创术和大剂量抗生素的治疗效果。

2. 分期治疗   感染所致腹壁缺损在急性期治疗不主张早期闭合腹壁缺损,而应采用特定的分期治疗方法来修复缺损、关闭腹腔。在彻底清除腹壁坏死组织、完全控制急性感染、创面开始长出新鲜肉芽组织后,腹壁感染所致腹壁缺损的治疗进入分期治疗阶段。此阶段的治疗目标是分阶段恢复腹壁的完整性与功能。

分期治疗阶段应根据不同的腹壁缺损大小采用不同方式的分期修补方法,主要分为 3 个阶段:初始阶段、中间阶段和晚期阶段(表 16 - 2)。初始阶段(感染控制后 1~2 周)主要是在不彻底闭合腹壁的情况下对腹腔进行保护性封闭,以防止再次感染、脏器脱出,同时避免对肠系膜的牵拉或张力过大引起肠管血流障碍。中间阶段(感染控制后 2~4 周)

主要是在缺损的腹壁处建立皮肤覆盖,防止感染及脏器损伤。晚期阶段(感染控制后 6 个月以上)主要目标是实现功能上和外观上的腹壁缺损修复。这种分期修补法由 Fabian 等提出,通过长期临床应用,疗效确切,并发症少,围手术期病死率低。

表 16‐2　分期治疗中的三阶段修补法

	缺损直径小于 5 cm	缺损直径大于 5 cm
初始阶段(1~2 周)	湿润的盐水纱布等填充、覆盖腹壁缺损	补片临时性置入缺损处,使用腹带进行外部包扎
中间阶段(2~4 周)	直接闭合皮肤	移植非延展性游离皮片,使用柔软的腹带保护薄层皮肤
晚期阶段(6 个月以上)	按切口疝修补方法修复	按切口疝修补方法修复

(1)初始阶段:初始阶段的治疗主要是在腹壁感染控制后,根据腹壁缺损的大小与类型选用合适的方法暂时封闭腹壁缺损以保护内脏器官。腹壁缺损直径小于 5 cm,且清创时大网膜得以保留,用可吸收线将大网膜缝合在缺损处筋膜的边缘上,并覆盖湿润的敷料,经常更换。如果大网膜已被切除,则可以用湿润的盐水纱布等填充物来覆盖腹壁缺损,也有报道用多聚脲烷泡沫制成的盖单覆盖缺损,再进行外部包扎,临时性封闭腹腔。暴露的肠管如果无法保持湿润,易在其系膜缘对侧发生穿孔,因此需要经常更换盐水纱布。保持肠管湿润,有利于肠管表面长出肉芽组织,这在一定程度上也能够防止肠瘘的发生。在更换纱布时,应注意防止纱布的纤维脱落而导致腹腔内异物肉芽肿的形成。清创手术后 2 周左右,腹腔内脏器之间粘连就比较牢固,一般不会从腹壁缺损处脱出。

对于直径大于 5 cm 的较大腹壁缺损,腹腔内脏器无法维持在正常位置,可能出现一过性的消化道水肿、腹腔间隔室综合征等,并且存在消化道穿孔的潜在危险,暂时封闭腹腔难度大。由于感染的存在,不可以直接拉拢勉强缝合,应当选择补片等合适的医用材料临时性关闭腹腔。目前临床上建议使用可吸收补片和生物补片来临时性封闭腹壁缺损。补片放置的位置应类似于 Underlay 修补法,补片应该足够大,其边缘应超过腹壁缺损3~5 cm,补片的固定点位于腹膜缺损外侧 3~5 cm 处,可以通过皮肤小切口,用多点悬吊法与腹壁确切固定。补片的表层需要覆盖湿润的盐水纱布,并经常更换,再用腹带进行外部包扎,使敷料和补片保持接触,这样既防止了腹腔脏器脱出,又能避免补片接触到细菌继发感染。2 周后腹壁缺损周围开始长出肉芽组织,为中间阶段、晚期阶段的治疗打下基础。

如果感染累及消化道需要进行造瘘,造瘘口应当尽可能远离放置的补片。造瘘口可以位于上腹部、肋下、腰部,甚至腹股沟区,这些位置可能对消化道排出的内容物收集带来一定困难,但可避免造瘘口与置入的补片位置过近,导致难以控制的腹壁缺损修复后再感染或腹腔内感染。置入补片后,一旦发现腹壁缺损处出现再感染或组织坏死,应及时清创切除坏死组织。有些患者需要进行3~4 次坏死组织切除并改用更大面积的补片来封闭腹壁缺损。负压创面治疗(negative pressure wound therapy, NPWT)可去除过多的含有蛋白酶的积液,减少细菌的数量、改善局部血流灌注、促进组织增生,因而可用于感染创面,有利于创面的愈合。

(2)中间阶段:中间阶段是分期治疗中的重要过渡期,它的主要目的是在腹壁感染完全控制、创面长出新鲜肉芽组织后在缺损的腹壁处建立皮肤覆盖,防止感染及脏器损伤,暂时恢复腹壁的完整性。感染后腹壁缺损直径小于 5 cm、没有使用补片的患者,在初始阶段治疗后经 2 周左右肉芽组织生成,此时就进入了中间阶段的治疗。如果感染彻底控制、肉芽新鲜、腹壁松弛,即可将皮肤在中线处无张力地间断褥式缝合,形成腹壁切口疝,待 6~10 个月后的晚期阶段再行腹壁切口疝修复。

对于直径大于 5 cm 的腹壁缺损,如使用可吸收补片和生物补片暂时关闭腹腔,由于无须移除补片,在放置补片后 2~4 周时,消化道水肿和腹腔间隔室综合征已明显好转,肉芽组织由肠壁和其他腹腔内脏器长入补片,完全覆盖暴露的内脏器官。一旦补片和肉芽组织结合牢固,可以移植非延展性游离皮片,然后使用柔软的腹带保护薄层皮肤。皮片与肉芽组织、腹壁缺损边缘将很快愈合。在延迟愈合或者开裂的地方可以加用有助于结痂的抗感染药物,如红汞或硫柳汞等。

对于直径大于 5 cm 的腹壁缺损,使用不可吸收补片暂时关闭腹腔的患者,中间阶段的治疗相对复杂,时间相对更长。在感染彻底控制、消化道水肿和腹腔间隔室综合征彻底好转后,腹壁缺损边缘的肉芽组织增生,会逐步缩小腹壁缺损的面积,这时不可吸收补片将出现褶皱,应分多次修剪起褶皱的补片。等待周边肉芽组织生长使腹壁缺损面积接近或小于 5 cm,后续处理方式同缺损直径小于 5 cm 的腹壁缺损的中间阶段治疗。

(3)晚期阶段:晚期阶段是分期治疗中最后一个环节。患者经过初始阶段、中间阶段治疗后大多形成继发性腹壁疝,此时需要给患者一个确定性治疗方案,彻底实现功能上和外观上的腹壁缺损修复。

中间阶段闭合皮肤后,经过 6~10 个月的间歇期,创口条件成熟后才可以进入晚期阶段的治疗。近年来也有文献报道可以适当缩短间歇期。晚期阶段治疗的难点是皮肤和内脏粘连的分离。应找到并游离出真正的疝环,然后根据切口疝修补原则与方法进行修补。

分离时应保持皮肤与肠壁之间张力,找到正确的解剖间隙,耐心细致地分离,避免肠管破裂。经过长时间的中间阶段治疗,真皮与肠壁之间的肉芽组织呈膜状生长,可以容易地锐性分离。当真皮与肠壁粘连较严重时,为避免肠穿孔的危险,可以将小部分皮肤组织保留在肠壁表面,与皮肤粘连完全分离之后,再将肠壁表面的表皮组织刮除,但可以保留新生的真皮。当所有腹壁缺损处的皮肤组织与腹腔内的肠壁完全分离后,腹壁缺损可以用多种方法来处理。由于患者的感染已完全控制,感染所致腹壁缺损的处理与一般腹壁缺损处理方法相似,详细叙述可见第十三章。

三、补片的选择

感染所致腹壁缺损需要临时性关闭腹腔,此时腹壁覆盖物在腹壁缺损的治疗中起着关键作用,而选择何种修复材料尤为重要。20 世纪 50 年代,Cumberland 提出理想的腹壁覆盖物应具备以下特点:① 不被组织液侵蚀;② 化学惰性;③ 低致敏性;④ 无致癌性;⑤ 能够抵抗机械牵拉;⑥ 能够制成各种形状;⑦ 容易弯曲;⑧ 能够被消毒。用于感染所致缺损的修复材料还应满足另外 3 条标准:① 能够抗感染;② 能够防止腹腔内脏器粘连;③ 减少瘢痕产生和组织包裹。如何在治疗的不同阶段选择不同类型的修复材料是外科医师在修复腹壁缺损时所需面临的一个复杂而重要的问题。

1. 医用廉价材料 3 L 静脉输液袋主要由聚氯乙烯材料构成,可用于临时性腹壁缺损的覆盖,因其廉价而被广泛应用。术中将消毒的 3 L 袋剪成适合大小(超出切口边缘

3～5 cm),将剪好的 3 L 袋单层放置于切口深面的腹腔内,再用双股的可收缝线(PDS)将 3 L 袋单层与腹膜及筋膜组织做连续或间断缝合,完成临时性腹腔关闭。这类材料往往用于腹壁感染所致腹壁缺损的暂时关闭,有利于观察患者腹腔内脏器的情况,待患者消化道水肿和腹腔间隔室综合征好转后,再次选择合适的方式关闭腹腔。

2. 不可吸收合成补片   早在 1900 年,Witze 就已经开始使用银网作为最原始的不可吸收补片来修复较大的腹壁缺损。1958 年,国外开发出了第一种用于修复腹壁缺损的不可吸收补片。目前应用于临床的不可吸收补片材料主要有:聚丙烯(PP)、聚酯(POL)、膨化聚四氟乙烯(e-PTFE)和涤纶等。Marlex 补片的成分是聚丙烯,由直径为 150 μm 的单股聚丙烯纤维编织而成,网孔直径为 620 μm,是永久性的坚固材料。此外,应用于临床的不可吸收补片主要还有 Prolene 补片(为双股聚丙烯补片)、对苯二酸聚乙烯补片(Mersilene 补片)等。

不可吸收补片一期修复感染所致腹壁缺损的大样本、长期随访研究发现,不可吸收补片短期应用在感染区域,有可能会促进感染,加重腹腔脏器及组织间粘连,长期放置会引发包括出血、感染、瘘管形成和侵蚀皮肤等严重并发症。根据已有文献报道,腹壁感染条件下置入不可吸收补片的患者中,75% 会由于并发症而需要将补片移除。这种情况下移除补片是一项复杂的操作,常常并发出血、瘘管形成、腹壁疝和再次感染的风险,处理相当困难。因此,一般情况下,不可吸收补片只能用于清洁无细菌污染的腹壁缺损,放置后可以立即成功闭合筋膜和皮肤。在感染所致腹壁缺损的初始阶段治疗中,不应选择不可吸收补片。但在感染完全控制的晚期阶段,可以使用它来重建腹壁。

3. 可吸收合成补片   可吸收补片的材料主要是乙酸(glycolic acid,GA)与乳酸(lactic acid,LA),目前应用于临床的主要有多聚糖补片(Vicryl)和聚羟基乙酸补片(Dexon)两种。Vicryl 补片的网孔为 280 μm×400 μm。Dexon 补片的网眼较大,能允许液体流过,更有利于感染腹壁的引流。两者的强度及降解性相似,能为腹壁提供足够强度的支撑。补片置入腹腔后 50～60 d 消失,患者在此期间可以正常行走、活动。

1985 年,可吸收补片首次被应用于人体,1986 年出现了用 Dexon 补片修补污染的腹壁缺损的报道。放置补片后的再感染率与手术前引起腹壁感染的细菌种类有关。革兰阳性球菌接触到补片通常会导致再感染,而革兰阴性杆菌的再感染率相对较低。可吸收补片在感染的腹壁缺损处不会加重感染,而且再感染等并发症发生率较低,晚期不需要移除补片,可用于感染所致的腹壁缺损初始阶段的治疗。但初始阶段置入可吸收补片后,腹壁疝的发生率达到 80% 以上,并没有完全修复腹壁的缺损。此时,可吸收补片的作用是为腹壁提供足够强度、足够时间的支撑,直到感染得到控制、正常皮肤覆盖腹壁缺损,为晚期阶段使用恰当方法重建腹壁创造条件、赢得时间。

4. 生物补片   生物补片的基础材料是生物组织经过处理后留下的细胞外基质。目前得到美国药品和食品监督管理局批准的生物补片材料有人体真皮、猪的小肠黏膜下基质、猪的真皮、胚胎牛的真皮等。生物补片的成分主要是胶原蛋白、弹性蛋白、非胶原糖蛋白以及蛋白多糖。其中胶原蛋白纤维是组织中的主要力学元素,其强度和刚度较大,而弹性蛋白纤维的可逆拉伸度较好,两者互补正好构成了理想基质的机械力学性能。在感染性腹壁缺损的修补领域,生物补片主要是来源于尸体皮肤的脱细胞真皮基质和来源猪的小肠黏膜下基质(SIS)的补片。生物补片的最大载荷可达到(144±44)N,而聚丙烯补片的最大载荷为(134±5)N。因此,生物补片足以在腹壁组织愈合前有足够的承载力来抵抗腹压。与传统的合成补片不同,生物补片植入后没有过量的瘢痕组织形成,也不会导致长期慢性炎症,兼有抗感染、提供组织修复张力、防止与腹腔内脏器粘连的优点。

生物补片有较好的耐受感染能力。即使生物补片周围发生继发性感染时,只要及时冲洗引流,一般无须取出补片,感染也可完全治愈。已有报道,使用生物补片对感染所致的腹壁缺损进行一期修复,补片可以在感染的腹壁缺损处留存,并且不降低修补强度,可以作为感染所致腹壁缺损的首选材料。使用生物补片一期修复与传统补片二期修复相比,术后腹壁疝的发生率可达 10% 或更高。另外 SIS 补片来源于异种组织,术后血清肿、补片异物反应等并发症发生率较高。综上所述,生物补片是一种新型补片,其疗效和安全性需要更长期的基础与临床研究才能得出最终的结论。

除了在感染所致腹壁缺损初始阶段治疗中应使用可吸收补片或生物补片外,以下几种与感染有关的腹壁缺损也是使用可吸收补片或生物补片的指征。

(1) 不可吸收补片感染:清洁的腹壁缺损置入不可吸收补片后发生严重感染,或者感染所致腹壁缺损晚期阶段置入不可吸收补片后发生再感染,此时需要移除补片、清除坏死感染组织,重新置入可吸收补片,再经过初始阶段、中间阶段、晚期阶段的治疗来修复重建腹壁,也可置入生物补片进行一期修复。

(2) 切口疝合并感染:腹壁切口疝患者合并有感染或腹膜炎,可先置入可吸收补片暂时封闭腹腔,再分期修复腹壁缺损,也可置入生物补片进行一期修复。腹壁肿瘤切除合并消化道手术时,由于腹壁切口受到消化道内细菌污染,应置入可吸收补片或生物补片修补。

(3) 电烧伤、枪伤、爆炸伤所致腹壁缺损:电烧伤、枪伤、爆炸伤所致腹壁缺损的患者往往合并有感染,难以一期闭合腹壁。另一方面,这些患者可能由于腹部大量出血或其他原因而造成严重的暂时性的肠壁水肿。置入可吸收补片或生物补片可增大腹腔的空间,有利于容纳肿胀的肠管,降低腹壁张力,7~10 d 后肠壁水肿被吸收,内脏就能回纳至正常的腹腔。

第三节 腹壁切口疝修补术后感染的诊断与治疗

切口疝引起的腹壁缺损是腹部手术后的一种并发症,其发生率约为 11%。随着补片在腹壁切口疝修补术中应用的增多,切口疝修补术后感染的发生率也在逐年上升,这类感染甚至可发生在切口疝修补术后数年之后。腹壁切口疝修补术后切口浅表部位感染常不涉及补片,其处理与普通软组织感染无异,但术后发生手术部位深部感染,处理起来比较棘手。

一、引起感染的因素

腹壁切口疝修补术后切口感染一般与以下 4 个因素相关:① 切口内细菌种植;② 细菌的毒力;③ 切口内存在有利于细菌繁殖的因素;④ 宿主炎性反应和免疫反应缺陷。

腹壁切口疝修补术一般为清洁手术,切口内种植的细菌数量很少,而且毒力很低,感染率低于 2%。补片置入带来的异物效应能够使诱发感染所需要的细菌数量减少。腹壁疝修补术后切口感染的原因主要与局部因素相关。例如术后切口血肿时,切口内铁含量增加会显著增加伤口的感染概率;切口内由于过多电凝造成坏死组织或者脂肪液化,切口感染的概率倍增;切口内存在缝线,导致可引起切口感染的细菌数将减少 100 倍;多股材料编织的缝线引起感染的概率高于单股材料编织的缝线;由于补片在放置时未展平或者在其边缘固定时缝合的线结过多、过密,网片和线结形成死腔将增加细菌积聚和繁殖的空间。

不可吸收补片的感染率与补片材质、网孔大小、补片面积有关。小网孔补片(直径小于 10 μm)因巨噬细胞等炎症细胞无法通过,易发生感染。多股材料编织的补片与大面积补片为细菌提供了更大生长面积与更多隐匿部位,更易发生感染。生物补片主要成分为胶原组织,具备一定的感染耐受能力,即使感染后也无须取出补片。聚丙烯补片是一种常用的合成补片,其网孔较大,细菌和巨噬细胞均能进出网孔,有一定的耐受感染能力。膨化聚四氟乙烯补片的结构类似于编织成股的丝线,细菌容易留在丝线间的裂隙中,而巨噬细胞无法进入发挥吞噬细菌作用,因而使用 e - PTFE 补片的感染率比使用单丝的聚丙烯补片高。

切口疝修补术后造成切口感染的细菌谱很广,金黄色葡萄球菌是造成腹壁切口疝修补术后感染最常见的细菌。此类细菌来自皮肤,在手术过程中播散到切口内,或者通过引流管逆行引起切口深部的补片感染。下腹部的切口疝靠近会阴,术后切口感染可由大肠杆菌等革兰阴性菌引起。切口疝修补同时行肠段切除术,结肠内细菌污染手术切口,可出现革兰阴性需氧菌合并专性厌氧菌(例如脆弱类杆菌)感染。各种可能引起腹壁切口疝修补术后感染的细菌及其特征见表 16 - 3。

表 16 - 3　可能引起切口疝感染的细菌及其特征

病　原　体	致病因子	特　　征
金黄色葡萄球菌	凝固酶	最常见,切口红、肿,局部皮温升高,伴有略黏稠脓性分泌物
表皮葡萄球菌	多糖抗原	分泌物培养多为阴性,感染后易形成窦道
化脓性链球菌	M 蛋白	少见,起病急,进展迅速(24～48 h),常合并坏死性筋膜炎,应立即手术清创,取出补片
大肠杆菌	内毒素	术后 2 周内出现,切口容易化脓
铜绿假单胞菌	内毒素	较少见,多由院内感染造成,常同时合并其他耐药细菌感染
脆弱类杆菌	荚膜聚糖	通常继发于消化道损伤造成的手术切口污染,往往与需氧菌混合感染

二、临床表现与诊断

腹壁切口疝修补术后感染主要表现为手术切口区域持续剧痛,切口周围红肿、压痛,局部皮温升高,有时可以扪及波动感,从引流管或切口中流出脓性液体,严重感染时可出现全身症状,主要有心率加快、发热、寒战、烦躁不安等。辅助检查中白细胞增多、中性粒细胞比例升高、CRP 升高,分泌物培养和药敏试验可以确定病原菌和敏感抗生素。肥胖的患者由于皮下脂肪较厚,早期切口红肿不明显,仅表现为切口持续剧烈疼痛,确诊比较困难。此时,可以用 B 超或者 CT 检查了解补片周围是否有积液以协助诊断,并在 B 超引导下进行穿刺,做细菌涂片检查与培养。

腹壁切口疝修补术后 30 d 内的感染为早期感染,超过 30 d 则为迟发型感染。除了典型的持续性疼痛、红斑、硬结外,患者腹壁可能同时出现小脓肿。脓肿自发破裂或引流后,会形成慢性窦道,这些窦道通常与补片边缘的缝线相通。

三、治疗原则与方法

腹壁切口疝修补术后感染,须针对患者具体手术方式、修补材料、感染程度制定个体化的治疗方案。治疗的核心问题是置入的补片是否需要取出,补片取出后的腹壁感染控制与腹壁临时性封闭,以及感染控制后的再修补问题。

如果修补时没有置入补片,可以按照一般腹壁感染性疾病的治疗方法进行处理。如果感染发生在早期阶段、无全身毒血症、腹壁炎症范围局限,特别是用大网孔合成补片修补的患者,可以尝试行保守治疗。保守治疗的方法包括全身应用抗菌药物、换药、引流(包括真空辅助创面闭合治疗)、抗菌药物灌洗等。治疗腹壁切口疝修补术后感染时,全身应用广谱抗生素所起的作用有限,而局部应用抗生素、消毒剂有可能会影响肉芽组织的形成。

在置入补片后的最初几周内出现手术切口感染,应当重新打开手术切口,对感染区域清创,显露出健康有活性的组织。如果没有腹腔内感染,没有靠近补片的消化道吻合口,则无须取出补片。创面应持续引流,不缝合皮肤,直到补片周围长出新鲜肉芽组织。如果有打褶、起皱的多余补片,可以进行修剪,注意应将补片边缘暴露的缝线取出,感染控制后移植整块的厚皮瓣覆盖缺损,完成二期闭合。但大多数情况下,将感染的腹壁补片取出是治疗的主要手段。如果感染的补片取出后腹壁缺损小于 5 cm,可以保留腹壁瘢痕组织,直接缝合进行修复。如果腹壁缺损较大,其治疗方法与感染所致腹壁缺损的处理相似。

腹壁切口疝修补术后的迟发性感染,应行腹壁脓肿切开引流,用探针或手术的方法对窦道进行探查。如果感染是由于补片边缘的缝线引起,局部手术探查取出缝线将有效地控制感染,使切口二期愈合。如果探查时发现有打褶、起皱的多余补片,取出缝线的同时应去除这些未与组织融合的补片,但不必取出与组织彻底融合的补片。有时发生严重的迟发性感染,机体会将补片从手术切口中排出,此时需要经过原切口将全部补片去除,再按照处理感染所致腹壁缺损的方法进行治疗。

四、预防措施

腹壁切口疝修补术后的手术切口感染率不高,但一旦发生,治疗方法较为复杂,应注重加强预防措施。首先要加强手术区域消毒,保证手术区域无菌,术前半小时静脉应用抗生素,术中应精细操作、仔细止血避免血肿形成,避免切口内残留过多电灼形成的坏死组织。置入补片的大小应当合适,既要避免缝合后的多度张力,同时也要避免补片边缘打褶、起皱。术后注意伤口的加压包扎,防止切口下积液,负压引流管应尽早拔除,一般情况下引流量<20 ml 即可拔除,且引流时间不宜超过 5 d。

感染所致腹壁缺损较少见,但是一旦发生,破坏性很大,有可能危及生命。应争取早期诊断,合理应用抗生素,加强全身营养支持,同时迅速、积极地进行外科清创术。应遵循控制性手术原则,完全去除感染病灶的同时避免过度扩大腹壁缺损范围,为后期修复创造条件。感染完全控制之后,针对腹壁的具体缺损情况行分期治疗,最后才考虑腹腔的封闭和腹壁的重建。感染所致腹壁缺损的修复重建是一个复杂的过程,有的病例需要进行多次手术、多学科医师合作,才能最终实现功能上和外观上的修复这一目标。

(王　坚　陈　涛　王昊陆)

参 考 文 献

郭仁宣,苏东明.2003.腹外疝外科治疗.沈阳:辽宁科学技术出版社.

李福年,周荣祥,李杨.2004.腹壁与疝外科学.北京:人民卫生出版社.

Araco A,Zaccheddu R,Araco F,et al. 2008. Methicillin-resistant superinfection of the wound after body-contouring abdominal surgery. Aesthetic Plast Surg,32:681-683.

Bendavid R,Abrahamson J,Arregui ME,et al. 2001. Abdominal wall hernias. New York, Springer-Verlag.

Bleichrodt RP,Malyar AW,de Vries Reilingh TS,et al. 2007. The omentum-polypropylene sandwich technique:An attractive method to repair large abdominal-wall defects in the presence of contamination or infection. Hernia,11:71-74.

Brafa A,Grimaldi L,Brandi C,et al. 2009. Abdominoplasty as a reconstructive surgical treatment of necrotising fasciitis of the abdominal wall. J Plast Reconstr Aesthet Surg,62:e136-139.

Bulic K,Dzepina I,Mijatovic D,et al. 2008. Prosthetic mesh for infected abdominal wall defects? Report of a patient with a large full thickness abdominal wall defect and colostomy due to a gunshot wound. J Plast Reconstr Aesthet Surg,61:455-458.

Gaede FM,Ouazzani A,de Fontaine S. 2008. Necrotizing fasciitis after abdominoplasty. Plast Reconstr Surg,121:358-359.

Hayami S,Hotta T,Takifuji K,et al. 2009. Reconstruction of an infected recurrent ventral hernia after a mesh repair using a pedicled tensor fascia lata flap:Report of two cases. Surg Today,39:811-817.

Lin YY,Tsai SH,Chu SJ. 2008. Abdominal wall abscess in a diabetic patient with ruptured appendicitis. J Trauma,65:492.

Wong CH,Lin CH,Fu B,et al. 2009. Reconstruction of complex abdominal wall defects with free flaps:Indications and clinical outcome. Plast Reconstr Surg,124:500-509.

第十七章　腹壁肿瘤与腹壁
缺损的修复

第一节　腹壁肿瘤的特性

腹壁同其他组织一样,皮肤及其附属器、皮下组织、肌肉、筋膜、腹膜等均可形成新生物,导致原发性或转移性肿瘤的形成。腹壁肿瘤的性质可以是良性、交界性或恶性。良性肿瘤主要包括各种脂肪瘤、纤维瘤、血管瘤等。交界性肿瘤往往生长缓慢,呈浸润性生长,手术切除后易复发。腹壁硬纤维瘤与隆突性皮纤维肉瘤(dermatofibrosarcoma protuberans,DFSP)是两种最常见的交界性肿瘤,呈浸润性生长,手术切除后易复发。腹壁硬纤维瘤不发生远处转移,DFSP较少发生远处转移,转移率低于5%。腹壁恶性肿瘤多为继发性,为腹腔内恶性肿瘤的侵犯与转移。原发性腹壁恶性肿瘤最常见的是间叶组织来源的软组织肉瘤(soft tissue sarcomas,STS)。STS的组织来源广泛多样,其组织亚型有50余种,不同类型STS的生物学行为差异显著。最多见的组织类型是恶性纤维组织细胞瘤(malignant fibrous histiocytoma,MFH),其次是脂肪肉瘤、滑膜肉瘤和平滑肌肉瘤等。腹壁STS占全身各种软组织肉瘤的1%~5%,其术后局部复发率可达20%~30%,容易发生远处转移,病死率高,预后差。

第二节　腹壁肿瘤的诊断与临床评估

患者症状取决于腹壁肿瘤的部位、大小、组织类型、生长速度及与周围组织器官的关系。常见症状为腹壁肿块和局部不适。部位表浅者易早期发现。部位深在者早期可没有明显症状,常因体格检查、局部受撞击引起疼痛或其他疾患就诊做腹部检查时才被发现。

所有腹壁STS患者在手术前均应通过影像学检查明确肿瘤大小及与邻近脏器、血管的关系。B超检查是最简单实用的方法。CT及MRI检查可以帮助了解肿瘤的组织密度及血运情况,明确肿瘤内部结构以及是否有出血、囊变和坏死,确定肿瘤与周围重要血管的关系,并可通过三维重建更直观地显示肿瘤的位置及毗邻,从而为手术切除范围的制定提供帮助。必要时也可对腹壁肿瘤行PET-CT功能显像检查,帮助其诊断、治疗及预后判断。术前或术中病理检查非常重要,可在临床及影像学检查完备之后根治性进行穿刺或切取活检,有时冰冻病理切片很难与某些软组织肿瘤相区别,则要等待病理确定诊断后再行手术。

对患者的一般状况、合并的基础疾病、既往手术史、用药史等的了解有助于手术方案的制订及相应的术前准备。对患者的心肺功能必须给予特别的关注,必要时应进行适应性的训练以防止发生术后腹腔间隔室综合征。注意糖尿病患者血糖的控制,努力纠正术前营养不良状态,以避免影响组织的愈合与术后恢复。对患者腹壁本身状况的检查是术前评估的另一个重点,腹壁缺损边缘组织的质量对腹壁缺损修复效果具有直接影响,包括严重的损伤、污染、感染、肿瘤残余等在内的各种因素均会影响组织愈合与术后恢复,必须进行相应处理以保证手术的效果。

腹壁缺损修复的手术时机取决于患者的全身情况与腹壁组织的局部状况,在可保证安全及手术效果的前提下应尽可能选择即刻腹壁缺损的修复重建,但在患者情况不稳定、不能耐受手术、手术条件不具备、手术创面严重污染或感染、合并肠梗阻无法关腹、需多次探查腹腔及可能发生腹腔间隔室综合征等情况下则须考虑分期手术,先行临时性腹腔关闭,然后再进行确定性的腹壁修复重建术。

第三节　腹壁肿瘤的手术治疗原则

良性肿瘤的手术相对简单,将包括包膜在内的肿瘤完整切除就能够达到治疗目的。交界性与原发性恶性腹壁肿瘤的总体治疗原则是扩大手术切除,切除范围必须足够,边缘应超过肿瘤边缘肉眼所见正常组织的 $2\sim3$ cm 以上,并立即行术中的快速冰冻病理检查,以保证切缘与基底部无肿瘤残余,达到 R0 切除。对于腹壁恶性肿瘤累及周围组织或器官时,应行包括相应组织器官在内的腹壁的整块切除。肿瘤手术的原则在巨大腹壁肿瘤的治疗中必须很好地遵守。手术的彻底性是腹壁肿瘤治疗的关键。因顾虑腹壁缺损修复困难而仅做小范围的局部切除,往往会导致肿瘤多次复发,反复手术,使治疗愈加困难。

第四节　腹壁肿瘤切除术后腹壁缺损的分型

腹壁肿瘤切除术后必然会造成腹壁缺损的出现,对腹壁缺损进行修复重建是腹壁肿瘤治疗的核心。在修复重建前对腹壁缺损进行准确分型是选择修复重建手术方案的基础,也是术后评估与判断其疗效的前提。目前有包括欧洲疝学会颁布的腹壁缺损分型在内的 10 余种分型方案,但这些分型绝大多数来自对腹壁切口疝的研究,并不完全适合于类似腹壁肿瘤切除术后形成的需要进行巨大腹壁缺损修复的这类更复杂的腹壁缺损。腹壁缺损的程度与部位是选择腹壁修复重建术式的关键。根据缺损程度我们将腹壁缺损分为 3 型:Ⅰ型:仅有皮肤及部分皮下组织缺失的腹壁缺损(图 17-1);Ⅱ型:以腹壁肌筋膜组织的缺失为主,但腹壁皮肤的完整性依然存在的腹壁缺损(图 17-2);Ⅲ型:全层腹壁缺失的腹壁缺损(图 17-3)。

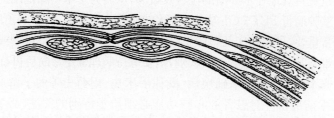

图 17-1　Ⅰ型缺损:仅有皮肤及部分皮下组织缺失的腹壁缺损

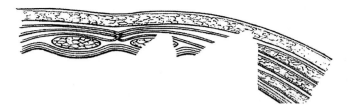

图 17 - 2 Ⅱ型缺损：以腹壁肌筋膜组织的缺失为主，但腹壁皮肤
的完整性依然存在的腹壁缺损

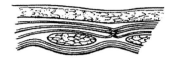

图 17 - 3 Ⅲ型缺损：全层腹壁缺失的腹壁缺损

根据缺损部位，将腹壁缺损分为 3 区：M 区（midline defect）：中线部位的腹壁缺损，上界为剑突，下界为耻骨联合，外侧界为二侧腹直肌外缘，分别以 M1、M2、M3 区代表上 1/3、中 1/3 与下 1/3 的 M 区缺损；U 区（upper quadrant defect）：M 区二侧腹壁外上象限范围的缺损；L 区（lower quadrant defect）：M 区二侧腹壁外下象限范围的缺损。U 区与 L 区的分界为经脐水平线（图 17 - 4）。腹壁缺损的分型以缺损程度＋部位来表示，如Ⅱ M_1 表示腹壁上 1/3 中线部位的缺损，缺损以肌筋膜层的组织的缺失为主，皮肤的完整性依然存在；Ⅲ L＋M_3 表示腹壁下 1/3 中线部位及外下象限范围的全层腹壁缺损，皮肤的完整性丧失。这样的腹壁缺损分型不仅简单实用，而且可为腹壁缺损的手术方式选择提供重要帮助。

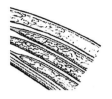

图 17 - 4 缺损部位分区

M 区边界：上界为剑突下，下界为耻骨联合上，外侧界为腹直肌外缘；U 区边界：上界为肋缘下，下界为经脐水平线，内侧界为腹直肌外缘，外侧界为腰椎旁；L 区边界：上界为经脐水平线，下界为腹股沟，内侧界为腹直肌外缘，外侧界为腰椎旁

第五节 腹壁缺损的修复重建技术

一、腹壁创面直接关闭或真空辅助创面闭合(vacuum-assisted closure, VAC)技术

这种技术主要适用于腹壁各个部位的Ⅰ型缺损或Ⅲ型缺损的腹壁临时性闭合。当腹壁缺损巨大皮肤直接缝合困难时，可考虑游离皮片移植(split-thickness skin grafting, STSG)、局部或邻近皮瓣转移修复缺损。由于 VAC 可去除过多的含有蛋白酶的积液、减少细菌的数量、改善局部血流灌注、促进组织增生，因此特别适合于伴严重污染或感染的

腹壁缺损以及作为过渡应用于不适合即刻腹壁缺损修复的创面。另外,对于巨大的Ⅰ型缺损必要时也可通过皮下埋植组织扩张器,分期实现自体组织修复的目的。

二、植入材料修复技术

自从1958年美国Usher医师首先将人工合成材料聚丙烯用于疝的修补后,使用各种植入材料进行腹壁缺损修复成为腹壁外科最重要的手段之一。其主要适用于腹壁各个部位的Ⅱ型与Ⅲ型缺损。目前临床上常用的植入材料可分为不可吸收补片与可吸收补片两大类。放置不可吸收补片的目的是提供腹壁永久性修复,理想的补片材料应该具备足够的力学强度、良好的生物相容性以及支持自身组织的长入。聚丙烯、聚酯以及膨化聚四氟乙烯是临床经常选用的可用于腹壁缺损修复的不可吸收材料。可吸收材料可分为高分子可吸收材料与生物材料两部分,其最终会被吸收,不会成为永久异物留在体内。聚羟基乙酸与聚乳酸羟基乙酸作为高分子可吸收材料,由于无法刺激起足够的纤维组织增生,强度维持时间短,因此多用于临时性的腹壁缺损关闭。异种生物材料(猪小肠黏膜下层、猪或牛脱细胞真皮基质、牛心包脱细胞基质等)与同种异体生物材料(人脱细胞真皮基质)作为具有支持新生血管生成和宿主细胞长入的生物可吸收材料为腹壁缺损修复提供了新的手段,其胶原基质将被人体自身的纤维组织及胶原所取代,不会如合成补片一般成为永久的异物留在患者体内,因而特别适合于合并污染或者感染患者的腹壁缺损修复。此外,自体组织材料(如去表皮皮肤等),同样可作为植入材料用于腹壁缺损的修复。

植入补片放置的方式包括Onlay、Inlay、Sublay以及Underlay。前两者由于较高的术后复发率及并发症发生率,已较少为临床所使用。Sublay优点为补片置于肌后,在腹内压作用下,补片紧贴肌肉,机体血管丰富的结缔组织长入并与其融合,使补片在腹壁永久性固定而加固腹壁。Underlay与Sublay相类似,区别是不需建立腹膜外间隙。但由于补片直接与腹腔内脏器接触,因此术中需使用具有抗粘连作用的复合补片,如聚丙烯-聚四氟乙烯复合补片、聚丙烯-可吸收材料复合补片等,以避免和减少严重肠粘连和肠瘘的发生。

三、组织结构分离技术

1990年,Ramirez等首先报道了采用组织结构分离技术(component separation technique,CST)在不使用补片的情况下成功实现腹壁缺损的修复与重建,腹直肌鞘外侧腹外斜肌腱膜的松解是其技术要点。CST主要适合Ⅱ、Ⅲ型M区腹壁缺损的修复重建,单侧CST在M_1区、M_2区与M_3区分别可实现4～5 cm、8～10 cm以及3 cm的缺损覆盖,理论上双侧CST可覆盖最高达20 cm的腹壁缺损。目前CST作为一种自体组织修复技术在腹壁缺损的修复中正得到越来越广泛的应用。为降低其术后腹壁疝的出现,对于缺损较大或术后复发风险高的患者可采用CST+补片加强技术,常用的是CST+单层或双层补片以Onlay和(或)Sublay方式对腹壁缺损进行加强修复,这种修补方式使腹壁缺损的修复重建成功率进一步得到提高。

四、自体组织移植技术

利用自体组织移植修复腹壁缺损是腹壁外科的另一项重要技术。包括阔筋膜张肌(tensor faciae latae,TFL)、腹直肌、腹外斜肌、背阔肌以及股直肌等各种组织瓣均可用于

Ⅱ、Ⅲ型腹壁缺损的修复与重建。组织瓣的选择应遵循简单、实用,将牺牲正常组织减少到最低限度为原则。带蒂组织瓣保留了组织的血供,修复效果好,其牢固的筋膜和带血管蒂组织能够抵抗腹内压。但其长宽比例、旋转幅度及移位距离均受到一定的限制,因而只能用于特定部位的腹壁缺损修复。带蒂 TFL 是腹壁修复重建中最常使用的一种组织瓣,主要用于 M_{2-3} 及 L 区缺损的修复。上腹带蒂腹直肌皮瓣可用于 M_{1-2} 及 U 区缺损的修复,下腹带蒂腹直肌皮瓣则主要用于 M_{2-3} 及 L 区缺损的修复。带蒂腹外斜肌皮瓣主要用于 L区缺损的修复。带蒂背阔肌皮瓣可用于 U 区缺损修复。带蒂股直肌皮瓣主要用于 M_{2-3} 及 L 区缺损的修复。与带蒂组织瓣不同,游离组织瓣可用于各个部位的腹壁缺损修复,但由于需要通过显微外科技术进行血管的重建吻合,其技术要求高,操作复杂,手术时间长,因而需要在专业的腹壁外科中心进行。大网膜瓣是一种特殊的自体组织瓣,制备简单,血管、淋巴管供应丰富,但由于其本身不具备抗张强度,因此需联合其他移植组织或植入材料进行腹壁缺损的修复重建。

无论以上何种术式均存在一定的并发症发生率以及缺损复发等问题,包括皮肤糜烂、血清肿形成、局部感染、肠梗阻、肠瘘及自体组织转移术后的组织瓣的血供不良、受区或供区的感染、供区形态改变、感觉障碍等。因此,寻求更理想的腹壁肿瘤切除术后腹壁缺损修复重建方式仍是临床需要解决的重要课题。

第六节　腹壁修补与重建术式的选择

腹壁修复重建术式的选择取决于腹壁缺损的类型,此外还应考虑缺损的大小以及缺损创面与周围组织有无污染或感染及其程度。对于Ⅰ型腹壁缺损,大多数情况下可以通过广泛的皮下游离而行直接的皮肤拉拢缝合或游离植皮闭合创面。当伴严重污染或感染时,则可考虑 VAC 等方法进行分期修复。Ⅰ型腹壁缺损的治疗策略见图 17-5。

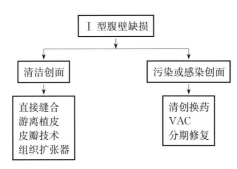

图 17-5　Ⅰ型腹壁缺损的治疗策略

对于皮肤完整性依然存在的Ⅱ型腹壁缺损,肌筋膜层的修复是腹壁重建的关键,因此应用植入材料修复成为其主要的修复重建方式,各种合成及生物补片均可用于此型腹壁缺损的修复。对位于 M 区的Ⅱ型腹壁缺损,CST 技术是另一种可选择的术式,CST 辅以合成或生物补片加强可以显著提高修复重建效果。当缺损同时合并严重污染或感染时,则不宜使用合成补片进行修复,可应用生物补片或自体组织移植进行缺损修复。Ⅱ型腹壁缺损的治疗策略见图 17-6。

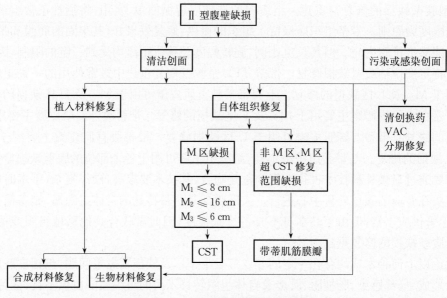

图 17-6   Ⅱ型腹壁缺损的治疗策略

对于腹壁全层缺失的Ⅲ型腹壁缺损,采用带有皮肤的自体组织移植是首选术式,根据缺损部位不同选择不同的带蒂肌皮瓣,能够达到同时修复肌筋膜层与覆盖皮肤的目的,在带蒂肌皮瓣不能满足修补需求的情况下也可选用游离肌皮瓣进行腹壁缺损的修复重建。但组织移植本身的抗张力强度有限,术后疝的发生率可高达 30%～40%。因此,在我们的实际工作中对于Ⅲ型腹壁缺损所采取的修复手段主要是自体组织(如 TFL)联合补片的方式进行腹壁缺损的修复。另外,对于不具备组织移植条件的Ⅲ型腹壁缺损也可考虑临时性腹腔关闭,通过换药、VAC、植皮等达到腹壁缺损分期修复的目的,但这往往耗时费力,患者需承受较大的痛苦。Ⅲ型腹壁缺损的治疗策略见图 17-7。

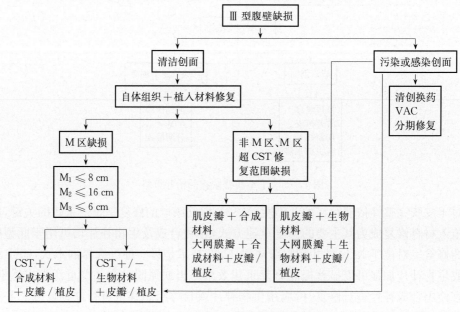

图 17-7   Ⅲ型腹壁缺损的治疗策略

第七节　腹壁恶性肿瘤的辅助放化疗与靶向治疗

总体而言,腹壁恶性肿瘤对放、化疗多不敏感。由于临床上腹壁恶性肿瘤病例数较少,目前尚无大样本随机对照试验分析放、化疗对腹壁恶性肿瘤的治疗效果。Jebsen 等对四肢和躯干 STS 患者的回顾性分析表明,辅助性放疗可以降低患者术后 5 年局部复发率,尤其对恶性程度较高的肿瘤效果更好。因此,对于切缘病理阳性、恶性程度较高、直径大于 5 cm 的 STS 及受累器官不能完全切除者,可考虑进行新辅助或辅助放、化疗,以提高局部控制率和总体生存率。目前,以蒽环类和异环磷酰胺为基础的化疗是 STS 的主要辅助化疗方式。在临床最常见的 STS 中,恶性纤维组织细胞瘤和滑膜肉瘤常采用阿霉素＋异环磷酰胺方案化疗;紫杉碱类化疗药物对血管肉瘤有效;曲贝替定是 STS 的二线药物,对平滑肌肉瘤、脂肪肉瘤、滑膜肉瘤有效;吉西他滨联合多西他赛对平滑肌肉瘤及对部分蒽环类和异环磷酰胺化疗失败或不能耐受的患者有一定效果。放疗对腹壁 STS 具有重要作用,但腹壁 STS 放疗时应考虑到腹内脏器对放疗的敏感性和引起相应放射性损害的可能,放疗剂量应严格掌握。

近年来,靶向治疗在间质瘤等软组织肿瘤的治疗中取得了突破性进展,但对其他类型的软组织肿瘤的治疗仍处在探索阶段。对 DFSP 发生发展的分子机制研究表明,超过 90% 的 DFSP 伴有染色体异位。临床研究发现分子靶向药物——甲磺酸伊马替尼对术后复发或不适宜手术切除的 DFPS 患者有较好的治疗效果,疾病控制率为 87.1%,有效者的生存时间明显延长。血管生成在软组织肉瘤的生长和播散的过程中起重要作用,已观察到抗血管生成的靶向药物在特殊的软组织肉瘤亚型中的初步疗效。mTOR 信号通路是与真核细胞增殖和凋亡关系最密切的一条信号传导通路,目前 mTOR 抑制剂也已开始进入软组织肉瘤治疗领域。相信随着靶向治疗研究的深入,必定会为腹壁 STS 的治疗提供新的手段和方法。

此外,对腹壁肿瘤(例如硬纤维瘤)也可采用内分泌治疗的方式。硬纤维瘤被认为与女性激素平衡失调有关,抗雌激素类药物(如他莫昔芬)或类似物(托瑞米芬等)可作为辅助治疗的手段。而非类固醇类抗炎药的研究发现其具有抑制硬纤维瘤成母细胞胶原合成的作用,因而也可用于硬纤维瘤的治疗。

第八节　典型病例

【典型病例 1】

患者,女性,52 岁。因发现右上腹壁肿块 1 年入院,肿块逐渐增大,自觉局部胀痛不适。术前诊断右上腹壁硬纤维瘤,皮肤未受累及。手术方式：右腹壁肿瘤扩大切除术。缺损类型：Ⅱ U。修复重建方式：植入材料修复(生物补片＋合成补片修复)(图 17-8a～图 17-8e)。

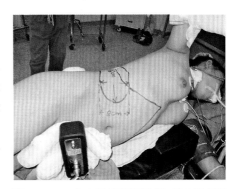

图 17-8a　右上腹壁硬纤维瘤,无皮肤受累

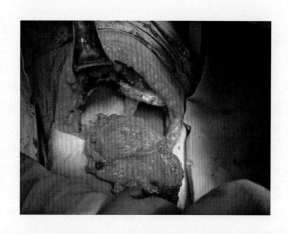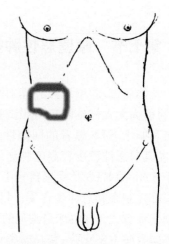

图 17 - 8b　包括受累膈肌在内的右腹壁肿瘤扩大切除术,缺损类型:ⅡU

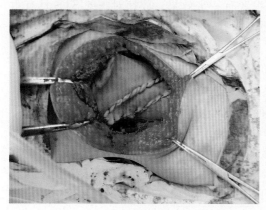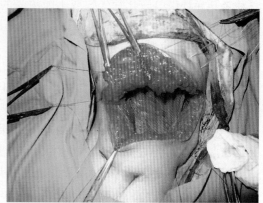

图 17 - 8c　生物补片关闭腹腔　　　　　图 17 - 8d　合成补片修复腹壁缺损(Sublay 法)

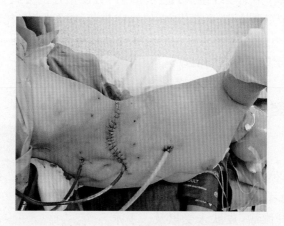

图 17 - 8e　皮肤缝合,完成手术

【典型病例 2】

　　患者,男性,42 岁。因右中、下腹肿物 8 年入院,既往手术 5 次,均在术后 1～2 年内复发。术前诊断右中、下腹复发 DFSP,皮肤受累及。手术方式:右中、下腹壁 DFSP 扩大切

除术。缺损类型：Ⅲ LM$_3$。修复重建方式：扩大带蒂 TFL 转移＋合成补片修复
（图 17 - 9a～图 17 - 9d）。

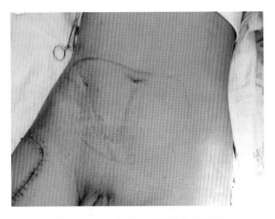

图 17 - 9a 右中、下腹复发 DFSP

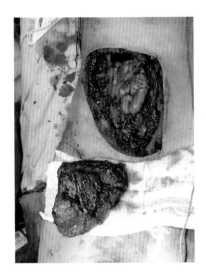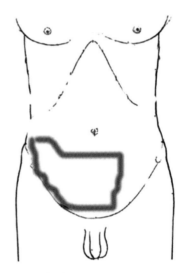

图 17 - 9b 右中、下腹壁 DFSP 扩大切除术，缺损类型：Ⅲ LM$_3$

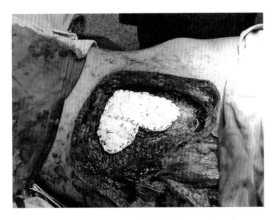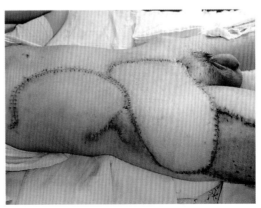

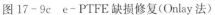

图 17 - 9c e - PTFE 缺损修复（Onlay 法） 图 17 - 9d 扩大带蒂 TFL 转移修复腹壁缺损

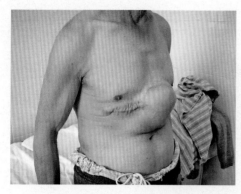

图 17 - 10a　上腹复发 STS

【典型病例 3】

患者,男性,66 岁。因上腹部肿物 3 年入院,既往有腹壁肿物切除手术史 1 次,1 年前复发。术前诊断上腹 STS,胸骨、部分肋软骨及皮肤受累及。手术方式:上腹壁 STS 扩大切除术。缺损类型:Ⅲ M_1。修复重建方式:游离 TFL ＋ 大网膜 ＋ 合成补片修复(图 17 - 10a～图 17 - 10f)。

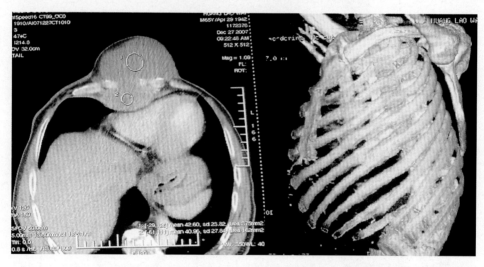

图 17 - 10b　术前 CT 与三维重建

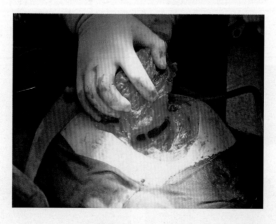

图 17 - 10c　上腹壁 STS 扩大切除术(连同受累
及的部分胸骨与肋软骨)

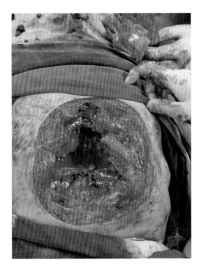
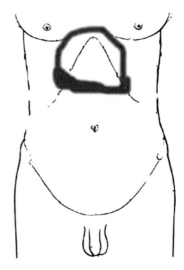

图 17-10d　上腹 STS 扩大切除术,缺损类型: Ⅲ M₁

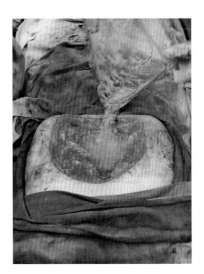
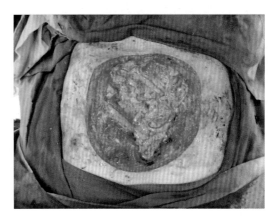

图 17-10e　生物补片关闭腹腔,大网膜覆盖

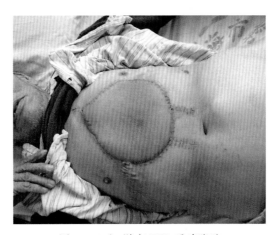

图 17-10f　游离 TFL 重建腹壁

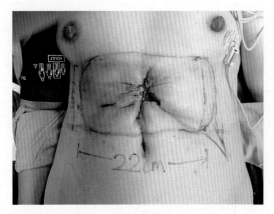

图 17 - 11a　上腹壁穿刺孔胆囊癌种植

【典型病例 4】

患者，女性，58 岁。因胆囊切除术后腹壁肿物半年入院，术后病理为胆囊癌。术前诊断穿刺孔胆囊癌种植，累积肝脏、皮肤。手术方式：上腹壁肿瘤扩大切除术（包括肝脏部分切除，肝十二指肠韧带淋巴结清扫）。缺损类型：Ⅲ UM_1。修复重建方式：生物补片＋大网膜＋游离植皮术修复（图 17 - 11a～图 17 - 11g）。

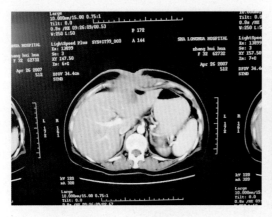

图 17 - 11b　术前 CT

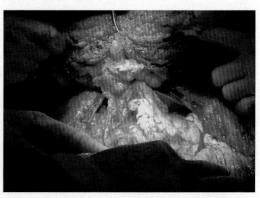

图 17 - 11c　上腹壁肿瘤扩大切除术

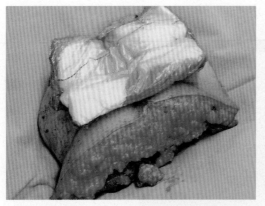

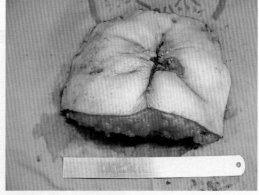

图 17 - 11d　上腹壁肿瘤扩大切除标本

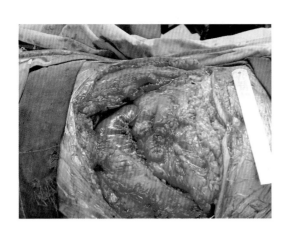
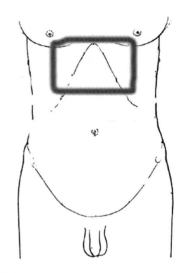

图 17-11e 缺损类型：Ⅲ UM₁

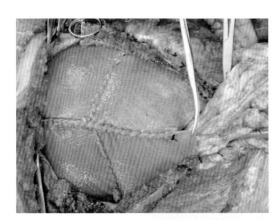
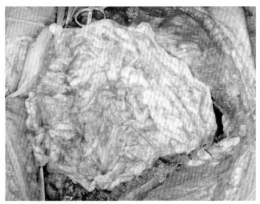
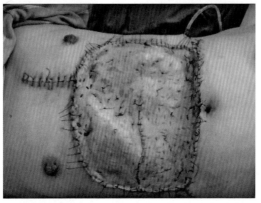

图 17-11f 修复重建方式：生物补片＋大网膜＋游离植皮术修复

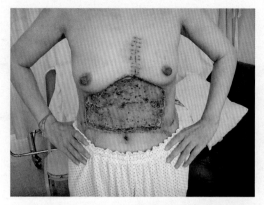

图 17-11g 术后患者恢复正常生活

【典型病例 5】

患者,男性,68 岁。因贲门癌根治术后腹壁肿块 6 个月入院。术前诊断腹壁胃癌种植转移,未累及皮肤。手术方式:腹壁肿瘤扩大切除术。缺损类型:Ⅱ M_{1-3}。修复重建方式:CST+生物补片加强修复(图 17-12a~图 17-12e)。

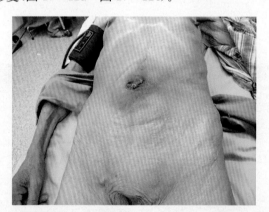

图 17-12a 腹壁切口胃癌种植转移

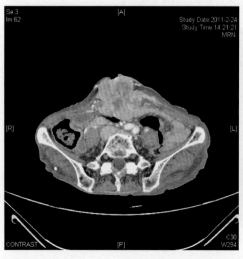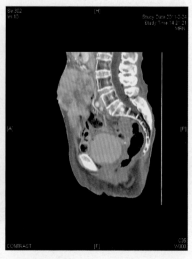

图 17-12b 术前 CT,腹壁全层受累及

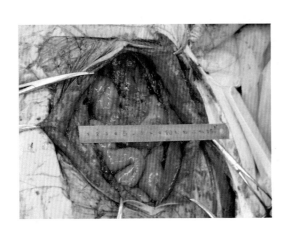
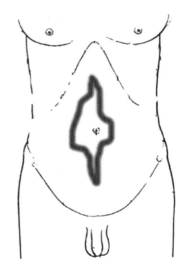

图 17 - 12c　腹壁肿瘤扩大切除术，缺损类型：Ⅱ M_{1-3}

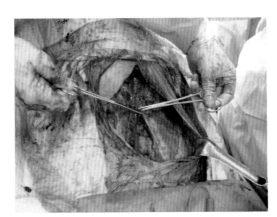
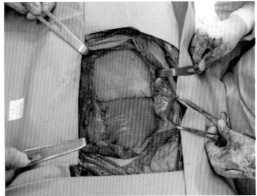

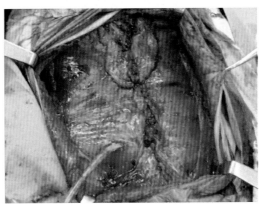

图 17 - 12d　CST＋生物补片修复（Underlay 法），缺损肌筋膜层闭合

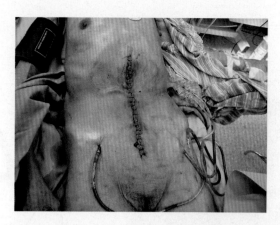

图 17 - 12e　皮肤缝合,手术结束

　　总之,对腹壁肿瘤进行规范化的合理有效治疗是患者获得最佳预后的保证。如何对巨大腹壁缺损进行修复重建对外科医师而言仍是一项挑战。腹壁肿瘤的治疗就是要通过彻底的扩大切除术及腹壁缺损的修复重建,不仅达到腹壁肿瘤根治切除的目的,并且还要通过腹壁修复重建实现重建腹壁外观,覆盖与保护腹腔内脏器,最大限度提供足够强度的力学支持以恢复腹壁的功能与完整性。

（顾　岩　钱云良　王丹茹）

参 考 文 献

Espinosa-de-los-monteros A, de la Torre JI, Marrero I, et al. 2007. Utilization of human cadaveric acellular dermis for abdominal hernia reconstruction. Ann Plast Surg, 58(3): 264 - 267.

Gu Y, Tang R, Gong D. 2011. Repair and reconstruction ofabdominal wall defects after excision of abdominal wall tumors. Hernia, 15(suool 2): s35 - 36.

Gu Y, Tang R, Gong DQ, et al. 2008. Reconstruction of the abdominal wall by using a combinationof the human acellular dermal matrix implant and an interpositional omentum flap after extensive tumor resection in patients with abdominal wall neoplasm: A preliminary result. World J Gastroenterol, 14: 752 - 757.

Hadeed JG, Walsh MD, Pappas TN, et al. 2011. Complex abdominal wall hernias: a new classification system and approach to management based on review of 133 consecutive patients. Ann Plast Surg, 66(5): 497 - 503.

Han A, Chen EH, Niedt G, et al. 2009. Neoadjuvantimatinib therapy for dermatofibrosarcoma protuberans. Arch Dermatol, 145: 792 - 796.

Kolker AR, Brown DJ, Redstone JS, et al. 2005. Multilayer reconstruction of abdominal wall defects with acellular dermal allograft and component separation. Ann Plast Surg, 55(1): 36 - 41.

Muysoms FE, Miserez M, Berrevoet F, et al. 2009. Classification of primary and incisional abdominal wall hernias. Hernia, 13(4): 407 - 414.

Tang R, Gu Y, Gong DQ, et al. 2009. Immediate repair of major abdominal wall defect after extensive tumor excision in patients with abdominal wall neoplasm: retrospective review of 27 cases. Ann Surg Oncol, 16(10): 2895 - 2907.

第十八章　腹壁创伤与腹壁缺损的修复

第一节　概述

第一节　概述

一、定义

1. 腹壁创伤　　腹壁创伤是指机械性的致伤因子作用于腹部,造成人体腹壁组织结构连续性的破坏。这在战时非常多见。在日常生活中,随着交通事故发生率的增加,腹部创伤以及腹部创伤引致的腹壁缺损的病例也在增加。此外,随着医疗技术的发展,医源性损伤引起的腹部创伤和腹壁缺损也同样值得重视。

腹壁创伤根据腹壁皮肤有无破损分为闭合性和开放性两种。常见的腹壁闭合性创伤有挫伤和血肿。开放性创伤按照腹膜是否破损分为穿透性和非穿透性腹壁创伤。

2. 腹壁缺损　　造成腹壁缺损的原因及种类繁多,大体可分为先天性和后天性因素,大部分腹壁缺损是后天形成的。腹壁创伤是最常见的后天因素之一。

腹壁创伤可直接导致腹壁缺损,如创伤性腹壁疝,锐器(刀、子弹等)引起的特殊部位切口疝等;也可以因继发的感染等造成腹壁缺损;同时也可能因为处理的不规范而形成腹壁缺损,甚至腹壁切口疝形成。

二、分类

根据腹壁组织缺损的程度,腹壁缺损分为部分缺损和完全缺损,前者指皮肤、皮下组织及部分肌肉、筋膜的缺损,后者指腹壁全层的缺损。上海第九人民医院顾岩教授等又将其细分为 3 型:Ⅰ型仅涉及皮肤及部分皮下组织缺损;Ⅱ型以腹壁肌筋膜组织的缺失为主,但皮肤仍完整;Ⅲ型为腹壁全层的缺失。

通常以缺损直径 5 cm 和 10 cm 为标准,分为小、中、大 3 型。Rodrich 等认为 15 cm以上的缺损为大型缺损。

通过分型分区,对腹壁缺损的描述可以达到精确,利于手术方式的选择与术后效果的评判。

三、临床表现与诊断

由于机械性致伤因子不同,创伤程度各异,腹壁创伤的临床表现可以有很大的差异。从没有明显的症状、体征到出现重度休克,甚至危及生命。

根据受伤史和体格检查可以作出腹壁创伤的初步判断,在紧急情况下这仍是最基本的诊断方法。在边检查、边治疗的过程中,应详细采集病史,了解受伤的时间,暴力的性质、强度、作用方向和作用部位，以及受伤以来的病情发展，以做出更详细、准确的临床判断。

在体检过程中，首先需要关注生命体征的情况，对可能危害生命的创伤首先予以处理。对于腹部开放伤，由于伤口的存在，一般都能得到及时的诊断处理；而腹部闭合伤的诊断相对困难。对腹部闭合伤而言，最关键的是确认有无内脏的损伤。腹壁挫伤的患者也可表现出腹部压痛和腹肌紧张，但这样的患者安静休息时疼痛减轻，做腹肌收缩时疼痛加重，病情呈逐渐减轻的趋势。可以通过辅助检查来帮助我们判断，如实验室检查、X线检查、腹腔穿刺、腹腔灌洗以及B超、CT等影像学检查。

四、治疗

任何一名外科医师都必须认识到腹壁创伤往往只是全身多发性损伤的一部分，不能孤立地去看待和处理，必须合理判断和处理腹壁创伤所带来的各种问题。

治疗的首要原则是准确地判断，抢救生命是第一位的，急救ABC的原则必须得到贯彻。

腹壁闭合伤的处理原则与其他软组织损伤是一致的，如能排除腹内脏器的损伤，可行保守治疗；若不能排除，可做腹腔穿刺或灌洗帮助鉴别，必要时剖腹探查，同时清除血肿，结扎出血点及缝合断裂的腹肌。

非穿透性开放伤应行清创术，一期缝合或延期缝合，可放置引流。穿透性开放伤需要一并做切口探查腹腔，处理脏器损伤后再对腹壁创伤进行清创缝合。

对于腹壁缺损的治疗，可以根据缺损的类型，采用不同的手术方式与修补材料进行腹壁缺损的修复与重建。这需要腹壁外科医师不仅掌握普外科的技术，还需要具备整复外科技术以及组织材料学的相关知识。治疗的目的是恢复并重建腹壁的外观与完整，同时提供足够的力学强度，达到覆盖与保护内脏，防止腹壁缺损的再次发生。

第二节　腹壁创伤与腹壁缺损的外科治疗

腹壁创伤的外科治疗并不困难，但由腹壁创伤引致的腹壁缺损，尤其是腹壁巨大缺损，却是腹部外科治疗上的一个难点。它的修复和重建一直是外科医师试图攻克的难关。

一、手术原则

理想的腹壁修补包括：① 修补区与腹壁融为一体，恢复腹壁结构和外形的完整性；② 防止腹内脏器突出、保护腹腔内容物、支持其功能；③ 提供功能性的肌肉支持；④ 无张力修补；⑤ 修补具有持久性。目前尚没有一种方式、一种材料能够适用所有的腹壁缺损。因此，针对不同类型的腹壁缺损，需要个体化的方案。腹壁缺损修补的手术方式依据缺损类型的不同而异，需要考虑的因素包括缺损的大小、部位、缺损程度和病因。

二、手术时机

可以是即刻的腹壁缺损修复，也可以是延期修复。可能的情况下，所有腹壁开放性创口都应立刻关闭,一期修复可以避免外伤后的腹腔感染、肠瘘和腹壁巨大疝等严重并发症,尽早恢复腹壁的屏障功能。一般而言,创伤性腹壁缺损常伴有不同程度的腹壁污染和腹腔污染。对于病情稳定、创面没有或仅轻度污染、没有组织缺失或仅有少量组织缺失的情况下,可以在清创后对腹壁进行即时修复;而对于污染严重或患者病情不稳定,甚或手术条件不具备的情况下,可以考虑先临时关闭腹腔,再延期进行腹壁缺损的修复。

三、手术方式

常用的腹壁缺损修复方式有:直接缝合修复、自体组织修复以及人工材料的修补。

1. 直接缝合修复   对于缺损直径小、组织边缘血供好以及创面无污染的腹壁缺损可采用间断缝合的方式,将腹壁缺损两侧的组织原位对拢缝合。但在腹壁缝合张力较大的情况下,有可能带来一系列的并发症,导致腹壁缺损术后复发率高。患者术后可能发生长期局部疼痛,影响生活质量。强行缝合,甚至会引起腹腔间隔室综合征。

2. 自体组织修复   自体组织修复是一项非常有用的整复技术,也是近 10 年来发展较快的一项腹壁缺损修复技术。常用的腹壁及腹壁邻近带蒂组织有腹外斜肌、腹直肌、阔筋膜张肌、背阔肌以及股薄肌、股直肌、缝匠肌等形成的肌瓣、肌筋膜瓣或肌皮瓣等。自体皮瓣修补包括多种方式,包括局部推进瓣、旋转瓣和游离瓣等。在所有的修补方法中,推进瓣应用较多,因其具有正常的神经和血管支配,肌肉组织具有收缩功能,相对于去神经化的肌肉筋膜组织而言,其缓冲、对抗张力的作用更强。在修补整复领域,一项应用非常广泛的推进瓣技术是组织结构分离技术。我们以此为例探讨腹壁缺损的自体组织修复。

Ramirez 等首先提出了采用组织结构分离技术对腹壁中线部位巨大缺损进行修复。首先向腋前线方向游离皮瓣,找到半月线,于其外侧 1 cm 处行平行于半月线的垂直切口,在腹外斜肌深面腹内斜肌筋膜浅层进行分离,直到腋中线。至此有神经支配的腹直肌、腹内斜肌及腹横肌的复合组织分离完成。将腹直肌及前鞘向中线拉拢,采用不可吸收缝线连续缝合,浅层皮瓣也向中线拉拢缝合。分别于中线两侧的皮瓣与腹内斜肌之间放置负压引流,引流管从耻骨上或侧腹壁分别做穿刺孔引出。

在此基础上,许多学者尝试了各种改良方法。Lowe 等采用改良的成分分离方法,于白线外侧 1~1.5 cm 切开一侧腹直肌后鞘,如有张力则切开对侧后鞘。经过此步骤后如可以无张力重叠缝合腹直肌则不再行进一步的成分分离;如存在张力则于半月线外侧 2 cm 处切开腹外斜肌腱膜,于腹外斜肌与腹内斜肌之间钝性分离,可使腹直肌向中间移动,如仍存在张力则行对侧的成分分离。

组织分离技术成功的关键首先是熟悉腹壁肌肉的血供和神经支配,其次是腹壁肌肉和筋膜必须得到充分的游离方能保证较满意的组织瓣修补。通过这样的分离方法可以达到修复腹壁巨大缺损的目的。对于局部推进瓣无法恢复腹壁完整性的患者,可考虑使用组织扩张技术。对仍不足以修补的腹壁缺损,可以选择游离瓣、旋转瓣等进行腹壁缺损修复,常用的旋转瓣为阔筋膜张肌瓣,但逐渐被人工材料替代。

组织瓣修复材料来源于自体,所以在严格无菌手术操作的前提下,感染的发生率较低。另外,采用成分分离技术进行腹壁缺损修复的复发率为 5%~10%,明显优于直接缝合与人工材料修补技术。但是,自体组织修复存在手术时间长、操作复杂、创伤大、在技术上要求比较高的缺点。对于伴严重污染、不宜行人工材料修复的患者是一种可选择的方法,但还不适合大范围地推广。

3. 人工合成材料修复　　采用人工合成材料补片进行腹壁缺损的修复是腹壁缺损治疗历程中的一座里程碑,也是目前治疗腹壁缺损的主要手段。

(1) 修复方式　　根据人工合成材料补片放置部位不同,将缺损修复方式分为 Onlay 修补术、Inlay 修补术、Sublay 修补术及 Underlay 修补术。前两者由于复发率高以及并发症多,临床上已经较少应用。Sublay 修补术是将补片置于肌后,通过腹内压作用使补片固定于腹壁从而达到加强腹壁的目的。Underlay 修补术直接将补片置于腹腔内,不需要建立腹膜外间隙,创伤相对小,但由于直接接触腹腔内脏器,为防止肠粘连及肠瘘的发生,对补片的合成材料有抗粘连的要求。

(2) 修复材料　　材料学的发展为创伤引起的腹壁缺损的修复提供了强有力的支撑。目前常用的材料包括合成补片和生物补片。

合成补片包括不吸收补片、可吸收补片和复合补片,应用较广泛的有聚丙烯、聚酯和膨化聚四氟乙烯补片。前两者为不吸收补片,用于腹膜外修补。腹腔内的修补,多选用复合补片,如聚丙烯-膨化聚四氟乙烯补片、聚丙烯-可吸收材料补片等,达到既增加腹壁的强度,又因为有抗粘连作用而可以置入腹腔内与脏器接触的目的。补片的应用不仅可以直接修补腹壁缺损,同时通过成纤维细胞等在补片网孔中的生长,达到加固缺损处的腹壁的目的,因而不需要改变腹壁缺损处周围肌肉与筋膜的解剖位置来达到腹壁缺损修复的目的。研究表明,使用补片的术后感染的发生率约在 8%,其他的并发症包括血清肿、肠瘘等。人工合成材料如同去神经化的筋膜肌肉瓣一样,可以桥接组织缺损,提供结构支持,但因缺乏缓冲张力的功能,有潜在腹壁变薄弱的可能。

生物补片包括猪小肠黏膜下基质、牛心包膜、人脱细胞真皮基质、人羊膜等。这类生物材料在人体内最终被吸收,不会成为异物永久留存在人体,因此适用于伴有污染或感染的腹壁缺损的修复。国内部分医院也开展了这类手术,短期疗效良好,但病例报告数均不多,远期疗效尚有待于更大规模、多中心的随机化对照试验的证实。

任何一种手术方式都有其优缺点,都存在并发症及复发的问题。直接缝合法适应证范围狭小,合成补片可能并发皮肤糜烂、血清肿、肠梗阻、肠瘘及局部感染,生物补片可出现缺损修复部位的松弛,自体组织修复可能并发组织瓣缺血、供受区的感染等。理想的修补技术与修复材料仍有待于进一步的发现。

四、围手术期处理

对于创伤性腹壁缺损患者,恰当的围手术期处理非常重要。

1. 术前诊断要明确　　可以通过 B 超、CT 或 MRI 明确外伤的情况和腹壁缺损的位置、大小,明确相应血液供应的情况。

2. 术前评估要仔细　　术前应对患者生理情况和营养状态进行评估,对创伤及缺损的严重程度进行评估,了解局部是否有炎症,是否需皮瓣转移,是否需人工材料的准备,以决定手术时机和确定手术方案。

3. ACS 的防治　　对于腹壁缺损,尤其是巨大缺损,若不能进行一期修复可以考虑延期手术以避免 ACS 的发生。术前腹腔扩容及腹腔顺应性的训练以及术中修补方式的合理选用,是避免 ACS 发生的关键。

4. 感染的控制　　对于严重的创伤性腹壁缺损,围手术期应合理使用抗生素,术中注意严格的无菌操作,术后保持引流通畅,以降低感染发生率。一旦发生感染应根据细菌的培养结果,合理选择抗生素进行治疗。

第三节　创伤性腹壁疝

创伤性腹壁疝(traumatic abdominal wall hernia,TAWH)是一种在外力作用下皮肤仍保持完整性的腹壁缺损,腹腔内脏器经缺损突入皮下形成疝,是一种少见的由腹部创伤引致的腹壁疝。这与其他由于先天性、获得性、手术切口所致的腹壁疝有所区别,故本节专门予以描述。

一、定义

1906 年,Selby 首次描述这种病例。1964 年,Cain 收集相关文献报道后发表文章提出了创伤性腹壁疝的标准:在创伤后立即出现疝而皮肤是完整的,发现这种现象时创伤的体征依然存在。1983 年,Malangoni 等又增加了一个标准:创伤性腹壁疝是没有疝囊的。

二、病因和分类

发生的机制较为复杂。目前认为,外伤性腹壁疝是腹部遭受突然的、中等强度的钝器伤所致,这种强度可以导致局部腹壁在极短时间内强烈内陷,超过腹壁肌肉和筋膜的伸缩极限而致断裂,肠管或大网膜嵌入其内,而皮肤延伸性的存在使得局部皮肤仍保持完整。疝可以在外伤所致缺损处突出,也可以因为压力传导的关系自腹壁解剖薄弱处突出。因此创伤性腹壁疝常见于下腹部、腹股沟区和腹直肌鞘外侧。按照受伤机制可以分为:局灶性损伤、压力弥漫性损伤和剪切伤(如挤压伤)。

Neidhardt 等罗列了合并有疝的腹部创伤的分类:① 前腹壁的局部断裂;② 汽车安全带引起的座带综合征,往往合并创伤性直疝;③ 严重的创伤合并骨折和内脏损伤,形成自发性穿透伤。

目前分类方法较多,没有一个完整的分类法。我们综合 Ottero 和 Granchi 的观点,将钝挫伤引起的腹壁疝分为 3 型:① 较小力量而致的局灶性直接损伤,典型的如自行车手把撞击形成的腹股沟或下腹壁缺损,又称手把创伤性疝;② 中等力量在腹直肌外侧施压,引起的半月线疝或壁间疝;③ 更强力量或剪切力所致的腹壁肌肉广泛断裂。

三、临床表现与诊断

创伤性腹壁疝的患者往往急诊就诊,有明确的腹部外伤史,临床表现出腹部创伤的症状,表现为受伤部位皮肤淤血或擦划伤,肿胀,局部隆起。体检可见类圆形包块,有触痛,活动度小,质软至韧不等,听诊甚至可闻及肠鸣音,回纳后可扪及腹壁缺损。腹部立位平片可提示不全性肠梗阻,超声或 CT 等影像学检查提示皮下有无回声区,并与腹腔相通。

1939 年,McWhorter 提出一个创伤性腹壁疝的诊断标准:创伤后立即出现的疝;受伤部位严重疼痛;需平卧;伤后 24 h 内症状严重到足够引起患者注意的程度;伤前没有疝的存在。此后又添加了新的标准:疝部位的皮肤完整;术中未发现疝囊。其核心的标准仍是 Cain 经典文章中所表述的两点。因此,在判断一个患者是否为创伤性腹壁疝时,诊断要点包括:有明确的受伤史;有明确的腹壁创伤的症状和体征;有腹壁缺损和疝的存在。

当临床扪及腹部肿块,有时需要将创伤性腹壁疝的肠管嵌顿与创伤引致的腹直肌鞘血肿相鉴别,X 线、超声或 CT 检查的结果对我们的判断有帮助。

创伤性腹壁疝是否合并腹腔脏器损伤与暴力作用部位有关。创伤发生于脐上和侧肋部时,常合并空腔和实质性脏器损伤;而脐下则极少合并内脏损伤。因此,在判断时需要全面的检查,以免遗漏可能导致生命危险的情况同时存在,必要时可以剖腹探查或经腹腔镜探查。

四、治疗

创伤性腹壁疝的外科治疗原则同腹壁创伤及腹壁缺损的治疗是一致的。在合并腹腔内脏器的损伤时,优先处理脏器的损伤,同期行腹壁疝的修复。

手术时机方面,排除腹腔内脏器损伤后,早期即可进行腹壁疝的修复。因为此时腹壁虽然遭受创伤,但腹壁层次尚清,无组织缺失,对修补有利。而后期疝环周围组织回缩,纤维组织甚至瘢痕组织形成,造成局部张力过高,增加修补的难度。

手术路径根据全身情况和受伤部位而定。如单纯性的腹壁疝,通常采用缺损表面的皮肤切口进行即可。手术方式应根据腹壁缺损的大小决定。关键是腹壁各层次解剖清楚,腹横筋膜和腹膜适当游离,严密止血,根据缺损大小选择直接缝合修复、分层重叠缝合修复或者采用人工合成材料进行修复。

术后处理:注意防止感染的发生,除了术中严格的无菌操作外,术中止血要彻底,防止血肿继发感染;术后放置引流,注意保持通畅;围手术期合理选用抗生素;对各种增加腹内压的因素必须加以控制。

(董　谦　刘颖斌)

参 考 文 献

顾岩,刘正尼. 2009. 老年腹壁缺损的治疗. 老年医学与保健,15(5):266-269.

姜金波,徐克森,寿楠海. 2006. 巨大腹壁缺损的修复. 中国现代普通外科进展,9(3):141-143.

金中奎,马颂章. 2005. 自体组织移植修补腹壁巨大缺损. 外科理论与实践,10(2):190-191.

Cain A. 1964. Taaumatic hernia. Br J Surg, 51:549-550.

Damschen DD, Landercasper J, Cogbill TH, et al. 1994. Acute traumatic abdominal hernia: case report. J Trauma, 36:273-276.

Ganchi PA, Orgill DP. 1996. Autopenetrating hernia: a novel form of traumatic abdominal wall hernia-case report and review of the literature. JTrauma, 41:1064-1066.

Ihendijk RW, Hop WC, van den TolMP, et al. 2000. A comparison of suture repair with mesh repair for incisional hernia. N Engl J Med, 343(6):392-398.

Kuzabrj R, Worseg AP, Tairych G, et al. 1998. Sliding door technique for the repair of midline incisional hernias. Plast Reconstr Surg, 101: 1235 - 1242.

Lowe JB, Batty JD, et al. 2003. Risks associated with "components separation" forclosure of complex abdominal wall defects. Plast Reconstr Surg, 111(3): 1276 - 1283.

Malangoni MA, Condon R. 1983. Traumatic abdominal wall hernia. J Trauma, 23: 356 - 357.

Neidhardt JPH. 1998. Closed trauma of the abdominal wall. In: CHEVREL JP, ed. Hernias and surgery of the abdominal wall, 2nd edition. Paris: Springer: 106 - 109.

Neumayer L, Giobbie-Hurder A, Jonasson O, et al. 2004. Open mash versus Lacroscopic mesh repair on inguinal hernia. N Engl J Med, 350(18): 1819 - 1827.

Ottero C, Fallon WF. 1998. Injury to the abdominal wall musculature: the full spectrum of traumatic hernia. South Med J, 81: 517 - 520.

Panich V. 1995. Traumatic abdominal wall hernia. J Med Assoc Thai, 78: 271 - 275.

Ramirez OM, Ruas E, Dellon AL. 1990. Components separation method for closure of abdominal wall defects: an anatomic and clinical study. Plast Recontr Surg, 86(3): 519 - 526.

Rodrich RJ, Lowe JB, Hackney FL, et al. 2000. An algorithm for abdominal wall reconstruction. Plast Reconstr Surg, 105(1): 202 - 216.

Sathnur BP, Brandon J, Vera C, et al. 2007. Abdominal wall reconstruction in a Trauma Setting. Eur J Trauma Emerg Surg, 33(1): 91 - 99.

Tang R, Gu Y, Gong DQ, et al. 2009. Immediate repair of major abdominal wall defect after extensive tumor excision in patients with abdominal wall neoplasm: retrospective review of 27 cases. Ann Surg Oncol, 16(10): 2895 - 2907.

第十九章 老年人腹壁缺损的特点与处理

第一节 概述

随着我国社会经济的不断发展,人民物质生活水平的不断提高和改善,加之科学技术的进步,大大延长了国民的平均预期寿命。在我国,若按 60 岁以上界定为老年,则根据国家统计局的报告,2009 年全国 60 岁及以上老年人口达到 1.671 4 亿,占总人口的 12.5%。与 2008 年相比,老年人口增加 725 万,老年人口比重增加 0.5 个百分点。我国将出现第一次老年人口增长高峰,年均增长 800 万人。由此可见,21 世纪的中国必将是一个不可逆转的高速老龄化社会。在这一高速老龄化时代,老年医学的发展面临机遇与严峻挑战。

作为老年医学的组成部分,老年外科学担负着老年人外科疾病的诊治和研究任务。除了具有与一般外科相同的共性,老年外科学亦有其本身特殊的内涵。伴随着老年人器官生理功能的衰退及各种老年病侵袭,老年外科较一般外科更为复杂,对病情的判断要求更准确,处理要求更周密。老年患者的症状特点常常隐蔽或不典型,急症、重症多。另外,老年人对手术的承受力下降,术后代偿适应力降低,使手术后的并发症发生率明显上升。在这种情况下,更要求外科医师具备扎实的医学理论基础、丰富的临床经验及熟练的外科技术,以此保证老年患者取得最好的诊治效果。

腹壁疾病是老年外科领域最常见的疾病之一。其中以腹壁缺损所致腹股沟疝和切口疝的发病率居高。根据北美和欧洲国家的有关流行病学资料统计,自然人腹股沟疝的患病率为 1‰～5‰。尽管目前国内尚无全面、系统的流行病学资料,但 2001 年上海市部分地区腹股沟疝患病情况的初步流行病学调查结果显示,60 岁以下自然人腹股沟疝的患病率大约在 1.7‰,60 岁以上老年人的患病率则高达 11.5‰。1 份 2005 年天津市成人腹股沟疝流行病学抽样调查显示:60 岁以下的中青年的患病率为 1.2‰,60 岁及以上的老年的患病率为 5.9‰。虽然各家报告资料存在不可比性,但我国老年腹壁疾病患者数以及手术数量的上升已是不争的事实。因此,探索老年人腹壁疾病的规律和特点,寻求最有效的治疗方案已成为外科医师的重要课题。

第二节 老年人腹壁缺损的成因与发病机制

一、老年人腹壁屏障的基础生物学变化

人体衰老过程是随时间的推移而逐渐持续演变的过程。这一衰老过程中最具代表性的变化是脏器组织萎缩、实质细胞减少、再生能力下降和功能减退。正常的腹壁结构由于退化

而变得薄弱也是机体的老化现象。作为腹壁结构的重要组成部分,皮肤、肌肉及筋膜随着年龄增加均有不同程度生物学改变。皮肤表面渐粗糙,轻度变薄(19 岁时平均厚度 33.8 μm,80 岁以上时减少到 27.3 μm),颗粒层和棘细胞层变薄且有空泡变性,细胞再生能力减弱,角化层略厚,表皮与真皮交界的乳头平坦或消失,真皮结缔组织减少,胶原纤维和弹性纤维退行性变(即胶原纤维间架桥结合增多,变得坚硬),真皮层基质中的透明质酸减少、黏多糖变性,弹性纤维分子间交联增加、构型固定、失去原有弹性。此外,老年人皮肤、韧带、弹性纤维都有断裂和减少,这可能是由于衰老时合成减少,更新迟缓,存留者逐渐老化所致。

20～30 岁为肌肉强度的高峰,此后随年龄增加,肌肉强度持续降低,并呈进行性加速趋势。其衰老改变比其他组织更明显,表现为肌纤维变小萎缩,肌纤维数逐渐减少,肌肉变硬,失去弹性,肌肉总量减少(30 岁时男性肌肉占体重的 43%,60 岁以上仅占 25%),肌力随年龄增长而减退(60～70 岁时的肌力为 20～30 岁时的 80%),肌肉组织间有脂肪和纤维组织生长,使肌肉成为假性肥大,效率降低,易疲劳,腹部和背部肌肉紧张度减低,腹肌变厚,腰围扩大,酶系统有半数活性降低,肌球蛋白、ATP 酶活力下降,微血管及肌膜周边纤维蛋白大量增加,影响营养物质交换,这些改变导致肌肉收缩力减弱。

广泛分布于筋膜的胶原纤维伴随着衰老的过程,在性质和结构上都发生改变。胶原纤维性质上的变化构成了基本的老化过程,其主要特点是不溶解性、化学稳定性以及硬性的渐进性增加,这可能是由于亚单位之间化学交联所引起。一般认为胶原成分的稳定性以及结缔组织的完整性取决于胶原分子间交联的程度和类型。在纤维母细胞内通过吞噬作用进行细胞内胶原降解,这是结缔组织中细胞外基质的生理性改建方式,若降解和合成失去平衡将导致组织胶原的丢失。有研究发现年龄相关的胶原丢失是由于胶原吞噬作用调节紊乱导致纤维母细胞内溶酶体酶增多,造成降解的胶原量多于新合成的胶原量。筋膜内胶原纤维的减少,最终使腹壁屏障的功能减弱。

二、老年人腹壁缺损的发病机制

虽然人们对成人腹壁疾病的诊治已有 500 多年历史。然而,有关其发生的确切原因仍未完全明了。近年来,国内外学者利用现代技术手段进行临床和基础研究所获得的结果,在一定程度上使人们对老年人腹壁缺损的发生机制有了更深刻的了解和认识。

1. 解剖因素　伴随衰老的过程,老年人腹壁肌肉、肌腱退变,强度明显减低,合并肥胖、长期患病卧床等因素,使老年人更容易发生腹壁肌肉萎缩,有利于腹壁缺损形成。

解剖学研究表明,脐部、白线及半月线是前腹壁的几大薄弱点。脐部本身存在薄弱点,目前普遍认为受胚胎发育缺陷、圆韧带通过分开并插入脐环上缘不交叉所致。白线疝的发生可能与腹白线深面的腹横筋膜缺损、前腹壁腱膜过分受到牵拉及腱状纤维撕裂有关。半月线疝发生较为罕见。位于半月线和腹直肌外侧缘之间的 Spiegelian 筋膜是前腹壁先天性薄弱区之一,高龄、体重减轻、腹部肌肉萎缩等诱因,易导致半月线疝的发生。

2. 腹内压增高因素　老年人腹壁疝的形成,除解剖学因素外,常与腹内压增高有关。而腹内压是通过腹壁肌肉和盆底肌肉收缩、膈肌下移、腹腔内容积减少等方式产生,进而作用于腹壁。随着机体老化,老年人躯体处于易患病状态,有多种慢性病存在。尤其易患慢性支气管炎、老年性肺气肿、前列腺增生、慢性便秘等慢性疾病,此时会导致腹内高压缓慢产生,持续时间较长,压力峰值较低。腹壁遭受这一持续高压反复的冲击、破坏,使原本就已逐渐衰退的腹壁强度和弹性进一步减弱。当出现由突发猛烈咳嗽等动作产生的压力峰值高的腹压时,易引起腹壁疝。若不减轻原有持续的腹内高压,疝环的缺损将进一步增大,并形成恶性循环,其病情亦随病程的延长而加重。因此,在腹壁强度降低的前提下,瞬时腹内高压是导致腹壁疝发生的始动因素,而持续腹内高压则是导致腹壁疝发展的持续因素。

3. 胶原代谢因素　　近年来,分子生物学技术的进步丰富了老年人腹壁疝形成和发展机制。随着年龄的增长,老年人体内胶原降解酶的活性增加,羟脯氨酸含量减少,提示老年人腹壁退行性改变是胶原代谢障碍的结果。胶原纤维是构成腹内筋膜的重要成分。而胶原纤维主要由Ⅰ、Ⅲ型胶原组成,Ⅰ型胶原是成熟而稳定的胶原,其张力强度高;Ⅲ型为不成熟胶原,其张力强度低。在患腹股沟疝的老年患者中,发现Ⅲ型胶原的基因表达和蛋白合成明显增多,Ⅰ、Ⅲ型胶原的比例下降(Ⅰ型胶原无明显改变),从而导致腹横筋膜的张力和弹性降低。另一项研究表明,在长期吸烟的老年人的血清中可见游离活化的蛋白酶和弹性蛋白酶复合物,同时合并 α1-抗胰蛋白酶水平明显降低,这些酶的存在可破坏腹横筋膜和腹直肌鞘中的胶原和弹性蛋白,导致吸烟者易患腹壁疝。基质金属蛋白酶与其组织抑制物与腹壁疝发生的关系是又一研究热点。研究者发现直疝患者的腹横筋膜中基质金属蛋白酶Ⅱ水平明显升高,推测腹横筋膜中有关胶原及组织蛋白分解增加可能是发生腹股沟直疝的一个因素。另有报道提示老年人皮肤中金属蛋白酶组织抑制物的 mRNA 含量较年轻人显著降低,导致其对胶原酶的抑制降低,胶原分解增加。

第三节　老年人常见腹壁缺损的特点与处理

腹壁缺损可由先天性或后天性因素造成,在老年患者绝大多数腹壁缺损都是后天形成的。手术后切口疝是最常见的老年腹壁缺损,占腹壁缺损的 65% 以上。另外,脐疝等其他腹壁疝以及腹壁肿瘤切除、腹壁创伤、感染等均可造成严重而复杂的腹壁缺损。由于老年人生理和病理变化的特点,对不同种类的腹壁缺损应有正确的认识和恰当的处理。对于有手术指征的患者,可根据患者本身的条件、病情的严重程度、外科医师所掌握的技术和经济状况等综合情况进行个体化治疗。

一、老年人腹壁切口疝的诊断与治疗

老年患者常因腹壁薄弱、愈合能力下降、缝线摄入及伴有糖尿病、肥胖或肿瘤术后营养不良、便秘及前列腺肥大等使切口疝的发生率增高。典型的切口疝诊断较容易,主要症状为腹壁切口处有渐隆的肿物突出。较大的切口疝有腹部牵拉感,常伴有胃肠道反应。多数切口疝无完整疝囊,疝内容物可与腹膜外腹壁组织粘连成为难复性疝。体格检查时可见切口瘢痕处肿块,复位后多数能扪及腹肌裂开所形成的疝环边缘。B超和CT检查有助于确定诊断和了解切口疝大小及位置(图 19-1)。此外,老年人

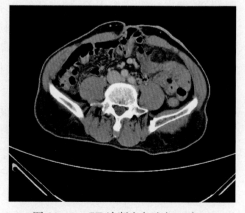

图 19-1　CT诊断老年人切口疝

腹壁巨大切口疝发生率高,易引发呼吸循环功能紊乱,应引起临床医师的足够重视。腹部手术切口疝不能自愈,为避免日益增大而降低生活质量,均需手术治疗。

选择合适的手术方式:① 腹腔内粘连不太严重,分离粘连容易,可选择开放手术,也可选择腹腔镜疝修补;② 无合并感染、中等大小、不需要皮肤塑型的切口疝,腹腔镜疝修补具有明显的优势;③ 合并感染、巨大切口疝、需要皮肤塑型的切口疝,或腹腔内粘连较重,可使用开放性手术。

行传统开腹手术时,应尽量切除原有切口瘢痕组织。暴露疝环后,沿其边缘清晰地解剖出腹壁各层组织,并在各层组织之间进行一定范围的游离,减少拉拢缝合时所产生的张力,使之有利于创缘的愈合。疝内容物还纳后,拉拢疝环边缘并予以缝合,然后依次细致地缝合腹壁各层组织。缝合时必须避免高张力,还应避免不同层次的组织缝合在一起。对小切口疝建议使用 1-0 的 Prolene 线连续缝合关闭疝环缺损,所用缝线的长度和切口长度比最好为 4:1。中切口疝可用直接缝合方法,但在拉拢对合组织有张力时,需使用修补材料修补。大和巨大切口疝最好采用修补材料修补。放置补片时一定要展平,四周缝合规范而切实,使补片平坦舒展又无张力,紧贴组织,边缘整齐,补片四周无卷曲折叠,避免积液和血清肿造成细菌感染。另外,老年人切口疝修补术,应给予预防性抗菌药物。同时,用腹带包扎腹部,以减少张力,加快老年人伤口愈合。

随着手术技术的娴熟,腹腔镜下切口疝修补术已在国内外逐步开展,并取得了与开腹修补术同样的临床效果。相比开腹手术,其具有创伤小、恢复快、无遗漏病灶及远离原手术切口操作的优势。但须严格掌握腹腔镜手术指征,评定老年人身体状况能否耐受全麻和气腹,做好腹腔扩容及腹肌顺应性训练。对无切口感染史的老人可在原切口愈合后 3～6 个月行手术治疗,有切口感染史则要求在原切口愈合 1 年后才能行手术治疗。腹腔镜手术中应注意套管的置入应尽量远离疝囊,术中仔细游离腹腔内粘连,修补材料需双重固定,同时降低气腹压,减少手术和麻醉时间,利于老年患者术后的恢复。若腹腔内广泛致密粘连,无法分离和置入穿刺套管及操作器械时,应及时转为开腹手术,确保手术安全。

二、老年人脐疝的诊断与治疗

脐疝是指通过脐环突出腹膜形成疝囊,内含大网膜或肠管。成人脐疝常见于肥胖的老年妇女。肝硬化腹水、充血性心衰或慢性肾病做过腹膜透析的患者易发生获得性脐疝。老年人脐疝的诊断通常不难。由于大网膜粘连于疝囊,突出的疝块常难于还纳。随着患病时间延长,患者体内多处筋膜缺损,疝块逐渐增大变成椭圆形并有向下垂的趋势。随疝块重量增加,患者主诉局部牵拉痛。当胃或横结肠受到牵拉,可能出现胃肠道症状,有部分肠梗阻者可出现间歇性绞痛。肝硬化腹水的患者常常因疝自发性穿破而发现邻近皮肤表面糜烂和感染。

老年脐疝患者因疝囊粘连较重、筋膜缺损面太大甚至疝嵌顿,需行手术治疗。经典的脐疝修补术过程如下:行梭形横切口,切开皮肤和皮下组织;连同梭形的皮肤切除组织,游离疝囊,切开囊壁,将疝内容物送回腹腔。若为嵌顿疝,以横向侧切疝环边缘,切开腹直肌部分前后鞘,推开两侧腹直肌,将疝内容物送回腹腔。然后关闭疝囊,缝合腹壁各层。

近年,国外大宗病例显示:无张力疝修补术与经典的 Mayo"背心盖裤子法"(vest-over-pants)手术相比,在手术时间、术后早期并发症(如伤口积液、感染)上无显著差异,而在复发率上,前者较后者明显降低。行无张力疝修补术时,应注意严格的无菌操作,组织间隙游离范围要充分、彻底,尤其是腹直肌前鞘上要尽可能不残留脂肪组织。根据疝环直径大小选择合适修补材料。补片放置必须牢固、可靠、平整、充分展开。如果使用平片及软组织补片修补,应该保证其边缘超过疝环边缘 3～5 cm。固定补片或网塞时,宜选择不可吸收的合成线连续缝合。嵌顿性脐疝应该探查疝内容物,如果合并肠管坏死,污染严重,则转为二期手术。

腹腔镜疝修补术对脐部外形损毁少,并保留脐孔,手术简单,并发症少,适用于全身情况良好,能耐受全麻及疝环直径小于 6 cm 的老年人。

第四节　老年人腹壁缺损围手术期处理

由于老年人生理功能减退,并往往合并多种慢性疾病,导致其储备功能和自身调节能力降低,对麻醉和手术的应激能力减退。同样程度的应激,青年患者可通过良好自身调节而平稳渡过,但在老年患者则可发生一系列复杂的病理生理改变,引发全身系统的并发症。因此,如何做好老年患者的围手术期处理,越来越引起人们的关注。

一、老年人腹壁缺损术前一般处理

术前应详细询问病史,查明老年患者有无慢性基础疾病,制定出有针对性的治疗计划。

对于贫血和低蛋白血症,手术前应积极予以纠正。提高老年患者的免疫能力,使各项化验指标均达到或接近正常水平,必要时可予以一定的营养支持。年老体弱、有习惯性便秘的患者,手术前最好进行适当的灌肠,尽量减少手术后为了排便而增加腹腔内压力的因素。有吸烟嗜好的患者,手术前至少 1 周内完全停止吸烟,以减少手术后肺部并发症的发生。存在慢性支气管炎、哮喘、支气管痉挛的老人给予解痉平喘及化痰药物治疗,并配合雾化吸入。有高血压及心功能不全的患者,术前应尽可能控制血压及改善心功能。一般认为术前血压应控制在 160/90 mmHg 以下或较基础血压降低 20 mmHg,以避免术中发生严重的低血压,引起一过性心、脑等重要器官缺血。糖耐量随年龄增长而逐渐减退,胰岛素抵抗增加,胰脂肪酶分泌也减少。麻醉手术应激使机体分泌糖皮质激素、生长激素、胰高血糖素及肾上腺素等,促使肝糖原分解,糖异生增加,分解代谢增强。故术前应重视对血糖的控制。

术前手术区皮肤洁净至关重要。大多数腹壁疝手术的切口靠近会阴部腹股沟区,该部位皮肤细菌较多,良好的备皮和消毒将有助于手术的无菌操作。免疫力低下的老年患者可采用消毒液浸泡的纱布对手术区皮肤进行 24 h 贴敷的方法,去除由于皮肤不洁所致的感染因素。对于使用修补材料进行缺损修复的患者,术前应预防性使用抗生素。

二、老年人腹壁缺损术后一般处理

对于老年人术后极易发生的肺不张、肺部感染等肺部并发症,应增强患者的免疫功能及抗应激能力,并在此基础上合理使用抗生素。老年患者术后发生心律失常者较为常见。术后偶发的房早、室早、无症状的束支传导阻滞、一度或二度Ⅰ型房室传导阻滞可不予特殊处理。其他较为严重的器质性心律失常,应给予积极处理。一些高龄老人即使术前无明显的器质性心脏疾病,术后亦可能发生心衰。因此,对这一类患者的围手术期应当进行血流动力学监测,并按其监测结果,给予强心、利尿或扩血管治疗,同时维持内环境稳定,以避免对心功能产生影响。行全麻手术的老年患者,术后发生深静脉血栓的概率增高。应鼓励其早期运动以防止深静脉血栓发生。一旦发生,需尽早给予溶栓、抗凝治疗,必要时作静脉切开取栓。尿潴留是腹壁疝术后常见并发症,老年人发生率高达30%。常规留置导尿和积极治疗前列腺肥大是防治术后尿潴留和尿路感染及术后近期疝复发的重要措施。

行腹壁疝手术的老年患者术后出现腹胀,应禁食1~2 d,并适当地静脉输液。常规术后1周拆线出院,但此时不等于伤口组织已经愈合,更不等于伤口已有一定的抗张力。伤口内胶原纤维的形成始于创伤后5~6 d,10 d左右最活跃,但整个过程需持续数周以至数月,故应避免早期过度负重。

第五节　老年人腹壁缺损术后常见并发症与处理

一、切口感染

切口感染是老年人腹壁缺损修补术后最常见的并发症之一。一方面与外科医师的手术操作技术、熟练程度、手术时间长短及手术环境等因素有关;另一方面,大量的无张力修补术增加人工补片感染的可能性。值得重视的是,人工补片感染与传统修补术切口感染的不同之处是:临床可表现为手术几周后或数月后才出现急性炎性反应症状或类似于切口脂肪液化的症状,并产生无痛性的窦道。

大量临床实践表明,无张力疝修补术后24~48 h应查看切口,若发现有红肿等感染迹象,应先给予局部理疗、酒精纱布外敷等处理,同时全身应用抗生素。不应随意穿刺抽吸,如有脓肿形成则需引流。经局部处理,伤口感染多可愈合,但如出现反复,应及时取出补片行清创处理。清除感染的人工材料后需再次修补,最好等待6~9个月的时间,直到组织里的细菌完全消灭,术前皮下组织活检培养以明确有无细菌残留。

预防切口感染应从手术时做起。进行传统疝修补术时,应严格遵守无菌原则,确切止血和避免不必要的解剖。术中应避免粗暴钳夹、牵拉和大块的组织结扎及不合理地使用电刀。游离疝囊时避免撕破及切开腹股沟管后壁,不必要的游离越少越好。手术结束时尽可能清除伤口内的失活组织,疝囊过大可放置闭式引流。最大限度地降低组织损伤、积液、血肿的发生,消除细菌侵入引起感染的相关因素。对于嵌顿疝的老年患者,因其有局部组织水肿,嵌顿肠管通透性增加、细菌易位,疝内容物坏死,感染风险增大,放置补片应慎重。聚丙烯单丝原料制成的补片具有很好的生物相容性和一定的感染耐受能力,即使术后发生感染也不一定必须取出补片,经局部处理仍可治愈。但对严重的补片感染及保守治疗无效者,取出补片仍是治疗的主要手段。同时,基于老年患者感染特点,常需要抗生素联合用药。感染后早期经验性选用相对广谱的抗菌药物,待培养和药敏结果证实后,再选用敏感抗生素治疗。

二、术后神经痛

老年人腹壁疝修补术后神经痛,是修补过程中损伤手术区域感觉神经而出现的一类并发症。多为暂时性,无须特殊处理。但有少数长期持续疼痛,严重影响生活,处理非常棘手。术后神经痛的诊断与处理建立在患者病史和临床检查上,患者主诉的疼痛部位通常是损伤神经的感觉分布区。对发生术后神经痛的老年患者首先行利多卡因局部神经阻滞麻醉,配合理疗、针灸、注射 B 族维生素等治疗。若患者症状在 4～6 周内无缓解,有必要再次手术探查。如果持续 3 个月以上或疼痛持续加重者,可经手术松解神经或将受压神经切断或拆除缝合线。

预防术后神经痛的发生非常重要,放置补片及固定时,应尽可能避开神经。腹腔镜疝修补术中,应避免螺旋钉等固定物嵌入神经。术中操作要轻柔,避免过多出血或血肿形成,伤口止血要及时和彻底,必要时切口内放置引流物。

三、疝复发

疝复发是指疝修补手术后原手术部位再发生相同类型的疝。疝复发的时间一般多在术后 1～3 年,最短的于术后 3 d,最长于术后 5 年或更长发生。根据复发的时间不同,可分为早期复发和晚期复发。早期复发常与手术操作不当有关,包括补片与周边组织重叠不够、补片缝合固定不佳、发生感染等并发症,这些因素均会显著增加疝复发可能。晚期复发常见于老年患者,与前列腺增生、慢性咳嗽、便秘等所致腹内高压及胶原代谢异常等密切相关,其治疗需再次手术,具体方式详见切口疝治疗。

规范的手术操作及恰当的围手术期处理是预防老年人术后疝复发的关键,对不同类型的患者要采取个体化、规范化治疗。要注意疝内容物回纳后的顺应性锻炼,即术前 2 周腹带包扎预定切口处,充分肠道准备,术前、术后控制体重,术后早期避免剧烈运动、重体力劳动,避免咳嗽、便秘等可减少再手术后复发等并发症的发生机会。

第六节　老年人腹壁缺损的预防

随着人类平均寿命延长,老年人腹壁疾病亦随之增多,决定了外科医师应提供整合的治疗与预防保健服务,并强调将腹壁疾病的预防意识纳入到日常医疗工作中。这有助于提高医疗资源的合理利用,为健康老龄过程创造条件。为降低腹壁疾病风险,提倡老年人做到以下几点预防措施。

首先,老年人应加强自身腹肌锻炼。根据人体骨骼肌特点,长期静止少动可致腹肌退化变薄。相反,经常使肌肉处于收缩与松弛的交替运动中,增加肌肉内供血量,可有效防止肌肉退化。老年人可采取适当的锻炼方式,如慢跑、气功、太极拳等健身活动。在有条件的情况下,可进一步进行专项腹肌锻炼,如平卧后双下肢交替做伸膝抬腿活动、两足在空中做蹬自行车动作及仰卧起坐运动。

其次,老年人应采取合理的饮食结构。补充足够的蛋白质、维生素和矿物质。其中尤以蛋白质和维生素 C 最重要。蛋白质提供合成胶原蛋白所需的氨基酸,维生素 C 是形成胶原纤维的重要催化剂。对于肥胖的老人,应对碳水化合物和脂肪等食物的摄入量适当加以限制。

最后,老年人应积极预防一些导致腹壁疾病发生的因素。长期吸烟与腹壁疝发生密切相关,因此应积极戒烟。对于长期的咳嗽应在改善症状的前提下,寻找诸如慢性支气管炎等原发病因并加以治疗。对于前列腺增生、慢性便秘等同样必须给予重视并进行相应处理,以降低腹内压增高对腹壁的影响,尽可能减少腹壁疝发生的可能。

(姜波健　陆瑞祺　俞继卫)

参 考 文 献

唐健雄,华蕾,张逖等. 2002. 成人腹股沟疝患病情况的多中心研究. 外科理论与实践,7(6):421-422.

田文,马冰,杜晓辉等. 2007. 老年腹壁切口疝的腹腔镜下修补术. 中华外科杂志,45(21):1452-1454.

王荫龙,姚伯元,田正刚等. 2007. 天津市成人腹股沟疝流行病学调查. 中华疝和腹壁外科杂志,1(1):13-15.

向国安,陈开运,王汉宁等. 2007. 腹腔镜治疗脐疝 28 例. 中华普通外科杂志,22(5):368-369.

中华医学会外科学分会疝和腹壁外科学组. 2004. 成人腹股沟疝、股疝和腹部手术切口疝手术治疗方案(2003 年修订稿). 中华外科杂志,42(14):834-835.

Arenal JJ, Rodriguez-Vielba P, Gallo E, et al. 2002. Hernias of the abdominal wall in patients over the age of 70 years. Eur J Surg, 168(8-9):460-463.

Arroyo A, Garcia P, Perez F, et al. 2001. Randomized clinical trail comparing suture and mesh repair of umbilical hernia in adults. Brit J Surg, 88(3):1321-1323.

Chevrel JP. 1998. Hernias and surgery of the abdominal wall, 2nd edition. Berlin: Springer-Verlag.

Deysine M. 2004. Hernia Infections. New York: Marcel Dekker, Inc.

Fitzgibbons RJ. 2002. Nyhus and Condon's hernia, 5th edition. Philadelphia: Lippincott Williams Wilkins.

Franz MG. 2006. The biology of hernias and the abdominal wall. Hernia, 10(6):462-471.

Kingsnorth A, LeBlanc K. 2003. Hernias: inguinal and incisional. The Lancet, 362(9395):1561-1571.

Klinge U, Binnebosel M, Mertens PR. 2006. Are collagens the culprits in the development of incisional and inguinal hernia disease? Hernia, 10(6):472-477.

Schumplick V, Fitzgibbons RJ. 2007. Recurrent hernia prevention and treatment. Berlin: Springer-Verlag.

Sinha S, Srinivas G, Montgomery J, et al. 2007. Outcome of day-case inguinal hernia in elderly patients: how safe is it?. Hernia, 11(3):253-256.

第二十章　腹壁缺损与肥胖

　　伴随着经济的发展,生活方式特别是饮食结构的改变,病态肥胖的发生率在全球逐渐上升,威胁着人类的生活质量甚至生命健康。传统对于肥胖的定义是机体脂肪过度积聚与脂肪组织过量扩增。科学的判断方法是准确测量机体脂肪或脂肪组织的量,目前临床比较常用的是指标是体重指数(body mass index,BMI),BMI=体重(kg)/身高²(m²)。按照世界卫生组织成人 BMI 标准,BMI>25 为超重,BMI≥30 为肥胖,病态肥胖定义为BMI>40 或 BMI>35 且并发其他相关疾病,如糖尿病、高血压、高血脂、冠心病等。我国肥胖人群数量正以惊人的速度上升。据统计,目前我国成年人中,超重者约 2 亿,肥胖者约 6 000 万。因此,外科手术患者中病态肥胖所占的比例也越来越大。肥胖者腹部手术后切口疝的发生率可高达 65%,而在发生切口疝的患者中,肥胖者比例甚至高达 80%。

　　已有很多研究证实了肥胖是腹壁缺损(包括切口疝)发生及复发的危险因素。肥胖人群长期腹内压增高,腹壁肌肉受肥胖影响氧化损伤加重,肌肉强度降低,术后伤口更容易发生脂肪液化、感染,围手术期并发症发生率较高,这些因素在肥胖人群切口疝的发生及复发过程中都起着重要作用。然而,目前对于肥胖人群腹壁缺损的治疗还没有形成共识。

第一节　肥胖与切口疝的流行病学

　　国外报道,体重明显高于正常值的人腹股沟疝术后复发的危险性并未增加,体重过低的患者反而有较高的危险性。切口疝的发生和复发情况却与之相反。一直以来,肥胖都被认为是切口疝形成以及复发的危险因素。不论开腹还是腹腔镜手术,肥胖患者行腹部手术后切口疝发生以及复发的概率都明显高于普通人群。Tsereteli 等报道了 901 例行腹腔镜腹壁疝修补术的患者,其中平均体重指数超过 40 的为 A 组,余患者平均体重指数 30 为 B 组。结果显示:A 组患者平均手术时间 154 min,B 组平均手术时间 119 min($P<$0.01);术中发现 A、B 两组患者的腹壁缺损面积分别为 171 cm² 和 109 cm²($P<$0.05);使用的补片大小分别为 449 cm² 和 349 cm²($P=$0.02);随访 19 个月以后发现 A 组的复发率为 8.3%,B 组为 2.9%($P=$0.003)。Heniford 等报道 850 例行腹腔镜腹壁疝修补的患者,结果显示病态肥胖患者术后复发的可能是正常体重患者的 4 陪(7.8% VS 2.0%,$P=$0.05)。Vidovic 等随访 297 例行开腹切口疝手术的患者(其中 109 例使用补片,188 例未使用),结果发现切口的长度大于 10 cm 和肥胖与术后复发密切相关。Mingoli 等对 138 位行急诊剖腹手术的患者进行随访发现,2 年后 18.1% 的患者发生切口疝,其中肥胖患者发生的比例更高($P<$0.008)。有研究发现在体重指数<25 的人群中,腹部手术后切口疝的发生率为 13%,而在体重指数≥25 的人群中发生率为 39%。在 Hesselink 的报告中,肥胖患者腹壁疝术后复发的概率高达 50%。而 Sugerman 等的研究显示肥胖在切口疝形成和复发过程中的作用比长期类固醇药物的使用更加明显。Sauerland 对 160 例行切口

疝手术的患者术后进行了为期 2 年的调查发现,在年龄、疝的大小、位置、伤口愈合不良、吸烟、糖尿病、肺部疾患、便秘、类固醇激素的使用以及性别等众多因素中,肥胖作为一个独立的危险因素与切口疝术后复发有关。

但是,目前仍不明确的是肥胖对切口疝的影响究竟是主要因为其腹壁组织本身的缺陷,还是由于肥胖所致的腹内压力增高所致,或是由于对肥胖者手术难度更大而引起。未来的研究应该更多着眼于这种因果联系,以便对这类患者的治疗及预后判断提供帮助。

肥胖与切口疝发生的具体机制目前尚不清楚,可能与下述因素有关。

(1) 在早期愈合阶段,脂肪性大网膜以及大量脂肪组织在腹腔内外积聚,增加了腹腔内压力和伤口组织所承受的张力。

(2) 过多脂肪浸润可导致腹壁肌肉损伤,筋膜组织松弛薄弱,抗张力强度降低,无力支撑缝线。当脂肪和已被脂肪浸润而薄弱的组织被缝合后,由于切口两侧的张力较大,易因缝线切割作用发生伤口裂开、组织分离,从而产生间隙而导致切口疝的发生。

(3) 肥胖者切口感染率高,而切口疝发生最常见的原因即是术后伤口感染,感染可引起伤口延迟愈合、愈合不良,最后导致切口处组织薄弱,因而更容易发生切口疝。

(4) 肥胖者术前多伴有高血压、糖尿病、胃食管反流、睡眠呼吸暂停、肺动脉栓塞、中风、癌症等,术后容易发生肺不张、肺炎和深静脉血栓形成。这些并发症可能增加切口疝的发生和复发率。比如,肥胖型糖尿病患者由于其微血管病变以及糖基化白细胞,更容易发生伤口感染。

(5) 肥胖者腹壁厚度的增加,使得外科医师在使用器械时更加费力,对腹壁及腹腔内组织的敏感性都降低。腹内脂肪的增厚使得在行腹腔镜手术时操作空间更小,手术时间更长,这些都增加了腹壁和腹内器官的损伤的概率。

(6) 肥胖者腹壁缺损面积与正常人相比往往更大,故更容易发生伤口愈合不良和感染。

(7) 肥胖者在切口疝修补时往往已有多次手术史。

第二节　肥胖对切口疝的影响

一、肥胖与腹内压

1. 肥胖患者的腹内压　　正常情况下腹腔是一个密闭的腔室,腹腔内压力(intra abdominal pressure,IAP)为零或接近零。当某些原因引起 IAP 异常升高,并对人体各器官功能产生不良影响时,称为腹腔高压症。虽然临床上不多见,但腹腔高压易进展为腹腔间隔室综合征,进而引起肺、心血管、肾脏、肝脏、中枢神经系统等全身多器官的功能损害,甚至引起多器官衰竭(MOF),具有较高的病死率。有文献报道,其病死率可高达 $62.5\% \sim 75\%$。Burch 等根据 IAP 的高低不同将腹腔高压分为 4 级:$10 \sim 15$ mmHg 为Ⅰ级;$16 \sim 25$ mmHg 为Ⅱ级;$26 \sim 35$ mmHg 为Ⅲ级;超过 35 mmHg 为Ⅳ级。

最近的调查发现,在体重指数超过 35 的人群中,腹内压增高与其肥胖程度密切相关。David 对 45 个过度肥胖(平均体重指数 55)的患者调查后发现,这些人的平均腹内压达 12 ± 0.8 cmH$_2$O,远高于普通人的 0 ± 2 cmH$_2$O,但是认为腹内压仅与肥胖患者腹壁前后径长度(中心性肥胖的一个参数)有关,而与其基础胰岛素水平、体重以及体重指数无关。肥胖者若有胃食道反流、腹壁疝、尿潴留、糖尿病、高血压以及静脉瓣膜关闭不全等并发症的话,其腹内压一般为 12 ± 1 cmH$_2$O,若没有这些并发症,其腹内压一般为 9 ± 0.8 cmH$_2$O。Esteban 等的研究发现,与普通人群相比,肥胖者尤其是伴有其他各种肥胖相关性疾病的患者,腹内压普遍升高,并与并发症的多少有关系。在排除了年龄、性别和种族等因素的干扰以后,肥胖者的体重指数、美国麻醉医师学会评分和高血压程度与其腹内压呈正相关。Schein 等的研究则发现,腹内压急剧升高往往伴随着中心静脉压、肺动脉楔压和腹壁并发症率增高。通过对膀胱压力的测定发现,肥胖者的腹内压在行 Valsalva 动作、举重、爬楼梯、咳嗽以及其他各种动作的时候都会增高。

2. IAP 增高对机体的影响

(1) IAP 对呼吸系统的影响:IAP 增高时,膈肌抬高,胸腔容量及顺应性下降,胸膜腔内压力升高,气道压峰值升高,肺通气量减少。同时,胸膜腔内压力升高可减少心排出量,增大肺血管阻力,引起肺换气灌注异常,出现低氧血症、高碳酸血症和酸中毒。此时用呼吸机辅助呼吸需要较高的压力才能达到同样的潮气量,但如果腹腔高压不解除,使用呼气末正压通气反而会进一步加重其生理紊乱。

(2) IAP 对循环系统的影响:IAP 增高可明显减少心排出量,低至 $10\sim15$ mmHg 的压力就可以产生此不良反应。目前主要认为是由于周围血管阻力增加、静脉回流减少和胸腔内压力升高所致。毛细血管床受压可导致周围血管阻力增加,周围血管阻力增加可导致心脏后负荷增加,而腔静脉及其他大静脉受压可导致回心血流量减少,心脏前负荷下降。IAP 增高引起膈肌抬高,胸腔内压力升高,心室充盈压增高,心脏顺应性下降,进一步减少心排出量。此时,心率往往加快以代偿心排出量的降低,早期血压常保持不变。腹腔高压患者的心血管监测值中,可见肺毛细血管楔压、中心静脉压、右心房压、股静脉压、平均毛细血管压等增高现象,而解除腹内高压就会有效地降低这些监测值。

(3) IAP 对血流动力学的影响:持续未解除的 IAP 升高将导致多器官功能障碍综合征(multiple organ dysfunction syndrome,MODS)。其发生机制为:① IAP 升高导致胸内压增加,从而使肺顺应性下降,通气不足,通气血流比例失调,从而导致低氧血症和高碳酸血症;② 胸、腹压增加导致静脉回流下降,并直接压迫心脏(尤其是右心室),增大后负荷;③ 腹腔内脏血液灌注急剧下降,导致肝肾功能障碍,肠道菌群移位;④ IAP 升高使回心血量下降,心脏直接压迫可导致心输出量下降,甚至引发急性循环衰竭。

二、肥胖与腹肌氧化损伤

切口疝的发生与腹内压力增高以及腹壁筋膜、肌肉等组织的抗张力强度改变密切相关。Maza 等证实,长期缓慢的体重增加以及脂肪的集聚,伴随着能量平衡的改变,在骨骼肌组织中将会出现明显的 DNA 氧化损伤和炎症。这类人群中的 8 -羟基- 2'-脱氧鸟苷(8 - hydroxy - 2'- deoxyguanosine,8 - OHdG)、4 -羟基 - 2 -壬烯酸(4 - hydroxy - 2 - nonenal,4 - HNE)以及肿瘤坏死因子(TNF - α)较体重正常的人都明显增高,而通常这些指标在老年人群中才会增高。尽管其具体机制目前尚不清楚,但可以提示在肥胖患者中其腹壁肌肉抗张力强度较正常人低。

三、肥胖患者腹部伤口液化及感染

在肥胖人群中,随着高频电刀的广泛使用,腹部切口脂肪液化并继发感染的发生率有明显增高的趋势。肥胖患者腹部切口脂肪液化及感染有以下原因。

(1) 肥胖患者腹壁脂肪较多,而脂肪本身血液循环差,加之皮下脂肪切开后局部血运被破坏,在手术过程中长时间暴露、牵拉和挤压的机械作用下,脂肪组织易发生氧化分解反应,引起非细菌性炎症,发生脂肪液化。

(2) 术中高频电刀的使用,电刀可造成浅表烧伤,同时脂肪组织内毛细血管由于热凝作用而栓塞,使本身血运较差的肥厚脂肪组织血供进一步发生障碍直至无菌性坏死,形成渗液。

(3) 手术操作时止血不彻底,渗血,血肿形成,或大块组织结扎止血。操作时脂肪层与肌鞘层过度分离,影响了脂肪组织的血供。缝合时错位缝合或留有死腔。

(4) 打结过紧使皮下组织血供进一步障碍,增加了相对缺氧程度,降低局部防御能力,促进或加速了坏死液化,若不能及时处理或有细菌污染,都将导致感染。

(5) 脂肪组织处毛细血管不丰富,降低了将能够吞噬细菌的白细胞运送往伤口处的能力,从而降低了伤口处对抗感染的能力。

(6) 由于在对肥胖患者行手术时需要更多的手术时间,且在行开腹手术时由于腹壁外增厚的脂肪,需要有更大的切口,无疑增加了伤口暴露在污染物面前的机会,这些都增加伤口感染的概率。

(7) 肥胖患者活动往往较其他人少,影响伤口愈合能力。

四、肥胖对全身各系统的影响

肥胖在世界范围内都具有流行趋势,病态肥胖患者在不断增加,即使是那些粮食供应不足的国家也是如此。世界卫生组织估计,到 2025 年,全球肥胖人群将会增加到 3 亿。接近一半的美国人和超过三分之一的欧洲人体重指数大于 30。肥胖不再仅仅被认为是影响形象的问题,而是许多疾病的危险因素。现已发现高龄、糖尿病、恶性肿瘤、结缔组织病均与切口疝的形成机制有关。在细胞分子水平,伤口愈合涉及一系列过程,如止血、炎性反应、血管形成、伤口局部组织重塑等。肥胖对机体各系统产生影响,由此必然会对伤口愈合产生影响。

1. 肥胖与心血管病　　肥胖可伴随各种威胁生命的疾病发生,越来越多的研究者认为,肥胖是心血管病的主要危险因素。

肥胖与血压成正相关,随着 BMI 的升高,高血压(hypertension,HT)的危险性增加,体重减轻后血压也随之降低。BMI≥25 者发生 HT 的危险性为 BMI<22 者的 2 倍。冠心病(coronary heart disease,CHD)的发生率也随着 BMI 的上升而升高,即使只有中度的超重,CHD 事件的发生率也增加。肥胖者易患 CHD 的危险性是普通人群的 2~4 倍,因而提出肥胖可能是 CHD 的独立危险因素。血脂异常在肥胖者十分常见,其特点为血总胆固醇(total cholesterol,TC)、甘油三酯(triglyceride,TG)和低密度脂蛋白(low-density lipoprotein,LDL)水平升高,高密度脂蛋白(high-density lipoprotein,HDL)降低。其高血压、糖尿病(diabetes mellitus,DM)、脑卒中和 CHD 的发病率也增加,特别在腹型肥胖者,其发生率随腰围(waist circumference,WCF)的增大而上升。国内曾有对 11 个省市 2

万多人群的调查,结果表明心血管病危险因素的聚集率随腰围/臀围(waist to hip ratio, WHR)比值升高而上升。

2. 肥胖与糖尿病及代谢性疾病　　不论是全身型或中心型肥胖均与 2 型 DM (T2DM)相关,肥胖者发生 T2DM 的相对危险性是普通人群的 3 倍以上。T2DM 和糖耐量减低(impaired glucose tolerance,IGT)常伴脂代谢紊乱(disorder of lipid metabolism, DLM)、高血压、高胰岛素血症和胰岛素抵抗(insulin resistance,IR),此称为代谢综合征, 而肥胖是成人代谢综合征的主要原因。高血压、高胆固醇血症、高密度脂蛋白降低和糖尿病 4 种主要危险因素均与肥胖相关,这些危险因素在肥胖者中还有聚集趋势,并协同作用增加 CHD 事件和脑卒中的发生。伴随肥胖所致的代谢、内分泌异常,还可以出现高尿酸血症和女性月经不调等。

3. 肥胖对肺功能的影响　　肥胖者因体重增加需要更多的氧,但肺功能不能随之而增加,同时,肥胖者腹部脂肪堆积又限制了肺的呼吸运动,故可造成缺氧和呼吸困难,最后导致心肺功能衰竭。

4. 肥胖与肝胆病变　　肥胖者的高胰岛素血症使其甘油三酯合成亢进,在肝脏中合成的甘油三酯蓄积从而形成脂肪肝。肥胖者与正常人相比,胆汁酸中的胆固醇含量增多, 超过了胆汁的溶解度,因此肥胖者容易并发高比例的胆固醇结石。有报道患胆石症的女性 50%~80%是肥胖者。在外科手术时,有 30%左右的高度肥胖者合并有胆结石。

第三节　肥胖者腹壁缺损的治疗

切口疝的发生对于每一个外科医师来说都是一个巨大的挑战,尤其面对肥胖患者的切口疝时更是如此。对肥胖者进行手术时,由于其腹壁张力较高、切口较长、伤口愈合不良、活动性差以及并发症多等因素,切口疝发生以及复发的比例都明显高于正常人。对于切口疝的治疗常用的手术方式有单纯疝修补术、自体组织重建、人工补片修补等,但对肥胖患者手术时需要注意更多的问题。比如,是否先期减肥,是选择开腹手术还是行腹腔镜治疗以及如何避免术后伤口脂肪液化等。

一、直接缝合

单纯修补即将疝囊切除后,修整疝环周围坚韧组织(如腱膜等),直接拉拢缝合或做褥式缝合。由于切口处本身已有瘢痕形成,直接拉拢组织会产生较高张力,术后复发率较高 (25%~63%),对于肥胖患者来说更是如此,所以应尽量避免使用。

二、自体组织移植修补

运用自体组织修补腹壁缺损始于 1977 年,自体组织移植修补常用阔筋膜、腹直肌前鞘和股薄肌等。也有人报道采用疝囊壁皮下纤维结缔组织、去表皮后的真皮组织或自体真皮条进行缝合修补。有研究证明,对于腹部广泛粘连的肥胖患者或是有明显感染征象的患者,自体组织重建在其切口疝治疗中是安全有效的,术后复发率约为 10%,并最好由普外科医师和整形科医师共同参与。然而,自体组织移植修补不仅手术时间长、分离损伤范围较大,也会造成正常组织损伤和缺损,并非理想和首选的方法。由于性能良好的合成生物材料已广泛用于临床,目前经济发达国家已很少应用这种自体组织移植来修复切口疝。

组织结构分离技术是另一项同样可用于肥胖患者腹壁缺损修复的技术,CST 辅以合成或生物补片加强可以显著提高修复重建效果。具体方法详见第二十一章。

三、合成生物材料修补

切口疝患者在腹部手术后形成瘢痕组织,抗张力强度较弱。因此,对切口疝的手术过程即是对腹壁薄弱组织进行修补强化的过程,术后的效果部分取决于减轻伤口处所承受的压力。无张力疝修补就能符合这样的要求,用人工合成的补片置于腹壁薄弱组织的边缘,补片桥接或覆盖加固缺损部位,将薄弱的两部位联系起来,伴随着局部的愈合,补片逐渐牢固地成为腹壁的一部分。这种方法可以使缺损处张力很小甚至没有,明显降低复发率。

Luijendijk 等报道,在缺损小于 6 cm 的患者中,与直接缝合相比,补片修补能明显降低术后复发率,分别为 46% 和 23%。在 Johns Hopkins 医院,一个由外科医师和整形科医师组成的医疗小组对 122 例复杂腹壁缺损的患者采用聚丙烯补片治疗。这些患者既往接受过开放式切口疝修补术或者腹壁重建术。手术时用补片将肋缘和耻骨结节连接起来,补片在患者的缺损处逐渐和其自身组织合二为一,对前腹壁的加强修补使得其能承受更大的压力。对于已行多次修补或者腹壁缺损比较严重的患者来说,补片可以明显减少其术后复发率。122 例患者采用这种方法治疗后,随访 4 年,只有 2 例复发。

但是,也有研究发现,在对原发疝、第一次复发疝或者缺损较小的疝进行修补时,聚丙烯补片修补、单纯缝合修补以及自体组织移植修补之间没有差别。由于使用补片后更容易造成疼痛及术后感染,提醒外科医师在使用补片时更为慎重。有研究发现,手术过程中对补片的选择往往取决于外科医师个人的偏爱,而不是由于考虑缺损本身的大小或者是否会复发。因此,不管具体情况、常规使用补片的方法是不可取的。

四、腹腔镜修补

在对切口疝行手术治疗时,有两种方法可以用来行补片修补。其一是传统的开放式手术修补,这样会在原来的切口基础上形成一个更大的切口;其二是腹腔镜修补,该方法创口小,对患者的损伤最小。当腹壁缺损出现以后,是使用腹腔镜还是开放手术治疗也还存有争议。许多数据表明,采用腹腔镜手术可以缩短整个治疗时间,更不容易发生伤口感染,术后疼痛、不适感也更轻,因而有很多专家认为腹腔镜疝修补应该是肥胖患者的最佳手术策略。

由于腹内压增高在肥胖患者切口疝的形成中有重要作用,因此,在肥胖人群中腹腔镜更能体现出优势。除此以外,在行腹腔镜疝修补时,由于可以对患者腹壁作全面观察,更容易发现那些临床上不能发现的隐匿疝,而在肥胖患者中这种隐匿疝更为常见。Heniford 等报道 850 例行腹腔镜腹壁疝修补的患者中,其术后复发率<5%。Pierce 等对 5 340 例平均体重指数约 30 的患者进行为期 14 年的调查后发现,腹腔镜疝修补术与开腹补片修补相比,伤口感染率(1.3% VS 10.4%,$P<0.000\,1$)和补片感染率(0.9% VS 3.2%,$P<0.000\,1$)明显下降,而术后并发症无明显差异。在 Tsereteli 的研究中,134 例

体重指数≥40 的患者行腹腔镜腹壁疝修补,随访 20 个月后复发率为 8.3%。Novitsky 等回顾分析 163 例体重指数>30 且行腹腔镜腹壁疝修补的患者,发现术后复发率为 5.5%,仅比普通人群腹壁疝采用腹腔镜治疗后的复发率略微增高,这也可说明腹腔镜治疗或许是肥胖者发生切口疝时的最佳选择。

　　肥胖者在行腹腔镜手术时建立操作空间可能比普通人更困难,因为其腹壁较厚,皮下脂肪更多。由于左上腹一般不会出现粘连,可以通过 Veress 针从这一区域进入腹腔。当气腹建立以后,前腹壁抬高,此时应仔细检查腹壁缺损部位。注意上方视野以便套管插入合适的位置。由于肥胖患者往往之前已有腹部手术史,腹腔内可能产生粘连,故最好在腹腔镜直视下插入套管,以减少损伤肠管和其他腹腔脏器的风险。仔细考虑穿刺孔的位置在腹腔镜技术中至关重要,甚至可以决定手术的成败。套管针应该垂直插入腹壁,以减少在腹壁皮下组织经过的距离。因为套管通过腹壁组织的距离越长,需要施加的力量越大,这样会影响操作者的触感,造成腹内脏器损伤的概率增加。如果穿刺孔距离髂前上棘过近,其上过多的脂肪也会妨碍器械的活动。建立气腹时,由于肥胖患者本身腹内压力较高,腹腔内压力最好维持在 8～12 mmHg,以便于操作。

　　对于腹壁缺损大于 15 cm 的切口疝,虽有少数学者认为腹腔镜修补仍具有优势,但多数学者认为这种方法对那些腹壁缺损比较严重的复杂疝并不合适。因为相当多的腹腔内容物都会永久性的突出到这些缺损中去,手术时更需要注意的是如何把这些腹内器官都还纳到其原来的位置,而又不会对呼吸系统、消化系统以及泌尿系统造成更多的压力。对于切口较大的患者,因行修补术后更容易造成局部功能失调,出现肺炎、尿潴留等并发症,故需特别注意。应该遵循的原则是手术方式根据患者的个体情况来决定。比如对于一个先前有过伤口愈合不良病史而又没有贫血等症状的患者,也许就该行腹腔镜修补;而对一个腹壁缺损面积较大且需同时行瘢痕切除、脂肪切除的肥胖患者则要用开腹手术;当患者出现小肠嵌顿、扭转,或血液循环障碍的时候,也宜行开腹手术。

五、先期减肥

　　很多研究都已经证实了肥胖是切口疝发生以及复发的危险因素。Sauerland 等将其作为一个独立因素研究后也证实如此。故术前的体重调控可以作为一个降低复发率的方法来采用。早在 1962 年,多伦多 Akman 医师就建议对需要行切口疝手术的患者进行术前体重调控,但却没有引起大家的重视。除了可能降低术后伤口感染等并发症的发生率外,体重调控也毫无疑问地降低了肥胖患者手术时的难度。在 Heniford 等的报道中,27 例出现腹壁疝的肥胖患者,其中 20 例在行疝修补术之前行胃旁路手术,这些患者的肥胖指数从平均 51 降到 33,另外 7 例在行疝修补术的同时进行胃缩容手术,随访 20 个月后发现,不论疝环大小,前者没有任何复发,而后者全部复发。Eid 等报道的 14 例行先期减肥的患者同样没有任何人复发,而在 59 例同时行胃旁路手术的肥胖患者中,22% 复发。Kaminski 对 70 例肥胖患者的研究发现,行胃缩容手术以后,在那些体重不超过 90 kg 的患者中,切口疝复发的比例是 5%;体重在 90～113.5 kg 的患者中复发比例为 19%;体重超过 113.5 kg 的患者复发率则高达 33%。限于样本数量不大,术前体重调控是否能够影响到其复发还需要大宗的病例调查。但需要注意的是,先期减肥需要一定的时间,在这期间患者有可能出现疼痛、嵌顿等情况,需要密切注意。

六、术中注意事项

1. **缝合技术**　　有调查显示,肥胖患者在腹部手术时创口的长度较正常人更长。Israelsson 等发现,在对肥胖者的腹正中切口的缝合过程中,如果缝合长度与创伤长度之比是 4.0～4.9,则可以明显降低术后伤口感染以及切口疝发生的概率;若两者之比小于4.0,则会成为切口疝发生的独立危险因素。

2. **补片的固定**　　在使用补片进行修补时,补片边缘距离切口的距离还没有统一的标准,事实上补片边缘超过缺损的距离究竟是 3 cm 好,还是 5 cm 好,目前还没有相关报道。但是,有研究发现,对于肥胖患者,因为其腹壁有更多的脂肪,补片边缘至少应超过缺损5 cm,钛钉的长度应大于 2 mm。

补片固定方式有缝线和钛钉两种,然而在选择上仍有争议。LeBlanc 等回顾分析了两组各 100 例不同固定方式的复发率,在随访 36 个月后,单独钛钉固定组复发率为 9%,单独缝线固定组 4%。Cobb 等发现缝线＋钛钉固定组的复发率在 3.8%,而单用钛钉固定组为 5.6%。然而,Frantizides 等在 208 例患者中随访 2 年后发现,单用钛钉固定时其复发率低至 1.4%。Rudmick 等发现缝线＋钛钉与单用钛钉固定组在复发率上相似,分别为 4.5% 和 4.4%。通常外科医师认为钛钉固定不如腹壁全层缝线固定牢固,但缺乏多中心的前瞻性随机实验支持,目前已有的文献对这两种固定方式在复发率上的影响尚不能做出肯定的结论。Raftopoulos 认为固定补片时最好用不可吸收缝线和缝钉双重固定。缝线的针数应该取决于补片的大小而不是缺损的大小,除了补片每边吊线缝合以外,每隔4～6 cm 就应该补缝一针。Haltmeier T 等报道了部分病例因螺旋钉引起的肠粘连、肠穿孔,应引起外科医师的高度重视。

3. **切口位置的选择**　　对于肥胖患者行腹部手术时,虽然横切口较纵向切口更不容易损伤腹壁肌肉及其血管神经,理论上可以减少切口疝发生的概率,但是,由于肥胖患者过多的皮下脂肪,这种切口反而会花费更多的时间。有学者发现旁正中切口会降低切口疝的发生率,但是在肥胖人群,同样面临着手术时间延长,术后伤口并发症增多的风险。有研究发现,对于腹主动脉瘤手术,纵行切口与横行切口之间没有差异。

4. **术后切口液化及感染的预防**　　避免术后切口液化及感染在预防切口疝术后复发的过程中起着重要的作用。除了要做到手术时轻柔精细操作、仔细止血、缝合时不留死腔外,还需注意以下几点。

(1) 慎用电刀,对于肥胖患者需用电刀时宜以细而长的电极、采用无放电火花的合适功率、距脂肪组织有一定微小空间进行切割,尽量缩短电刀与脂肪组织接触的时间以免造成热辐射损伤及加重血运障碍。

(2) 缝合腹膜后可用适量生理盐水多次冲洗切口,将坏死的肌肉、脂肪组织尽可能清除后,用碘伏浸泡创口以灭菌。

(3) 缝合时应将皮下组织全层缝合不留死腔。打结时动作应轻柔,以刚刚对合、不切割为度。

(4) 若皮下脂肪过厚,估计有液化的可能,应置橡皮片于皮下全层引流坏死物及渗液,24～48 h 后拔除。而对于有明显感染可能的创口,在脂肪层内置入吸痰管,从距切口4～5 cm 的皮肤穿孔引出,而后持续负压吸引,均有助于预防肥胖患者切口脂肪液化及继发感染。

（5）对于已经发生切口脂肪液化及继发感染者，首先应早期发现，对于创口水肿、敷料有渗出痕迹的部位及早间断拆除缝线减压。有少量渗出时，填以碘伏纱条引流，加强换药就可以使切口顺利愈合。较多渗出时，多点拆线减压，填以碘伏纱条充分引流。无效或感染者，予以创口内置入无菌多孔吸痰管持续负压吸引。而对于创口完全液化或感染严重者，应及时敞开全部创口，碘伏纱布填塞并多孔吸痰管持续负压吸引，保持创面干燥促进肉芽组织生长，然后及时二期缝合以缩短愈合时间。

第四节　典型病例

患者，女性，75 岁，身高 155 cm，体重 100 kg，体重指数 41.6。因腹痛、腹胀和排便困难 2 d 急诊入院。入院时已出现感染性休克症状。

既往有 2 型糖尿病、高血压、抑郁症病史，曾两次剖宫产，有脐疝手术史。行腹部平片及 CT 检查后诊断为腹壁巨大切口疝、小肠嵌顿。急诊手术发现多段小肠、升结肠、横结肠、腹壁组织广泛坏死，将坏死组织切除，右下腹回肠造口，腹壁用不锈钢丝线缝合，后持续负压吸引伤口处渗液（图 20-1a～图 20-1d）。

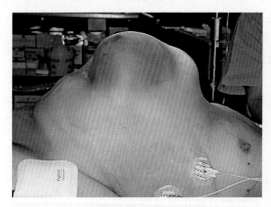

图 20-1a　腹部巨大切口疝，腹壁已可见坏死

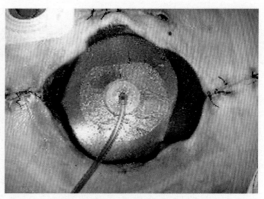

图 20-1b　负压吸引促进伤口愈合

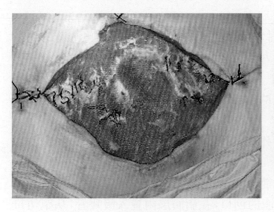

图 20-1c　术后封闭式负压吸引

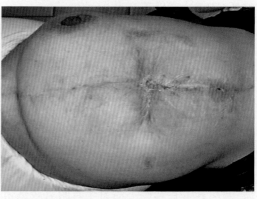

图 20-1d　术后伤口愈合

（樊友本）

参 考 文 献

宋晓华,唐健雄,吴志熊.2009.腹壁巨大切口疝手术后腹腔压力的临床研究.临床外科杂志,3(17),169-170.

于南江,于新.2009.肥胖患者腹部切口液化及感染的临床分析.中国社区医师：综合版,8：37.

郑成竹,周东雷.2009.肥胖和代谢外科的现状和未来.腹腔镜外科杂志,4(14),244-250.

Baccari P，Nifosi J，Ghirardelli L，et al. 2012. Short-and mid-term outcome after laparoscopic repair of large incisional hernia. Hernia.

Birgisson G，Park AE，Mastrangelo MJ，et al. 2001. Obesity and laparoscopic repair of ventral hernias. Surg Endosc, 15(12)：1419-1422.

Chan G，Chan CK. 2005. A review of incisional hernia repairs：preoperative weight loss and selective use of the mesh repair. Hernia，9(1)：37-41.

Chang EI，Foster RD，Hansen SL，et al. 2007. Autologous Tissue Reconstruction of Ventral Herniasin Morbidly Obese Patients. Arch Surg, 142(8)：746-749；discussion 749-751.

dela Maza MP，Olivares D，Hirsch S，et al. 2006. Weight increase and overweight are associated with DNA oxidative damage in skeletal muscle. Clin Nutr，25(6)：968-976.

Haltmeier T，Groebli Y. 2013. Small bowel lesion due to spiral tacks after laparoscopic intraperitoneal onlay mesh repair for incisional hernia. Int J Surg Case Rep，4(3)：283-285.

Johna S. 2005. Laparoscopic incisional hernia repair in obese patients. JSLS. 9(1)：47-50.

Lamber DM，Marceau S，Forse RA. 2005. Intra-abdominal Pressure in the Morbidly Obese. Obes Surg，15(9)：1225-1232.

Montecamozzo G，Leopaldi E，Baratti C. 2008. Incarcerated massive incisional hernia：extensive necrosis of the colon in a very obese patient. Surgical treatment and vacuum-assisted closure therapy：a case report. Hernia，12(6)：641-643.

Newcomb WL，Polhill JL，Chen AY，et al. 2008. Staged hernia repair preceded by gastric bypass for the treatment of morbidly obese patients with complex ventral hernias. Hernia，12(5)：465-469.

Raftopoulos I，Courcoulas AP. 2007. Outcome of laparoscopic ventral hernia repair in morbidly obese patients with a body mass index exceeding 35 kg/m^2. Surg Endosc，21(12)：2293-2297.

Sauerland S，Korenkov M，Kleinen T，et al. 2004. Obesity is a risk factor for recurrence after incisional hernia repair. Hernia，8：42-46.

Sugerman HJ，Kellum JM jr，Reines HD，et al. 1996. Greater risk of incisional hernia with morbidly obese than steroid-dependent patients and low recurrence with prefascial polypropylene mesh. Am J Surg，171(1)：80-84.

Tsereteli Z，Pryor BA，Heniford BT，et al. 2008. Laparoscopic ventral hernia repair (LVHR) in morbidly obese patients. Hernia，12(3)：233-238.

Varela E，Hinojosa M，Nguyen N. 2008. Correlation between intra-abdominal pressure and obesity related comorbidities. Journal of the American college of surgeons，207(3)，85.

第二十一章　组织结构分离技术在腹壁外科的应用

　　复杂腹壁缺损的修复与重建一直是困扰腹壁外科医师的一个难题。传统的直接缝合难以达到满意的临床效果已基本被弃用。应用各种补片进行腹壁缺损的修复与重建是目前治疗的主要手段,虽然显著提高了临床治疗效果,但包括感染、肠瘘等在内的各种并发症的发生使其应用受到了一定限制。使用各种包括带蒂或游离肌筋膜瓣等自体组织进行缺损修复是腹壁外科的另外一种选择,但其手术技术要求高以及会造成新的供区创伤等问题使该技术难以被广泛应用。1990 年,Ramirez 等首次报道了通过选择性腹壁肌筋膜松解实现腹壁缺损修复的组织结构分离技术(component separation technique,CST)。该技术的出现为复杂腹壁缺损的修复与重建提供了一种新的解决方案,不仅手术技术容易学习和掌握,而且临床疗效好,患者恢复快,已成为腹壁缺损治疗的又一重要手段。

第一节　CST 腹壁缺损修复的理论基础

　　大量的临床研究发现,腹壁疝发生的部位绝大多数都位于腹壁肌肉覆盖缺失区域或肌组织为纤维结缔组织所替代的区域,表明肌性组织的存在是保证腹壁解剖与功能完整的重要条件,因此采用具有收缩性的肌性组织对腹壁缺损进行功能性修复是腹壁缺损修复的理想选择。解剖学研究表明,腹壁的肌性结构除中线区域的腹直肌外,腹外侧壁主要由腹外斜肌及其腱膜、腹内斜肌与腹横肌三层结构相互重叠构成,其相互间能够分离,并可保持原有的血供与神经支配。但腹内斜肌与腹横肌间隙有支配腹直肌的神经血管束及支配中下腹、腹股沟及阴囊区的感觉神经分支走行。因此,在此间隙进行解剖分离将有可能影响到腹直肌的功能。而腹外斜肌及其腱膜与腹内斜肌间则为一相对无血管神经分布的区域,将腹外斜肌及其腱膜与腹内斜肌分离不会对腹直肌功能产生不利影响。因此,通过将腹外斜肌与其腱膜切开,就能够使腹外斜肌与其下方的腹内斜肌-腹横肌结构分离,从而实现腹直肌-腹内斜肌-腹横肌复合体向中线部位的推进,进而达到修复腹壁中线部位缺损的目的。另外,由于所有的侧腹壁肌肉都通过腹直肌鞘附着在白线,因此功能性腹壁缺损修复的另一个关键因素就是要求中线部位闭合,重建腹白线。而实施 CST 可以使腹壁的肌性组织重新附着到重建的白线附着点上,从而使腹腔得以被类似于正常解剖状态下的有功能的肌筋膜组织所覆盖并获得保护,腹腔内压力得到恢复,因此 CST 修复更加符合机体生理。CST 修复属于自体组织修复,结构分离后的肌性组织仍保持其自身的血液供应与神经支配,因而是一种功能性的修复,并且能够达到腹壁外形美观的效果。这种修复不仅能够克服腹壁缺损修补的张力问题,而且对感染具有更好的耐受能力,其在临床正为越来越多的腹壁外科医师所认可与应用。

第二节　CST 实施的方法

CST 适合于腹壁中线部位且侧腹壁肌筋膜结构相对完整的各种腹壁巨大缺损的修复，特别是对拢缝合或补片修补后会产生过大张力、腹壁缺损伴严重污染或感染、同时需要进行肠道手术、存在肠造瘘及以前曾行腹壁缺损修补手术或补片修补失败的患者更加适合。术前所有患者均应进行 CT 或 MRI 检查以评估缺损的大小、位置及与腹内脏器的关系，了解腹壁各层结构，特别是腹直肌复合体的解剖状况，并可酌情进行肠道准备及使用抗生素。

手术的技术与注意要点：首先常规分离疝囊，松解腹腔内的粘连。然后分别将皮肤与皮下组织自腹部中线向腹外侧分离，可达腋中线。充分暴露疝环，显露腹直肌前鞘及其边界。距腹直肌前鞘外缘 1～2 cm 处纵行切开腹外斜肌腱膜，上可至肋缘上 3～5 cm，下至腹股沟韧带，注意勿损伤精索结构。使腹外斜肌与其下方的腹内斜肌分离，充分显露二层肌组织间的间隙，向外可至腋中或腋后线，从而实现腹外斜肌与腹直肌-腹内斜肌-腹横肌复合体的结构分离。根据需要还可行腹直肌后鞘的切开，这可增加额外的 2～3 cm 的结构分离，帮助中线部位缺损的闭合（图 21-1）。理论上单侧 CST 可以使一侧腹直肌-腹内斜肌-腹横肌复合体向内侧推进 5 cm（腹上区）、8～10 cm（腹中区）以及 3 cm（耻骨上区），因此双侧 CST 在腹中区脐水平可以实现最高达 20 cm 的中线部位缺损覆盖。在关闭缺损的过程中，要特别注意监测气道压力，压力的增高往往提示腹腔间隔室综合征的风险，必须避免此类情况的发生。由于术中分离广泛，CST 术后往往需要放置皮下引流，当引流量＜30 ml/24 h，可以拔除引流管。

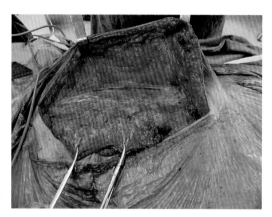

图 21-1　距腹直肌前鞘外缘 1～2 cm 处纵行切开腹外斜肌腱膜

第三节　CST 存在的问题与改进

CST 主要用于各种复杂腹壁缺损的修复，其术后复发率为 7%～30%，切口并发症的发生率为 10%～62%。由腹壁肌皮穿支血管的损害导致的皮肤与皮下组织的缺血坏死是其最主要的早期并发症。Lowe 等的研究指出其发生率约在 20%。当穿支血管损伤后，腹壁相应部分皮肤的血供将仅由肋间动脉与阴部动脉的分支提供，若原有瘢痕或造瘘等损害了相应的血供，就更易导致皮肤坏死的发生。广泛的皮下组织分离致穿支血管的损伤还可导致术后血肿、血清肿及感染等并发症的发生显著增加。另外，由于 CST 使得腹壁肌筋膜层的固有关系发生了显著改变，因此对肠造瘘患者或实施肠造瘘术会带来一定的困难。

由于 CST 存在上述不足,因此一些学者对其进行了多项改进,主要体现在两方面:① 加强缺损中线部位的闭合强度,降低缺损修复的复发率。② 保留供应腹壁皮肤及皮下组织的经腹直肌肌皮穿支血管的完整性,减少或不损害皮下组织与腹直肌前鞘的连接,降低缺损修复切口并发症的发生率。

为降低缺损的复发率,采用 CST＋补片加强的方式被大量尝试并应用于临床。Hood 等对腹壁缺损采用 CST＋生物补片(onlay)加强进行修复,20 个月的术后随访复发率为 1.5%。Kolker 等采用 CST＋生物补片(IPOM 方式)进行腹壁缺损修复,术后随访 16 个月无复发。Nasajpour 与 Morris 等则采用 CST＋生物补片(IPOM)与大网孔轻质合成补片(onlay)加强的三明治方法对腹壁缺损进行修复,术后复发率 0~3.9%,但其术后感染与血清肿的发生率达 33%。由此可见,CST＋补片修补的方式可以显著降低缺损修复后的复发,因此特别适合于合并各种高危因素,如高龄、营养不良、糖尿病、高血压、慢性阻塞性肺病等情况的患者的腹壁缺损修复。生物补片耐感染的特性使其在合并感染或严重污染的患者中使用具有重要优势,而合成材料在这些患者中的应用则受到限制(图 12-2a、图 12-2b)。

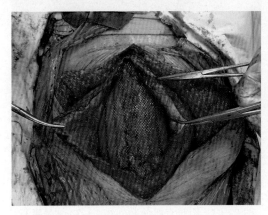

图 12-2a CST 完成后先置入补片(IPOM)

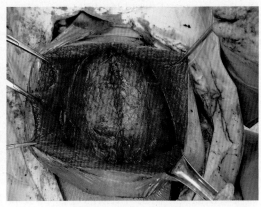

图 12-2b 完成 CST＋补片加强(IPOM)腹壁缺损修复,缺损处腹壁对合无过度张力

保留腹壁穿支血管是降低 CST 术后并发症的重要一环。Saulis 等开展了保留脐周血管穿支的 CST 技术,其仅对脐上下皮下组织作 2~3 cm 宽度的有限分离,保护脐周血管不受损害,以类似皮下隧道的方式使腹外斜肌腱膜上的皮下间隙贯通,再纵行切开腹外斜肌腱膜。这种方式既可达到保障腹壁皮肤血供的目的,同时也能够实现从肋缘到腹股沟的腹外斜肌腱膜的切开。与传统 CST 相比,切口并发症的发生率可下降到 2%。Clarke 等比较了 CST 与保留穿支 CST 的差别,结果发现保留穿支 CST 患者的皮肤坏死与慢性疼痛的发生率显著低于 CST,而复发率无显著差异。Butler 提出了生物补片加强的微创 CST 修补术(minimally invasive component separation with inlay bioprosthetic mesh,MICSIB),其方法同样是采用皮下隧道技术,在肋缘下 2 cm 腹直肌前鞘前建立 3 cm 宽的皮下隧道,通过此皮下隧道将腹外斜肌腱膜切开,实现腹外斜肌与腹内斜肌的结构分离,同时进行生物补片的加强缝合。12 个月的随访研究表明其皮肤裂开与坏死的发生率分别为 13%和 5%,血清肿与血肿发生率分别为 0 与 3%,复发率 1%。Ghali 等的研究表

明切口并发症的发生率在 MICSIB 组（14％）显著低于 CST 组（32％），疝复发率 MICSIB 组（4％）显著低于 CST 组（8％）。

第四节 内镜辅助 CST

近年随着内镜外科技术的广泛开展，内镜辅助 CST 也得到了愈来愈多的运用，并受到了腹壁外科医师的广泛重视。Lowe 在 1997 年首次报道了通过内镜辅助进行 CST（endoscopic component separation technique，ECST），其将气囊分离器放置在皮下与腹外斜肌腱膜间隙，CO_2 建腔，内镜直视下实施对腹外斜肌腱膜的切开操作，术后患者住院时间缩短 50％。Mass 等则将气囊分离器放置在腹外斜肌腱膜下方，在内镜直视下通过数个小的皮肤切口实现腹外斜肌腱膜的切开。这种技术对于有腹壁造口的患者更加适合，避免了污染的发生。2007 年，Rosen 等对既往的 ECST 进行了改进，其改进后的 ECST 为目前较多的腹壁外科医师所采用。主要手术步骤为：肋缘下腋前线切开皮肤约 1.5 cm，暴露腹外斜肌腱膜并予切开，置入 10 mm 球囊 Trocar 于腹外斜肌与腹内斜肌间，充 CO_2 建腔，可清楚看到所建立空间的上壁为腹外斜肌及其腱膜，下壁为腹内斜肌。在腋后线中点位置或腹股沟韧带上方另置入 1～2 个 5 mm 的 Trocar，以电钩或电刀自腹股沟韧带向肋缘纵向切开腹外斜肌及其腱膜。Rosen 的研究证实 ECST 所获得的一侧腹壁肌筋膜层向内侧的推进距离约为开放 CST 的 86％。ECST 较开放 CST 腹壁肌筋膜层推进减少的原因在于患者腹壁皮下组织与腹直肌前鞘仍固着，因此组织松解程度受到一定的限制。但在大多数情况下 ECST 已能够满足绝大多数临床的需求，在少数需要更多松解的情况下可选择腔镜下腹直肌后鞘的切开或转为开放 CST。

ECST 最主要的优点在于以更小的创伤实现了开放 CST 的目的，同时由于较好保护了腹壁的穿支血管与神经，使皮肤并发症的发生率显著下降，达到与开放 CST 同样的腹壁重建效果。特别是在腹壁缺损有污染或感染的情况下，由于可以避开缺损部位实施 CST，因而显著降低了术后感染等并发症的发生。Giurgius 与 Albright 等的研究均表明切口并发症的发生率在 ECST 组（9％～19％）显著低于 CST 组（57％），两者的手术与住院时间无显著差别，术后复发率无显著差别。

总之，CST 作为一种功能性腹壁缺损修复与重建技术在腹壁外科领域正得到广泛的重视，正确掌握与应用该技术对腹壁外科医师具有重要的意义。但在国内其开展时间仍较短，还需要相关技术的推广与经验积累。上海市第九人民医院自 2000 年开展了包括 ECST 在内的各种 CST 治疗复杂腹壁缺损的患者，短期的随访效果满意。我们期待随着该技术在我国的进一步开展，能够总结出我们自己的经验，使其在国内的应用更加趋向完善，从而造福于广大的腹壁缺损患者。

（顾 岩 戴谦诚）

参 考 文 献

Albright E，Diaz D，Davenport D，et al. 2011. The component separation technique for hernia repair：a comparison of open and endoscopic techniques. Am Surg，77(7)：839 - 843.

Butler CE, Campbell KT. 2011. Minimally invasive component separation with inlay bioprosthetic mesh (MICSIB) for complex abdominal wall reconstruction. Plast Reconstr Surg, 128(3): 698 - 709.

Clarke JM. 2010. Incisional hernia repair by fascial component separation: results in 128 cases and evolution of technique. Am J Surg, 200(1): 2 - 8.

de Vries Reilingh TS, van Goor H, Rosman C, et al. 2003. "Components separation technique" for the repair of large abdominal wall hernias. J Am Coll Surg, 196(1): 32 - 37.

Ghali S, Turza KC, Baumann DP, et al. 2011. Minimally invasive component separation results in fewer wound-healing complications than open component separation for large ventral hernia repairs. J Am Coll Surg, 214(6): 981 - 989.

Giurgius M, Bendure L, Davenport DL, et al. 2012. The endoscopic component separation technique for hernia repair results in reduced morbidity compared to the open component separation technique. Hernia, 16(1): 47 - 51.

Harth KC, Rosen MJ. 2010. Endoscopic versus open component separation in complex abdominal wall reconstruction. Am J Surg, 199(3): 342 - 346.

Heller L, McNichols CH, Ramirez OM. 2012. Component separations. Semin Plast Surg, 26(1): 25 - 28.

Hood K, Millikan K, Pittman T, et al. 2013. Abdominal wall reconstruction: a case series of ventral hernia repair using the component separation technique with biologic mesh. Am J Surg, 205(3): 322 - 328.

Lowe JB, Garza JR, Bowman JL, et al. 2000. Endoscopically assisted "components separation" for closure of abdominal wall defects. Plast Reconstr Surg, 105(2): 720 - 729.

Maas SM, de Vries Reilingh TS, van Goor H, et al. 2002. Endoscopically assisted "components separation technique" for the repair of complicated ventral hernias. J Am Coll Surg, 194(3): 388 - 390.

Morris LM, Leblanc KA. 2013. Components separation technique utilizing an intraperitoneal biologic and an onlay lightweight polypropylene mesh: "a sandwich technique". Hernia, 17(1): 45 - 51.

Nasajpour H, LeBlanc KA, Steele MH. 2011. Complex hernia repair using component separation technique paired with intraperitoneal acellular porcine dermis and synthetic mesh overlay. Ann Plast Surg, 66(3): 280 - 284.

Ramirez OM, Rusa E, Dellon AL. 1990. "Components separation" method for closure of abdominal-wall defects: an anatomic and clinical study. Plast Reconstr Surg, 86(3): 519 - 526.

Rosen MJ, Jin J, McGee MF, et al. 2007. Laparoscopic component separation in the single-stage treatment of infected abdominal wall prosthetic removal. Hernia, 11(5): 435 - 440.

Rosen MJ, Williams C, Jin J, et al. 2007. Laparoscopic versus open-component separation: a comparative analysis in a porcine model. Am J Surg, 194(3): 385 - 389.

Saulis AS, Dumanian GA. 2002. Periumbilical rectus abdominis perforator reservation significantly reduces superficial wound complications in separation of parts" hernia repairs. Plast Reconstr Surg, 109(7): 2275 - 2280.

第二十二章　内镜组织结构分离技术治疗腹壁缺损

如何有效地进行复杂腹壁缺损的修复与重建一直是困扰腹壁外科医师的一个难题，除广为使用的补片修补技术外，腹壁缺损本身关闭的重要性正被越来越多的医师所认可和接受。腹壁缺损的关闭不仅可以显著降低单纯补片修补术后患者切口浆液肿、补片膨出、疝复发等并发症的发生，改善患者对腹壁外观的满意度，更重要的是只有腹壁缺损关闭才能够实现真正意义上的腹壁功能重建。但对于一些巨大的、特别是伴有腹壁功能不全（loss of domain，LOD）的腹壁缺损患者，常常由于无足够的自体组织进行腹壁缺损的关闭而导致其修复效果的不佳，甚至修复失败，组织结构分离技术（component separation technique，CST）则为这类复杂腹壁缺损的修复提供了一个重要的解决方案。

CST 技术是由美国约翰·霍普金斯大学医学院的 Ramirez 医生于 1990 年首先报道，通过将腹外斜肌与其腱膜切开，使腹外斜肌与其下方的腹内斜肌/腹横肌结构分离，从而实现侧腹壁的松解达到腹壁缺损关闭的目的，理论上双侧 CST 在脐水平可实现达 20 cm 的腹壁缺损覆盖。CST 技术为各种巨大及复杂腹壁缺损的关闭提供了可能，对于功能性腹壁重建具有重要的意义。但其缺点也非常明显，CST 需要进行广泛的腹壁皮下组织分离，这必将破坏供应腹壁皮肤与皮下组织的腹壁穿支血管，进而造成切口浆液肿、血肿、感染、皮肤坏死、切口裂开、疼痛的发生显著增高，其切口并发症的发生率可高达 30%～50%。有鉴于此，各种 CST 改进技术相继出现，如保留脐周穿支血管的 CST 技术、通过皮下隧道的微创 CST 技术等。2000 年 Lowe 等开始将内镜技术用于 CST，其通过将球囊扩张器置入腹外斜肌腱膜上方，内镜直视下在皮下间隙自上而下切开腹外斜肌腱膜实现 CST。2007 年美国克利夫兰大学医院的 Rosen 教授进一步改进了此技术，通过在腹外斜肌与腹内斜肌间建立间隙实现 CST，该技术被称为内镜组织结构分离技术（endoscopic component separation technique，ECST）。ECST 避免了开放 CST 手术实施所需要进行的广泛皮瓣游离，有效保护了腹壁皮肤的穿支血管，在达到与 CST 同样临床效果的前提下，显著降低了切口并发症的发生。

第一节　ECST 腹壁缺损修复的理论基础

解剖学的研究表明腹壁除中线区域的腹直肌外，腹外侧壁主要由腹外斜肌及其腱膜、腹内斜肌和腹横肌 3 层结构相互重叠构成，其相互间能够分离，并可保持原有的血供和神经支配。将腹外斜肌与其腱膜切开，就能使其下方的腹内斜肌/腹横肌获得松解，从而实现腹直肌-腹内斜肌/腹横肌复合体向中线部位的推进，进而达到修复腹壁中线部位缺损的目的。在开放手术条件下，单侧 CST 可使一侧腹直肌-腹内斜肌/腹横肌复合体向内侧推进 5 cm（腹上区）、8～10 cm（腹中区）和 3 cm（耻骨上区）。在内镜手术条件下是否也能达到同样的松解效果？Rosen 等的研究表明 ECST 尚不能达到与 CST 完全同样的松解效果，其松解程度约为 CST 的 86％。一般而言单纯的皮肤与皮下组织游离可以获得约 3 cm 的组织松解，ECST 时由于腹前外侧壁皮肤、皮下组织与其下方肌筋膜层的附着限制了腹内斜肌/腹横肌的进一步向内推进，因而使侧腹壁松解略受限制。但大多数情况下 ECST 所获得的侧腹壁松解已经完全能够满足手术需求，若需获得更大程度的腹壁松解，必要时可转 ECST 为 CST。

前腹壁的皮肤与皮下组织的血供主要来自腹壁上与腹壁下动静脉的穿支血管，当 CST 做大范围皮下组织分离时必然会损伤穿支血管进而导致前腹壁皮肤与皮下组织的相对血供不足，此时前腹壁的血供仅靠来自升主动脉的肋下动脉分支供应，这种血供的不足将会导致患者切口并发症发生的显著增高。ECST 由于是在腹外斜肌及其腱膜与腹内斜肌的间隙内进行分离操作，因而可以完全避免腹壁穿支血管发生损伤的可能，从而保护腹壁的血供，显著降低腹壁切口并发症的发生。

巨大腹壁缺损的发生使腹壁的肌腱膜组织在中线部位失去了附着点，因此成功的功能性腹壁缺损重建另一个重要的环节就是重建腹白线，腹白线的重建将使腹壁重新由具有正常神经血管支配的肌性组织包绕，从而使缺损腹壁恢复正常的功能与解剖。Shestak 等对腹壁的力学测定表明 CST 腹白线重建后腹壁功能改善达 40％。ECST 通过腹壁缺损关闭使腹壁的肌性组织重新附着于重建的白线，从而使腹腔被类似于正常解剖状态下的有功能的肌筋膜组织所覆盖并获得保护。补片修补虽然能够实现腹壁缺损修复，但无法实现腹壁有神经支配的、顺应性良好的功能性重建，因此关闭腹壁缺损的 CST 修复更符合机体生理。

第二节　ECST 与腹壁缺损修复重建

如同 CST 技术，ECST 适用于侧腹壁肌筋膜结构相对完整的各种中线部位腹壁缺损的修复，特别适合于同时伴有经腹直肌肠造口的腹壁缺损患者的缺损修复，因为 ECST 可避免造口及其周围皮肤血供被破坏的可能；由于 ECST 对侧腹壁的松解可以显著增大腹腔的空间，因此其对于防治腹腔间隔室综合征（abdominal compartment syndrome，ACS）具有非常重要的意义。Voss 等的研究表明双侧 ECST 能够显著增加腹腔容积，降低腹内压 31.6％，小肠的氧供增加 61％，从而显著减轻由于 ACS 腹腔内脏器低灌注导致严重的各脏器功能的损害。但对于腹壁缺损>20 cm，侧腹壁因多次疝复发手术等原因而致腹壁顺应性差的患者则不适合 ECST；另外，对于伴有横行腹壁切口的患者行 ECST 也需要谨慎。

ECST 患者体位同腔镜下切口疝修补术，但术前应准确对腹壁半月线、正中线、腹壁缺损及腋中、后线进行定位。置入第一个 Trocar 的皮肤切口通常选择在半月线外侧第 11 肋前端的位置，切开皮肤与皮下组织后即可清楚显露腹外斜肌或其腱膜，将其切开即可进入腹外斜肌与腹内斜肌的间隙，置入 10 mm Trocar，10～12 mmHg CO_2 充气建腔。进入正确解剖间隙对于 ECST 的实施非常重要，要避免腹外斜肌切开过深误伤腹内斜肌。建立的工作空间上方为腹外斜肌及其腱膜，下方为腹内斜肌，内侧应清楚显露腹直肌外缘的半月线，外侧达腋后线。然后直视下在脐水平腋中或腋后线置入第二个 5 mm Trocar，经此 Trocar 即可以剪刀或超声刀于半月线外 1～2 cm 左右纵行切开上方的腹外斜肌与其腱膜,向下至腹股沟韧带/耻骨结节,要特别注意保护半月线勿受损伤。直视下在下腹部经已松解的腹外斜肌腱膜处再置入第三个 Trocar,完成腹外斜肌上部的切开松解,向上应达肋缘上至少 3～5 cm。由于上方的腹外斜肌以肌性组织为主,使用超声刀将有助于止血与切开。为达松解的最大化,可同时将腹壁皮下的 Scarpa 筋膜同时切开。

与 CST 相比,ECST 显著降低患者术后并发症已为大量的临床而研究所证实,Rosen 与 Albright 等的研究均表明 ECST 的切口并发症较 CST 显著下降,为 CST 的 1/3～1/2,术后住院时间显著缩短。Fox 等的研究表明与开放 CST 相比 ECST 切口感染显著下降 (6% VS 28%)。ECST 总的治疗费用低于或等于 CST,但用于处理术后并发症的费用在 CST 患者显著高于 ECST。

第三节　与 ECST 实施相关的重要应用解剖及注意事项

单纯 CST 治疗腹壁缺损的术后复发率可达 20%～40%,因此目前对于腹壁缺损的治疗往往还同时采用补片加强的方式进行腹壁缺损的修复重建。根据 CST/ECST 与补片加强方式的不同,可将腹壁重建方式归为三类:全开放腹壁缺损重建(totally open abdominal wall reconstruction, TOAWR)、全内(腔)镜腹壁缺损重建(totally endoscopic/laparoscopic abdominal wall reconstruction, TE/LAWR)及杂交腹壁缺损重建(hybrid endoscopic abdominal wall reconstruction, HEAWR)。TOAWR 是临床使用较多的一种术式,操作相对简单,不需特殊的内镜器械即可完成,特别是在疝囊巨大,超过半月线时更加是主要的术式选择。但由于其在全开放手术条件下实施,手术创伤大,切口并发症发病率高。TE/LAWR 是在全内镜/腔镜下完成腹壁重建,因此对于腹直肌完整性良好的患者是一种较理想的术式。其主要包括四个步骤:首先实施双侧 ECST,然后进行腔镜下的腹腔粘连松解,第三步是关闭腹壁缺损,最后在保持一定生理张力的情况下进行腹壁缺损的腔镜下 Sublay 或 IPOM 补片加强修复。HEAWR 则主要用于解决腹壁缺损巨大、腹腔粘连严重、腹壁肿瘤切除后、术中需要补片取出及各种全腔镜下完成腹壁缺损修复困难的患者,在这些情况下往往需要进行开放手术进行大张补片的腹壁缺损修复。为实现腹壁缺损顺利关闭,此时可同时进行 ECST,以保证腹壁松解,完成腹壁缺损的修复重建。

第四节　与 ECST 实施相关的注意事项

大多情况下腹直肌的宽度为 8～10 cm,因此实施 ECST 第一个 Trocar 皮肤戳口的选择非常重要,一定要在腹直肌侧缘以外将 Trocar 置入腹外斜肌腱膜与腹内斜肌间隙,要避免不慎切开腹直肌前鞘破坏腹直肌结构。术前应将腹直肌外缘做好标记,或通过 B 超定位确定其外缘以避免误伤。

腹外斜肌与腹内斜肌由肌性部分与腱膜样部分组织构成,腹外斜肌的下方与内侧部分主要为腱膜样组织,而其外侧与近端则主要是肌性组织构成;腹内斜肌除附着于半月线的 2～3 cm 为腱膜样组织外,其余绝大部分均由肌性组织构成。对此结构的了解有助于术中准确切开并进入腹外斜肌与腹内斜肌间隙,保证手术在正确的解剖间隙进行。

　　准确辨识并保护半月线不受损伤是 ECST 术中另一个必须重视的问题,误将半月线切开将导致侧腹壁的缺损出现并形成疝。腹外斜肌附着于肋缘上 5～7 cm,为达到足够的组织松解目的 ECST 术中也应将此部分腹外斜肌同样进行分离。同时,大多数情况下 ECST 应双侧进行,以保证缺损关闭时腹壁张力分布均匀。

　　总之,ECST 技术由于保护了腹壁穿支血管,避免了 CST 广泛的皮瓣游离,因此具有并发症少、恢复快、术后住院时间短的优点。相信随着经验的积累,作为一种自体组织修复的重要手段,ECST 必将在腹壁缺损修复重建中发挥越来越重要的作用。

第五节　典型病例

　　患者,男性,60 岁。因"耻骨上切口疝"4 年就诊,腹胀不适明显且渐加重,影响日常工作与生活,行全内镜腹壁缺损重建(双侧 ECST＋LVHR)术(图 22 - 1a～图 22 - 1d)。

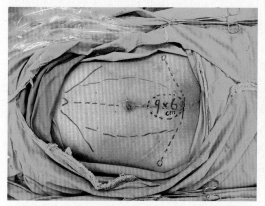

图 22 - 1a　术前准确对腹壁解剖标志及缺损进行定位

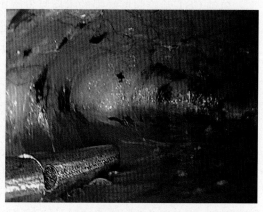

图 22 - 1b　建立 ECST 工作空间,上方为腹外斜肌腱膜,下方为腹内斜肌

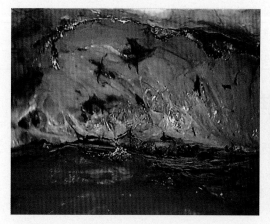

图 22 - 1c　直视下自下向上切开腹外斜肌及其腱膜

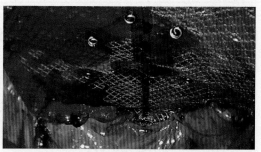

图 22 - 1d　双侧 ECST 完成后,行耻骨上切口疝 TAPE 修补术(具体方法见第十章)

(顾　岩　刘正尼)

参 考 文 献

顾岩,王惠春.2013.组织结构分离技术在腹壁功能重建中的应用.外科理论与实践,18(1)：115-118.

Albright E, Diaz D, Davenport D, et al. 2011. The component separation technique for hernia repair: a comparison of open and endoscopic techniques. Am Surg, 77(7): 839-843.

Banerjee A, Beck C, Narula VK, et al. 2012. Laparoscopic ventral hernia repair: does primary repair in addition to placement of mesh decrease recurrence? Surg Endosc, 26: 1264-1268.

Clapp ML, Hicks SC, Awad SS, et al. 2013. Transcutaneous closure of central defects (TCCD) in laparoscopic ventral hernia repairs (LVHR). World J Surg, 37: 42-51.

Fox M, Cannon RM, Egger M, et al. 2013. Laparoscopic component separation reduces postoperative wound complications but does not alter recurrence rates in complex hernia repairs. Am J Surg, 206(6): 869-875.

Giurgius M, Bendure L, Davenport DL, et al. 2012. The endoscopic component separation technique for hernia repair results in reduced morbidity compared to the open component separation technique. Hernia, 16(1): 47-51.

Harth KC, Rosen MJ. 2012. Endoscopic versus open component separation in complex abdominal wall reconstruction. Am J Surg, 199: 342-347.

Lowe JB, Garza JR, Bowman JL, et al. 2000. Endoscopically assisted "components separation" for closure of abdominal wall defects. Plast Reconstr Surg, 105: 720-729.

Milburn ML, Shah PK, Friedman EB. 2007. Laparoscopically assisted components separation technique for ventral incisional hernia repair. Hernia, 11: 157-161.

Moazzez A, Mason RJ, Darehzereshki A, et al. 2013. Totally laparoscopic abdominal wall reconstruction: lessons learned and results of a short-term follow-up. Hernia, 17(5): 633-638.

Parker M, Bray JM, Pfluke JM, et al. 2011. Preliminary experience and development of an algorithm for the optimal use of the laparoscopic component separation technique for myofascial advancement during ventral incisional hernia repair. J Laparoendosc Adv Surg Tech A, 21(5): 405-410.

Rosen MJ, Williams C, Jin J, et al. 2007. Laparoscopic versus open-component separation: a comparative analysis in a porcine model. Am J Surg, 194: 385-389.

Shestak KC, Edington H, Johnson RR. 2000. The separation of anatomic components technique for the reconstruction of massive midline abdominal wall defects: anatomy, surgical technique, applications and limitations revisited. Plast Reconstr Surg, 105: 731-739.

Vargo D. 2004. Component separation in the management of the difficult abdominal wall. Am J Surg, 188(6): 633-637.

Voss M, Pinheiro J, Reynolds J, et al. 2013. Endoscopic components separation for abdominal Fox M, Cannon RM, Egger M, et al. Laparoscopic component separation reduces postoperative wound complications but does not alter recurrence rates in complex hernia repairs. Am J Surg, 206(6): 869-875.

第二十三章 巨大腹壁缺损伴腹壁功能不全的外科治疗

巨大腹壁缺损伴腹壁功能不全(loss of domain,LOD)属于复杂腹壁缺损的一种类型,最早由阿根廷外科医生 Moreno 在 1943 年对其进行描述:在发生腹壁疝的情况下,腹腔内脏器无法回归其原所在的正常解剖位置,这种状态称之为 LOD。此后,包括法国 Chevrel 在内的多位学者对 LOD 的定义及标准进行了不断的补充及完善。2012 年由中华医学会疝和腹壁外科学组制定的腹壁切口疝诊疗指南中将其命名为巨大切口疝伴有腹壁功能不全。但实际上除切口疝外,包括腹股沟疝、腹壁外伤、肠移植术后等均有可能发生 LOD。虽然尚无统一标准,但目前绝大多数学者认为 LOD 是指由于巨大腹壁缺损导致腹腔无法容纳其固有内容物,患者腹内压一般不超过 15 mmHg。具体对腹壁疝而言当腹壁缺损直径>10～15 cm、面积>100～225 cm^2、腹腔内容物突出的体积占腹腔 15%～20% 及以上或超过 50% 的腹腔内容物疝出体外时就可认为存在 LOD。

第一节 病因及发病机制

巨大腹壁疝、腹壁严重创伤、感染、腹壁肿瘤扩大切除、小肠或多器官移植、术中长时间肠管暴露及炎症水肿等均可导致 LOD。LOD 的发病机制及生物力学改变与一般腹壁疝不同。一般腹壁疝的发生是由于腹腔内压力增高导致腹腔内容物通过界限清楚的腹壁肌筋膜缺损向外突出,严重时可发生肠管的嵌顿、绞窄。而 LOD 由于腹腔内容物失去了前腹壁机械支撑保护作用而大量突出腹壁外,躯干完整结构遭破坏,腹腔内压力低,可表现为由于慢性腹内脏器下坠而引起的腹部坠胀不适等症状。但两者间也存在联系,根据 LaPlace 定律,随着腹围的增加,腹壁及其缺损边缘肌肉张力增加,造成腹壁肌肉侧向回缩,因此所有的腹壁疝都会伴随时间推移而出现缺损扩大的趋势,最终可能导致 LOD。而大量膨出的腹腔内容物对腹壁产生的慢性持续牵拉作用会更进一步加重 LOD。

LOD 对患者生活质量会产生重要影响。前腹壁功能的丧失可引起脊柱后凸,造成胸腔容积减少,呼吸功能减弱,静脉回流障碍,腰椎进行性劳损可引起慢性背痛,行动不便使得肥胖在 LOD 患者中十分普遍。此外,患者由于大量腹腔内容物膨出及腹壁失去正常形态,还可出现慢性胃肠道功能障碍及产生相应的心理问题。

第二节 术前评估与手术准备

对于 LOD 患者,准确的术前评估是手术治疗的前提。特别应注意是否存在污染或感染、腹壁缺损的大小及疝囊与腹膜腔容量的比值,同时伴有慢性未愈合腹壁创面、肠外瘘、肠造瘘等情况将会显著增加手术的难度。

包括 CT 在内的影像学技术可以对疝囊及腹腔容积进行精确测定。疝囊及腹腔均可看做近似椭圆，在 CT 片上可测量其上下径（craniocaudal diameter，DCC）、前后径（anteroposterior diameter，DAP）及横径（horizontal diameter，DH），体积＝π/6×DCC×DAP×DH。Sabbagh 等发现疝囊容积小于腹腔容积 20％时，疝内容物容易回纳，关腹后一般不会引起腹腔间隔室综合征（abdominal compartment syndrome，ACS）。而当大于20％时就存在术后高 ACS 风险。

术前减重由于可减少腹腔内脂肪含量，降低疝内容物回纳腹腔后的腹内压，因此显著增加手术的成功率。吸烟对于组织灌注具有重要的影响，LOD 患者应戒烟，以改善患者肺功能，降低术后肺部感染发生的可能。另外，患者术前可给予预防性抗血栓治疗，当有可能进行肠切除时，应进行肠道准备。

术前渐进性人工气腹（preoperative progressive pneumoperitoneum，PPP）是一些国外学者所推荐的 LOD 术前准备方式，由 Moreno 在 20 世纪 40 年代开始尝试，其原理是通过人工气腹将腹壁肌筋膜组织逐渐拉伸延长以达到腹壁扩张的目的，帮助腹腔内容物回纳，预防术后 ACS 发生。PPP 的作用主要在于强制性使腹壁对于腹内高压形成生理性适应，使患者能耐受术后的张力状态。但 PPP 在国内应用并不多见，其使用方法的烦琐与有创限制了其在临床的推广应用。

第三节　LOD 的手术治疗

与其他复杂腹壁缺损修复一样，LOD 外科治疗的目的是在不产生过高腹壁张力及腹内压的情况下，应用自体组织和（或）合成材料来重建和恢复腹壁的完整性。曾有的治疗方法包括肠管切除、大网膜切除等，由于其以牺牲正常器官组织为代价，因而使用受限。植入材料的出现为 LOD 的治疗带来了质的飞跃，基于植入材料的组织结构分离技术（component separation technique，CST）与自体组织移植技术在复杂 LOD 治疗中正获得越来越广泛的应用。

一、植入材料加强修补术

使用植入材料对腹壁缺损进行修复已成为 LOD 治疗的基础。与直接缝合修补相比，植入材料可使腹壁切口疝的复发率降低 50％以上。植入材料包括合成与生物材料两大类，合成材料植入体内后可为腹壁提供永久性的修复，但其作为异物容易导致各种并发症的发生。而生物材料为腹壁的再生与修复提供一个具有支持新生血管生成和宿主细胞长入的三维支架，因而可用于污染/感染的 LOD 腹壁缺损修复，但其长期疗效还有待进一步的临床观察。

肌筋膜缺损的关闭在腹壁缺损修复重建中具有重要的意义，不仅可以显著降低包括复发在内的各种并发症的发生，更重要的是只有腹壁缺损关闭才能够实现真正意义上的腹壁功能性重建。植入材料桥接（bridge）修补术由于其术后高复发率与高并发症发生率而使用受限，在腹壁缺损关闭基础上植入材料加强修补（reinforcement）成为 LOD 治疗的主要手段。常用的加强方法包括筋膜前肌后置补片法（sublay）、腹腔内置补片法（IPOM）

与肌筋膜前置补片法（Onlay）。特别是 Sublay 修补术，由于大部分 LOD 患者腹壁肌筋膜组织明显回缩，因而其修复需要大张补片对整个腹壁进行加强，而 Sublay 可以充分显露腹膜前间隙，向外可至腰大肌，向下至耻骨下，向上至膈肌，这样大范围的暴露使补片修补与固定更容易。

另外，虽然目前多数 LOD 治疗采用的仍是开放式手术，但选择合适 LOD 患者进行腔镜手术治疗的可行性已经被证实，通过腔镜进行腹壁缺损修复，可以达到与开放手术同样的效果，但并发症显著降低。

二、CST 技术

CST 技术是由美国 Ramirez 医生于 1990 年首先报道，通过对腹外斜肌腱膜等腹壁肌筋膜组织的松解，不仅显著扩大腹腔容积，而且可重建腹白线，实现更符合机体生理的腹壁功能性重建。理论上双侧 CST 在脐水平可实现最高达 20 cm 的腹壁缺损覆盖，此外，CST 对感染具有较好的耐受能力，并且能达到腹壁外形美观的效果，因此其在临床正为越来越多的外科医师所认可与接受。

对 LOD 患者实施 CST 的一个重要问题是用于修复的侧腹壁残存的肌筋膜组织是否足够，因此在术前必须仔细评估患者双侧腹直肌及腹外斜肌的完整性，了解侧腹壁肌筋膜的回缩程度。CST 的另外一个问题是其单独应用于腹壁缺损修复术后复发率为 7％～30％，因此，CST＋植入材料加强修补被大量尝试并应用于临床，其术后缺损复发率显著降低。内镜组织结构分离技术（endoscopic component separation technique，ECST）目前也正在积极开展中，ECST 不仅可以更小的创伤实现开放 CST 的目的，而且由于较好保护了腹壁的穿支血管与神经，使并发症的发生显著下降。此外还有学者尝试 B 超引导下注射肉毒杆菌毒素（botulinum toxin，BTX）实现化学 CST，相关研究仍在进行中。

三、自体组织移植术

现有研究表明无法完成皮肤与皮下组织关闭的腹壁缺损修复与约 30％的患者的复发相关，因此当残余的腹壁组织无法覆盖缺损时，可考虑自体组织移植。1946 年 Wangensteen 首先报道了采用带血管蒂的阔筋膜张肌（tensor faciae latae，TFL）皮瓣修复腹壁缺损。此后，包括腹直肌、腹外斜肌、背阔肌以及股直肌等各种组织瓣也先后均用于 LOD 患者的腹壁重建。但带蒂组织瓣的缺点在于其旋转幅度及移位距离受蒂的长短限制，因而只能用于特定部位的腹壁缺损修复。而游离组织瓣则可用于腹壁各个部位缺损的修复，但由于需要通过显微外科技术进行血管的重建吻合，因而只能在专业的腹壁外科中心进行。但采用自体组织移植进行腹壁缺损修复的总体效果尚不理想，失神经支配的肌肉不具备收缩功能，随着时间的推移自身皱缩达 50％，复发率可达 30％～40％。因此在我们的实际工作中通常将其与植入材料技术联合使用，以提高腹壁重建效果，降低缺损复发的概率。

四、组织扩张器

组织扩张器是一种能够通过扩张腹壁肌筋膜组织来实现腹壁缺损修复的方法。Byrd 和 Hobar 在 1989 年描述了通过在腹壁置入组织扩张器通过扩张腹壁来实现腹壁缺损的修复。组织扩张器一般多用于 15 cm 以上的腹壁缺损，通过在腹壁缺损周围皮下、腹内外斜肌间或腹内斜肌与腹横肌间置放扩张器,实现为腹壁缺损修复提供具生机与活力的自体组织的目的。但其同样有发生包括感染、外露、血肿等并发症可能,并发症发生率约20%。

五、分期修复

多数 LOD 可以一期手术修复,但当 LOD 存在严重污染或感染且不具备 CST 与自体组织修复条件时,则应采用分期修复的方式进行。多数情况下可采取如大网膜或者人工/生物材料覆盖肠管上,使腹壁缺损获得暂时性关闭,然后给予持续负压吸引,这种紧急处理方法被称为真空辅助创面闭合(vacuum-assisted closure,VAC)技术,待炎症与感染控制及肠道水肿消退后再进行确定性手术。该技术由 Brock 在 1995 年首先进行描述,通过消除腹腔内组织的水肿、减少腹腔脏器容积及负压的侧向牵拉作用达到逐步关腹的目的。但应注意在伴污染/感染的腹壁缺损修复时不宜选用聚丙烯作为覆盖材料,因其感染率高,肠瘘发生率可达50%。可降解的高分子合成材料如聚乳酸羟基乙酸(polyglaction,Vicryl)虽可用于腹壁缺损的暂时关闭,但其在2～4周会被吸收,疝复发率100%,因此一定需要再次确定手术修补腹壁。包括聚酯在内的各种防粘连材料是腹壁缺损覆盖的较好选择,通过对植入补片定期部分切除,逐渐增加腹壁肌肉及筋膜组织弹性适应能力,使腹壁缺损逐渐缩小,最后补片去除,缺损闭合。LOD 分期修复的缺点是耗费时间、资源,增加治疗成本,但其稳健的特性使其在严重污染/感染条件下成为 LOD 治疗的重要选择。

总之,LOD 的治疗至今尚无一种理想的术式,材料植入加强修补是 LOD 治疗的基础,个体化、基于材料植入的 CST 或自体组织移植技术为 LOD 的成功修复提供了重要帮助,材料科学的发展与治疗手段的创新将为 LOD 疗效的进一步提高提供推动与支持。

第四节　典型病例

患者,女性,67 岁。因"升结肠癌"行"根治性右半结肠切除术"后 1 年,切口膨出明显,且逐渐加重。腹壁缺损大小 18 cm×20 cm,术前诊断 LOD。行双侧 ECST＋开放合成补片(防粘连)腹壁加强修补术(underlay 加强)(图 23-1a～图 23-1f)。

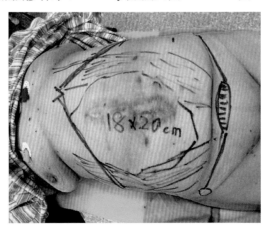

图 23-1a　巨大腹壁缺损 LOD 患者(腹壁缺损
18×20 cm^2),缺损关闭困难

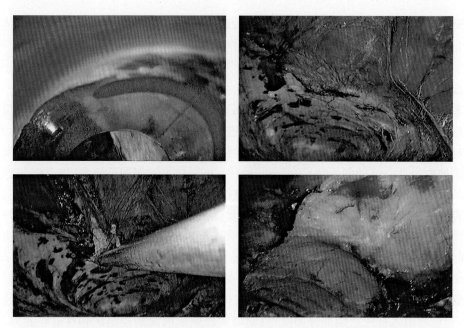

图 23 - 1b 双侧 ECST：Trocar 进入（左上）；建腔，充分显露上方腹外斜肌及腱膜（右上）；
超声刀开始切开腹外斜肌腱膜（左下）；腹外修肌腱膜已彻底松解（右下）

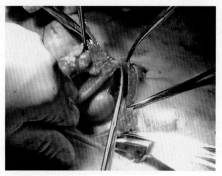

图 23 - 1c 开放进腹，分离粘连

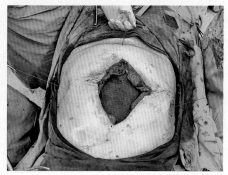

图 23 - 1d 合成补片 Underlay 置入加
强，并悬吊固定

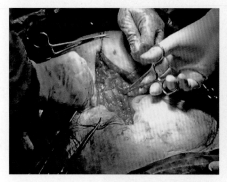

图 23 - 1e 腹壁缺损关闭

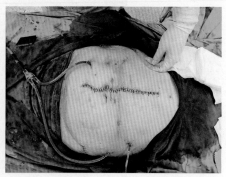

图 23 - 1f ECST＋开放合成补片加强修
补（Underlay），手术完成

（顾　岩　刘正尼）

参 考 文 献

顾岩,王惠春.2013.组织结构分离技术在腹壁功能重建中的应用.外科理论与实践,18(1):115-118.

李基业,陈双,唐健雄等.2012.腹壁切口疝诊疗指南(2012年版).中国实用外科杂志,32(10):836-838.

Baghai M, Ramshaw BJ, Smith CD, et al. 2009. Technique of laparoscopic ventral hernia repair can be modified to successfully repair large defects in patients with loss of domain. Surg Innov, 16(1): 38-45.

Banerjee A, Beck C, Narula VK, et al. 2012. Laparoscopic ventral hernia repair: does primary repair in addition to placement of mesh decrease recurrence? Surg Endosc, 26: 1264-1268.

Booth JH, Garvey PB, Baumann DP, et al. 2013. Primary fascial closure with mesh reinforcement is superior to bridged mesh repair for abdominal wall reconstruction. J Am Coll Surg, 217(6): 999-1009.

Dennis A, Vizinas TA, Joseph K, et al. 2013. Not so fast to skin graft: transabdominal wall traction closes most "domain loss" abdomens in the acute setting. J Trauma Acute Care Surg, 74(6): 1486-1492.

Dumont F, Robert B, et al. 2011. Peritoneal volume is predictive of tension-free fascia closure of large incisional hernias with loss of domain: a prospective study. Hernia, 15(5): 559-565.

Fuks D, Verhaeghe P, et al. 2009. Progressive pneumoperitoneum increases the length of abdominal muscles. Hernia, 13(2): 183-187.

Jacob BP, Ramshaw B. 2013. The SAGES Manual of Hernia Repair. New York: Springer, Heidelberg Dordrecht London.

Lipman J, Medalie D, Rosen MJ. 2008. Staged repair of massive incisional hernias with loss of abdominal domain: a novel approach. Am J Surg, 195(1): 84-88.

Luijendijk RW, Hop WC, van den Tol MP, et al. 2000. A comparison of suture repair with mesh repair for incisional hernia. N Engl J Med, 343(6): 392-398.

Pascher A. 2012. Technical advances for abdominal wall closure after intestinal and multivisceral transplantation. Curr Opin Organ Transplant, 17(3): 258-267.

Raynor RW, Del Guercio LR. 1989. The place for pneumoperitoneum in the repair of massive hernia. World J Surg, 13(5): 581-585.

Tanaka EY, Yoo JH, Rodrigues AJ Jr, et al. 2010. A computerized tomography scan method for calculating the hernia sac and abdominal cavity volume in complex large incisional hernia with loss of domain. Hernia, 14(1): 63-69.

Watson MJ, Kundu N, Coppa C, et al. 2013. Role of tissue expanders in patients with loss of abdominal domain awaiting intestinal transplantation. Transpl Int, 26(12): 1184-1190.

Zielinski MD, Goussous N, Schiller HJ, et al. 2013. Chemical components separation with botulinum toxin A: a novel technique to improve primary fascial closure rates of the open abdomen. Hernia, 17(1): 101-107.

附录：腹壁切口疝诊疗指南(2012 年版)

中华医学会外科学分会疝和腹壁外科学组

关键词：指南，腹壁切口疝，诊断，治疗

Keywords：Guideline, Incisional hernia, diagnosis, treatment

中华医学会外科学分会疝和腹壁外科学组曾于 2003 年组织编写了《腹部手术切口疝手术治疗方案(草案)》(以下简称方案)。这一方案对我国疝外科的发展和规范起到了举足轻重的作用。目前，随着修补技术和材料学不断发展以及临床证据的累积，原方案中的一些内容已不能适应目前腹壁切口疝诊疗要求。为此，中华医学会外科学分会疝和腹壁外科学组在 2011 年就上述方案进行了反复的讨论，于2012 年 5 月完成修订，并将其更名为《腹壁切口疝诊疗指南(2012 年版)》，现公布如下。

1 腹壁切口疝定义

腹壁切口疝是由于腹壁切口的筋膜和(或)肌层未能完全愈合，在腹内压力的作用下而形成的疝，其疝囊可有完整的或不完整的腹膜上皮。在查体中可触及或影像学检查中可发现切口下的腹壁肌肉筋膜缺损，缺损处可伴有或不伴有腹腔内脏器的突出。

2 腹壁切口疝病因和病理

2.1 病因

腹壁切口疝的病因复杂而多样，可包括来自病人自身和与手术操作相关两方面的因素。(1) 病人的年龄、体重、营养状况等无法改变或不易改变的因素影响着腹壁切口的愈合，如高龄、营养不良、糖尿病、肥胖、长期使用类固醇激素等不利于手术创伤的恢复，其中包括切口的愈合。(2) 手术时切口的缝合关闭操作不当，是切口疝的原因之一。(3) 术后出现切口的血肿、感染或皮下脂肪无菌性坏死、液化等也是切口疝的诱因。(4)术后的腹胀、腹内压增高，如慢性咳嗽和慢性阻塞性肺病(COPD)等可影响腹壁切口的愈合，是形成切口疝的因素之一。

2.2 病理和病理生理

2.2.1 局部皮肤改变 多见于巨大切口疝，疝囊底部的皮肤或瘢痕组织变薄及颜色改变。

2.2.2 疝边缘肌肉筋膜的变化 切口疝发生后，腹壁肌肉和筋膜向疝环的两侧收缩、移位，肌筋膜萎缩、出现脂肪变性及腱膜回缩，使缺损边缘变硬。特别是某些部位的切口疝，如剑突下、肋缘下和耻骨上，其缺损边缘的一部分仅为骨性或软骨组织。

2.2.3 切口疝的疝囊容积增大对全身的影响 腹壁的正常功能是由腹壁的 4 对肌肉(腹直肌、腹外斜肌、腹内斜肌和腹横肌)与膈肌共同维持。胸腔和腹腔压力相互影响和协调，参与并调节呼吸和回心血量等重要的生理过程。当腹壁有缺损(切口疝)时，缺损部分的腹壁失去腹肌和膈肌的控制和约束。若为小切口疝，腹壁的缺损靠其余的腹肌与膈肌代偿。但在胸、腹压力持续不断的作用下，随着病程的延续,切口疝(疝囊容积)逐渐增大。若未获有效的治疗与控制,最终可失代偿,腹腔内脏逐步移位出原来的位置进入疝囊。疝囊容积与腹腔容积之比也发生变化,可能对机体的呼吸、循环系统构成威胁,这种状态称之为"巨大切口疝伴有腹壁功能不全(loss of abdominal domain)"。病人可伴有以下改变:(1)呼吸和循环系统:由于腹壁缺损巨大,呼吸时腹肌和膈肌均作用受限。腹部疝的向外突起使得膈肌下移,腹腔内脏向外移位,胸内压降低,肺活量减少,回心血量减少,心肺功能及储备功能均会进一步降低。(2)腹腔脏器:主要是空腔脏器,肠道及膀胱尤为明显。内脏的疝出移位,腹腔压力降低,易使空腔脏器扩张,并影响其血液循环和自身的蠕动,加之腹肌功能受限,常引起排便困难和排尿困难。(3)脊柱形态改变:从整体来看,桶状的腹腔形态对维持脊柱的三维结构和稳定有一定的作用,前腹壁的肌肉对脊柱具有像前支架样的作用。当腹壁肌肉因切口疝发生缺损和薄弱时,这种前支架作用受损,可导致或加重脊柱变形,巨大切口疝病人可出现姿态改变和脊柱疼痛。

综上所述,若病人存在巨大切口疝伴有腹壁功能不全时,意味手术修补存在较大的风险。因此,需对病人进行充分的术前评估和细致的准备。

3 腹壁切口疝分类

由于切口的不同,切口疝在发生部位和缺损大小上存在着差异,这也造成了修补难度和疗效存在着较大的差异。因此,制定一个理想的切口疝分类方法对选择修补术式和方法、评估疗效具有重要意义。然而,目前国际上尚无统一的分类方法。依据欧洲疝学会切口疝分类方法,结合我国的临床实际,切口疝的分类应从以下三方面进行全面的评估。

3.1 依据腹壁缺损大小分类:(1)小切口疝:疝环最大径<3 cm;(2)中切口疝:疝环最大径 3～5 cm;(3)大切口疝:疝环最大径>5～10 cm;(4)巨大切口疝:疝环最大径 10 cm,或疝囊容积与腹腔容积的比值>15%(不论其疝环最大径为多少)。

3.2 依据疝缺损部位分类

(1)中线切口疝:包括剑突下切口疝、脐上切口疝、脐下切口疝、耻骨上切口疝;

(2)侧腹壁切口疝:包括肋缘下切口疝、腹股沟区切口疝和肋髂间切口疝。

3.3 依据是否为疝的复发分类 可分为初发切口疝和复发切口疝。

4 诊断

典型的切口疝通过临床表现及查体便可明确诊断,对于小而隐匿的切口疝可采用 B 超、CT 或 MRI 辅助检查。CT 或 MRI 除了可以清楚地显示腹壁缺损的位置、大小、疝内容物及其与腹内脏器的关系外,还可用于计算疝囊容积和腹腔容积、评价腹壁的强度与弹性,有助于临床治疗。

5 治疗

腹部手术切口疝不能自愈,而且随着病程和年龄的增加有逐渐增大的趋势。因此,除有禁忌证者外,对切口疝病人均需采取积极的治疗。

5.1 治疗原则 (1)不宜手术或暂不宜手术的病人可采用腹带限制切口疝的增大和发展。(2)中等以上的切口疝应使用材料修补。(3)使用材料修补时应尽可能关闭肌筋膜缺损。

5.2 手术时机选择 (1)对于无感染的初发切口疝和复发疝病人,建议在切口愈合后,经过一段时间的临床观察随访,再行修补手术。对有切口感染的病人,建议在感染彻底治愈、切口愈合后,经过一段时间观察(至少3个月或更长时间)再行修补手术。(2)对曾使用补片材料修补并出现感染的复发性疝病人,应在感染治愈、切口愈合后,经过半年或更长时间观察再行修补。(3)在急诊手术时,应慎重使用补片材料,要考虑到术后感染的风险,对有污染的创面可选择可吸收的修补材料。

5.3 手术方法

5.3.1 单纯缝合修补　适用于小切口疝。宜采用不吸收缝线,连续缝合(缝线长度:切口长度为4:1)为宜。但有证据表明,行单纯缝合修补手术5年后的复发率较高。

5.3.2 加用补片的修补　适用于腹壁缺损为中切口疝以上的病人。根据补片在腹壁重建时放置的层次,可以分为:(1)腹壁肌肉前放置(onlay/overlay)。(2)腹壁缺损间放置(inlay)。(3)腹壁肌肉后(腹膜前间隙)放置(sublay)。(4)腹腔内紧贴腹膜放置(IPOM/underlay),需要强调的是:采用这种修补时,补片材料应具有防止粘连特性,腹腔镜下行切口疝修补大多属这类方法。

5.3.3 腹壁减张扩容同时加用补片材料的修补即组织结构分离技术(component separation technique)用补片加强腹壁方法,适用于中线或近中线的腹壁大切口疝和巨大切口疝病人。

5.4 围手术期处理

5.4.1 术前准备　积极处理腹部手术切口疝病人伴有的全身性疾病。严密监测呼吸功能,包括常规胸部X线检查、肺功能及血气分析。对伴有呼吸功能不全的病人要进行充分的术前准备:肺部有感染者,术前应用抗生素治疗,感染控制后1周再行手术。通过深呼吸进行胸廓及膈肌锻炼。吸烟者术前2周戒烟。对于巨大切口疝,特别是疝囊容积与腹腔容积的比值>0.15的巨大疝,为防止疝内物还纳腹腔后发生呼吸衰竭及腹腔间隔室综合征,术前应进行腹腔扩容及腹肌顺应性训练。可在术前2～3周始将疝内容还纳腹腔,加用腹带束扎腹部或用渐进性人工气腹进行腹腔扩容。经过以上准备措施实施2～3周后,病人的肺功能及血气分析结果应有明显改善,再行手术治疗。

5.4.2 术前预防性抗生素的使用　预防性应用抗生素可明显降低腹部手术切口疝感染发生率,特别是对于高龄、糖尿病、免疫功能低下、巨大或多次复发切口疝、使用大块生物材料修补和切口可能遭受消化道细菌污染的病人。

5.4.3 手术后处理　(1)根据经验和细菌学监测指标调整术后抗生素应用,持续时间应根据病人情况而定。(2)保证闭式引流的密闭和引流的通畅,引流管的去除需根据引流量及引流时间而定。(3)术后用腹带包扎腹部时间在3个月以上,确保切口的完全愈合。术后早期病人可在床上活动,2～3d后可下床活动。但术后3～6个月内禁止剧烈活动和重体力劳动。

6　版本与更新

本指南在2012年完成和发布,故称之为《腹壁切口疝诊疗指南(2012年版)》。今后随着医学进步和临床证据的累积与更新,中华医学会外科学分会疝和腹壁外科学组还将定期对指南进行讨论、修订和更新。

参 考 文 献

江志鹏,陈双.2011.介绍欧洲疝学会的腹壁疝分类——兼谈其分类依据及意义.中华疝和腹壁外科杂志(电子版),5(1):1-2.

中华医学会外科学分会疝和腹壁外科学组.2004.腹部手术切口疝手术治疗方案(草案).中华普通外科杂志,19(2):125.

Breuing K, Butler CE, Ferzoco FS, et al. 2010. Incisional ventral hernias: review of the literature and recommendations regarding the grading and technique of repair. Surgery,148(3):544-558.

Dan H，Shell IV，Jorge D，et al. 2008. Open repair of ventral incisional hernias. Surg Clin N Am，88(1)：61-83.

de Vries Reilingh TS，van Goor H，Charbon JA，et al. 2007. Repair of giant midline abdominal wall hernias："Components separation technique" versus prosthetic repair：Interim analysis of a randomized controlled trial. World J Surg，31(4)：756-763.

Forbes SS，Eskicioglu C，McLeod RS，et al. 2009. Meta-analysis of randomized controlled trials comparing open and laparoscopic ventral and incisional hernia repair with mesh. Br J Surg，96(8)：851-858.

Kingsnorth A. 2006. The manage of incisional hernia. Am R Coll Surg Engl，88(2)：252-260.

Sabbagh C，Dumont F，Robert B，et al. 2011. Peritoneal volume is predictive of tension-free facia closure of large incisional hernias with loss of domain：a prospective study. Hernia，15(4)：559-565.

Sabbagh C，Dumont F，Robert B，et al. 2011. Progressive preoperative pneumoperitoneum preparation (the Goni Moreno protocol) prior to large incisional hernia surgery：volumetric，respiratory and clinical impacts. Hernia，16(1)：33-40.

Shankaran V，Daniel J，Weber BS，et al. 2011. A review of available prosthetics for ventral hernia repair. Ann Surg，253(1)：16-26.

Smart NT，Marshall M，Daniels IR. 2012. Biological meshes：A review of their use in abdominal wall hernia repairs. Surgeon，12(13)：159-171.